Dieses Buch widme ich
meiner Mutter und meiner Frau.

Bei meiner Mutter, der noch lebenden Repräsentantin
meiner Eltern, möchte ich mich für die
erhaltene genotypische und psychische Ausrüstung bedanken,
die es mir ermöglicht, bei der Entwicklung von
neuen medizinischen Perspektiven
notfalls auch gegen den Strom zu schwimmen.

Meiner Frau verdanke ich es, dass ich Mediziner geworden bin
mit der Verantwortung direkt am Menschen
und dafür, dass sie mir hilft, diese mit Freuden zu tragen,
was nicht ohne persönliche Opfer ihrerseits möglich ist.

Herrn Wicker danke ich, dass er mir und meinen Mitarbeitern
die Möglichkeit gibt, diese anspruchsvolle Medizin
in unserem besonderen Rahmen umzusetzen und dafür,
dass er dieses Buch dem Klinik-Alltag abgetrotzt hat.

Peter Hain

Ich danke meinen Kindern
Angelika, Michael und Tobias

für Ihre große Geduld und die Entbehrungen,
die sie nicht nur während der Produktion dieses Buches,
sondern in meinem arbeitsreichem Leben
überhaupt hingenommen haben.

Dank dem Team unserer neuen Herz-Klinik, das diesen
neuen, ganzheitlichen, kardiologischen Ansatz
umgesetzt und mit verwirklicht hat.

Ich danke auch meiner Sekretärin Frau Andrea Fiedler
für die Geduld, die sie in bewundernswerter Weise
bei der Buchbearbeitung, aufgebracht hat.

Werner J. Wilhelm Wicker

Impressum:

Dr. Peter Hain, Werner J. Wilhelm Wicker
Neuentwicklungen in der nicht invasiven Kardiologie
– die neue, sanfte, ganzheitliche Kardiologie

Neue Wicker Kliniken, 61231 Bad Nauheim

Druck: Druck- und Verlagsgesellschaft Südwest mbH, Karlsruhe

1. Auflage 2001 = 20.000

ISBN 3-00-008276-X

Inhaltsverzeichnis

Schlussbetrachtung

Vorwort

Nicht zufällig steht die Wiege der neuen, sanften und ganzheitlichen Kardiologie in Bad Nauheim. Dieses traditionelle Herzbad hat sich schon immer durch eine große Innovationskraft ausgezeichnet und beherbergt eine so renommierte Forschungsstätte wie das traditionsreiche Kerckhoff-Institut, das heute der Max-Planck-Gesellschaft zugeordnet ist, in der auch der Physiologe und Wissenschaftler, Hans Schaefer, lange Jahre tätig war, dessen Theorien – vor allem bezüglich des Sympathikus und den Folgen einer Übersteuerung – auch eine wichtige Grundlage unseres neuen Arbeitsansatzes darstellen.

Hier in der Herz-Klinik der NEUEN WICKER KLINIKEN sind innerhalb kurzer Zeit zahlreiche neue oder ergänzende diagnostische und therapeutische Verfahren entstanden, die der Kardiologie ein so entscheidend anderes Gesicht gegeben haben, dass wir sie zur Abgrenzung gegenüber der so dominant invasiv gewordenen traditionellen Kardiologie als sanft und ganzheitlich bezeichnen.

Am Anfang der Klinikgründung stand das klare und verpflichtende Konzept, den Patienten ganz in den Mittelpunkt unserer Bemühungen zu stellen. Alles andere hat sich sozusagen zwangsläufig und in relativ kurzer Zeit selbst entwickelt bis hin zu dem jetzt vorgestellten Konzept der sanften und ganzheitlichen Kardiologie. Den Patienten ganz in den Mittelpunkt zu stellen heißt, ihm eine führende Stellung bei der Auswahl der Diagnostik und bei der Erstellung des Therapieplans einzuräumen. Damit erfährt das subjektive Empfinden eines Patienten eine kolossale Aufwertung gegenüber dem bisherigen medizinischen Regime, und die Nutzung dieser natürlichen, individuellen Kräfte hat wahrscheinlich auch die neuen Entwicklungen entscheidend mitkatalysiert und zum Erfolg geführt. Nicht der Arzt entscheidet allein über die Vorgehensweise, sondern im Zusammenwirken und im Einvernehmen mit dem Patienten. Es ist auch für uns überraschend, wie viele gute und klinisch brauchbare Ideen aus den Anregungen unserer Patienten hervorgegangen sind. Wir sind mehr als erstaunt, um wie vieles leichter eine medikamentöse Einstellung gelingt, wenn der Patient diese gezielt mit überwacht und aus seinem subjektiven Empfinden heraus mit bestimmt. Unverträglichkeiten und Neigungen zu allergischen Reaktionen können so ganz frühzeitig aufgedeckt werden, noch ehe ein irreversibler Schaden eingetreten ist. Dabei bringt der Arzt die Primärwahrscheinlichkeiten seines bisherigen Erfahrungsschatzes mit ein, wenn z.B.

mehrere Medikamente gleichzeitig eingenommen werden. Beim Auftreten von Appetitsverlust kommen zum Beispiel primär einmal Digitalispräparate und ACE-Hemmer als Ursache in Betracht, es sei denn, es würde eine generalisierte Entzündung im Körper vorliegen. Dann müsste zunächst einmal die Entzündung therapiert werden, ehe an eine sichere Medikamentennebenwirkung gedacht wird, denn eine schwere Entzündung kann mit der Lebensfreude auch den Appetit zum Verschwinden bringen, und die Medikamente wären unschuldig.

Den Patienten in den Mittelpunkt stellen heißt aber in erster Linie, ihm seine Beschwerden auch zu glauben. Mit nichts kann man einen Patienten mehr verunsichern und ihn verzagen lassen, als wenn man ihm seine Beschwerden nicht glaubt. Und in der Tat grenzt es an eine Ungeheuerlichkeit, einem Betroffenen seine Pein nicht zu glauben. Niemand auf der Welt kann aber Schmerzen und Beschwerden besser beurteilen als der Patient selbst. Auch wenn therapeutische Maßnahmen nicht zum Erfolg führen, merkt dies der Patient am besten. Es gibt genügend Gründe für ein Therapieversagen. Vielleicht war auch die Diagnose trotz der scheinbar deutlichen Anhaltspunkte nicht stimmig, oder die spezifische Erkrankung gerade dieses Patienten ist noch gar nicht bekannt und noch nicht beschrieben. Diese streng patientenbezogene Denkungsweise ist alles andere als einfach, und die praktische Umsetzung erfordert ein Höchstmaß an Anpassungsfähigkeit und Flexibilität auch und gerade von der Ärzteschaft. Aber sie ist auch weiterführend und kann den ärztlichen Alltag ungeheuer spannend machen.

Den Patienten in den Mittelpunkt stellen kann also durchaus heißen, dass man das bisher Gedachte im Einzelfall in Frage stellen muss. Das Wissen von heute hat genauso wenig ein Anrecht darauf, unumstößlich richtig zu sein, wie es das Wissen von gestern hatte, über das heute gelacht wird.

Den Patienten in den Mittelpunkt stellen heißt letztlich auch, dessen subjektiven Empfindungen im Zweifelsfall zu akzeptieren, auch wenn der augenblickliche Wissensstand eine eindeutige Klärung nicht zulässt und auch Wahrscheinlichkeitsbetrachtungen nicht zur Verfügung stehen. Diese „Vorab-Anerkennung" eines subjektiven Patientenempfindens war wohl die Kernvoraussetzung für unser weiteres Forschen, und die intensive Suche nach einer wissenschaftlichen Erklärung war die Haupttriebfeder für das konsequente Weiterdenken, das unseren neuen Wissensstand erst ermöglicht hat.

Den Patienten in den Mittelpunkt stellen heißt kurz gesagt, dessen Befindlichkeiten als wesentliche Parameter in der Krankheitsbetrachtung zu akzeptieren. Eigentlich sollte es eine Selbstverständlichkeit sein, einen Menschen nicht als gesund anzusehen, wenn er sich nicht danach fühlt. Gute Laborparameter oder andere scheinbar unauffällige Untersuchungsergebnisse können den Arzt in falscher Sicherheit wiegen. Wenn aber nach einer komplikationslosen Fünffach-Bypass-Operation der Patient über die gleichen Beschwerden klagt wie vor der Operation, dann ist eine ungeduldige Haltung des betreuenden Teams verständlich. Dennoch, es ist nicht auszuschließen, dass auch die geglückte Operation die „eigentlichen" Beschwerden des Patienten nicht beseitigt hat. Vielleicht war eine andere Ursache für die Durchblutungsstörung verantwortlich, wie z.B. eine Viskositätsvermehrung des Blutes durch zu viele rote Blutkörperchen, die über einen zähen Blutfluss eine langsame Strömung verursachen kann, was besonders bei verdickten Herzen relevant ist. Eine Form der Durchblutungsstörung, an die heute noch nicht in ausreichendem Maße gedacht wird. Gerade ein postoperativer Patient ist besonders hilflos, weil er der Hoffnung beraubt ist und von daher noch bedrohter erscheint als vor der Operation. Es ist zur Zeit so, dass funktionelle Durchblutungsstörungen z.B. bei Viskositätsvermehrung des Blutes oder bei Gefäßspasmen seltener diagnostiziert werden als Koronarverkalkungen mit nachfolgenden Mangeldurchblutungen. Nur wer geklagte Beschwerden auch nach der Operation ernst nimmt, wird diesen Patienten helfen können.

Den Patienten in den Mittelpunkt zu stellen, sollte eigentlich im medizinischen Bereich eine Selbstverständlichkeit sein, denn die Medizin existiert ja nur im Auftrag des Patienten ausschließlich für ihn. Unsere Bemühungen haben uns ermutigt und unsere eigene Entwicklung zur sanften, ganzheitlichen Kardiologie beschleunigt.

Wir danken dem Team unserer neuen Herz-Klinik, das diesen neuen, ganzheitlich kardiologischen Ansatz umgesetzt und mit verwirklicht hat. Wir danken auch für die Geduld, die unsere Sekretärin, Frau Andrea Fiedler, in bewundernswerter Weise aufgebracht hat.

Korrespondenzadresse:
NEUE WICKER KLINIKEN
Bereich Herz-Klinik
Dr. med. Peter Hain und
Werner J. Wilhelm Wicker
Ludwigstr. 41
61231 Bad Nauheim

Einleitung

Wie konnte der Freiraum für die neue, sanfte, ganzheitliche Kardiologie entstehen?

Die Kardiologie in der westlichen Welt hat sich in den vergangenen Jahrzehnten mehrheitlich nur um die verkalkende koronare Herzkrankheit gekümmert unter weitgehender Aussparung der viel häufigeren Angiospastik, dem Verkrampfen von Herzkranzgefäßen. Die verkalkende koronare Herzkrankheit ist aber nur ein kleines Segment in der koronaren Herzerkrankung und der Herzkrankheiten insgesamt, und damit ist aber auch nur einem geringeren Teil der Herzpatienten gedient. Wir befinden uns jetzt in der Kardiologie in einer Situation, dass es keine durchgreifende Weiterentwicklung in der Basisdiagnostik gibt. Jetzt stehen in der Kardiologie in Deutschland und in der westlichen Welt auch nicht die Werkzeuge, das heißt apparativen Neuentwicklungen und das Know-how zur Verfügung, die für eine verfeinerte Diagnostik und Therapie erforderlich sind, die aber im Rahmen der neuen sanften, ganzheitlichen Kardiologie entwickelt wurden. Dazu gehören das neue Schleifen-EKG, das neue Volumen-EKG, der neue Doppel-Hämatokrit, der neue diagnostische Aderlass, eine Spezifität der Variabilität der Spätpotentiale im Tages- und Nachtverlauf und einiges mehr.

Dieser allgemeinen Tendenz möchten wir hiermit eine Richtung in der Kardiologie entgegensetzen, die den Patienten wieder in seiner Gesamtheit sieht und nicht ausschließlich durch die „Koronarbrille". In der Therapie sollte nach neuen Wegen gesucht werden, die nebenwirkungsreichen Medikamente weitgehend zu vermeiden oder durch natürliche Heilmaßnahmen zu ersetzen. Wir sollten wieder mehr auf die Lebensqualität der Patienten achten.

Unser Konzept versucht, die Lücken in der heute üblichen Kardiologie durch neue Ansätze, innovative und auch verbesserte diagnostische Verfahren und effektivere Therapieformen zu schließen. Wie dringend notwendig neue Ansätze heutzutage sind, beweisen allein die rd. 100.000 Fälle von plötzlichen Herztoden allein in Deutschland jedes Jahr. Hinzu kommen 280.000 Herzinfarkte, von denen 1/3 tödlich sind. Außerdem gibt es allein in Deutschland Millionen chronisch herzkranker Patienten, die viel Geld kosten, aber sehr oft keine klare Diagnose haben. Nur die ganzheitliche Betrachtungsweise, die alle Funktionskreise einschließt, kann in diesem Dilemma weiter helfen.

Hier, in der neuen Herz Klinik, in diesem traditionellen Herz Bad mit seiner

starken Innovationskraft, sind die mehr als 30 neuen oder ergänzenden diagnostischen und therapeutischen kardiologischen Methoden entstanden.
Dabei kam uns zugute, dass wir fest entschlossen waren, mit dem Beginn unserer neuen Herz Klinik auch neue Wege zu gehen und alles Althergebrachte kritisch zu durchleuchten und das Hauptaugenmerk auf das Wohl des Patienten zu legen. Denn beim Herzpatienten wollten wir direkt und unmittelbar die Erfolge sehen und uns nicht allein auf die statistisch erprobten Behandlungsformen verlassen, die im Einzelfall nicht zielgenau ausgerichtet sind. Jeder Herzpatient ist immer ein Individuum, und er sitzt uns mit seinem ganz speziellen Krankheitsbild gegenüber. Der Patient ist immer ein Einzelfall, dessen Erkrankung auf dem Boden seiner persönlichen Situation und Konstitution entstanden und gewachsen ist. Daher bedarf es auch immer einer ganz speziellen – auf jeden Einzelfall eingehenden – Arbeitsweise. Und bei dieser gründlichen Bearbeitung, bei der Suche nach einer ganz individuellen Diagnostik und Therapie, sind die neuen und ergänzenden kardiologischen Methoden entstanden.
Wird ein Mensch wirklich in den Mittelpunkt gestellt und geht es nur um ihn, dann finden sich aus der praktischen Arbeit heraus neue Wege. die Summe der neuen Erkenntnisse, hat zu der neuen, sanften, sicheren und ganzheitlichen Kardiologie geführt. Dieses Buch zeigt den Weg zur Optimierung der Therapie – durch die Objektivierung des Therapieerfolges – direkt und unmittelbar am Patienten. Die Notwendigkeit, die Optimierung der Therapie am Einzelfall – das heißt, am Patienten – zu orientieren, soll an den nachfolgenden 6 Beispielen gezeigt werden:

Beispiel 1:

Hoher Blutdruck oder schwankender Blutdruck bei Medikamenteneinnahme

Eine Blutdruckeinstellung darf sich nicht an irgendwelchen Leitlinien orientieren. Eine bessere Einstellung heißt auch manchmal, den Blutdruck etwas höher zu belassen, wenn der Patient dies für sein Wohlbefinden benötigt und er im anderen Falle eine zu geringe Durchblutung am Herzen hätte.
Oft kann die Lösung des Problems darin bestehen, die Medikamentendosierung zu verringern oder anders über den Tag zu verteilen. Damit kann das negative Ansprechen der Regelkreise unterlaufen werden und man bleibt damit unter dem „Radarschirm" körperlicher Gegenwirkungen und Belastungen.
Auf Dauer sind die schwächeren und geringer dosierten Medikamente immer die besseren.
In keinem Fall sollte eine nur medikamentöse Einstellung gemacht werden, so lange zu viel Blut wie z.B. bei Frauen nach der Menopause oder zu dickes

Blut (hoher Hämatokrit) vorhanden ist. Im Übrigen muss kritisch mit blutdrucksenkenden Mitteln umgegangen werden, soweit diese gefäßerweiternd wirken. Es gilt die Regel, dass alle gefäßerweiternden Mittel im Prinzip den Sympathikus erhöhen können und damit den hohen Blutdruck unterhalten und die Blutdrucksenkung ad absurdum führen können. Es gibt Menschen, die nur deshalb einen hohen Blutdruck haben, weil sie stark gefäßerweiternde Medikamente zur Blutdrucksenkung einnehmen!

Es darf auch nicht gegen das Wohlbefinden des Patienten verstoßen werden. Immer wieder wird die Forderung erhoben, den Blutdruck bis auf 120 zu 80 mm Hg zu senken. Dies ist dann nicht mehr möglich, wenn die Elastizität der Hauptschlagader schon nachgelassen hat und damit ein „Erfordernis Hochdruck" besteht. Drastische Blutdrucksenkungen dieser empfohlenen Art würden Menschen mit diesem Krankheitsbild völlig inaktiv und hilflos machen, da ein „nötiger Betriebsdruck" nicht mehr gewährleistet wäre.

Beispiel 2:

Was ist das Wichtigste bei Herzrhythmusstörungen?

Früher hat man geglaubt, den Schweregrad von Herzrhythmusstörungen dadurch erfassen zu können, dass man die Qualität der Herzrhythmusstörung nach Häufigkeit und anderen Qualitätskriterien erfasst. Wir wissen heute, dass andere Dinge wichtiger sind.

Die wirkliche Gefahr – die Gefahr eines Sekunden-Herztodes – lässt sich mit der von uns durchgeführten sensiblen Erfassung von Spätpotentialen über Tag und Nacht hinweg erkennen, und die Therapie wird auf ihre Effektivität hin überprüfbar.

Die Spätpotentiale verraten uns, dass nach der Normalerregung des Herzens „elektrische Lunten" weiterbrennen, die zu lebensgefährlichen elektrischen Dauerentladungen führen können. So lange hochpathologische Spätpotentiale bestehen, ist der Patient vital gefährdet. Wenn die medikamentöse Therapie einschließlich der Entlastung des Herzens nicht greift, müssen sogar weiterentwickelte Schrittmacher-Systeme (Defibrillatoren) eingesetzt werden.

Die besondere Gefahr bei einer Sonderform der Herzrhythmusstörung – der absoluten Arrythmie – besteht nicht so sehr in der Herzrhythmusstörung selbst, die heute gut medikamentös eingestellt werden kann, sondern durch Komplikationen der „inneren Gerinnung".

Die überschießende innere Gerinnung führt zu Klümpchenbildung in Inneren der Vorhöfe und zu Schlaganfällen oder Lungenembolien. Diese verstärkte innere Gerinnung kann durch eine gefahrlose Drosselung der Gerinnung mit kleinen Dosen von Aspirin in Kombination mit kleinsten Dosen des Vitamin K Antagonisten (Marcumar®)

beseitigt werden, ohne die äußere Gerinnung zu vermindern. Es besteht durch diese Therapie keine Gefahr bei Verletzungen, da die äußere Gerinnung weiterhin funktioniert. Wir therapieren in der Regel mit 100 mg Aspirin und einer halben Tablette Marcumar® (low dose) täglich.

Beispiel 3:

Die Leistungsminderung des Herzens wird einfach zu spät entdeckt

Unser derzeitiger Wissensstand über die Herzinsuffizienz (Leistungsunfähigkeit des Herzens) lässt eine Frühdiagnose nicht zu, weil die Symptomatologie bisher nicht ausreichend subtil beschrieben und verstanden und deshalb übersehen wird.
Welche Symptomatologie der verminderten Herzleistung wird heute nicht früh genug erkannt?

- Scheinbar völlig gesunde Menschen können nachts nicht mehr schlafen. Z.B.: Eine 47 Jahre alte Lehrerin kann plötzlich nicht mehr schlafen. Sie hat nur noch Schlafphasen von zwei Stunden und weniger und wacht nicht selten mit einem schmerzhaften Druckgefühl im Herz und Brustbereich auf.
  Während sie früher im Alpenverein war und gern mit der Gruppe gewandert ist, meidet sie solche Veranstaltungen jetzt (wegen der Luftnot bei Belastung).
  Am Tag ist sie unkonzentriert und lässt in ihren Leistungen nach, was man nur toleriert, weil sie früher eine exzellente Kraft war.
  Es droht bereits die Berufsunfähigkeit.

Die schulmedizinische kardiologische Diagnostik findet lediglich einen Mitralklappenprolaps und einen immer wieder auftretenden Rechtsschenkelblock. Differentialdiagnostisch spricht man von einer abgelaufenen Herzmuskelentzündung, ohne dies aber beweisen zu können. Unsere ganzheitliche kardiologische Untersuchung deckt auf, dass die gesamte Symptomatik kurz nach dem Aufhören der Regelblutung aufgetreten ist und sich dann ständig verschlechtert hat. Damit hatten wir bereits einen gravierenden Verdacht.
Unsere Diagnostik bestand in:

- Dem neuen Doppel-Hämatokrit
- Dem neuen Schleifen-EKG in Kombination mit dem neuen Volumen-EKG (Vektorkardiographie)
- Einer sehr genauen echokardiographischen Untersuchung mit den modernsten Geräten der Welt.

Der Doppel-Hämatokrit zeigte eine Verdünnung im venösen Blut als Ausdruck einer beginnenden Leistungsminderung des rechten Herzens mit Volumenansammlung im kleinen Kreislauf. Das Schleifen-EKG zeigte eine unphysiologische Auslenkung nach links. Nach Anheben der Beine (Volumen-EKG) trat jedes Mal der bekannte Rechtsschenkelblock (Leitungsstörung der Erregung innerhalb des Herzens) auf.

Echokardiographisch wurde ein aufgeregtes, sich stark zusammenziehendes Herz gesehen. Daneben ein Mitralklappenprolaps des vorderen Mitralklappensegels mit einem deutlichen Rückfluss im Sinne einer hämodynamisch relevanten Mitralinsuffizienz.
Es wurde ausschließlich eine Reduktion des zirkulierenden Blutvolumens durchgeführt mit mehreren kleinen Aderlässen – bis das Blut verdünnt war. Anschließend wurde eine Entwässerungstherapie mit ½ Dytide H® an geraden Tagen eingeleitet.
Jetzt, nach drei Jahren, sieht die Patientin aus wie ihre jüngere Schwester, ist lebensfroh und leistungsbestimmt, von Berufsunfähigkeit ist überhaupt keine Rede mehr. Wir finden eine Normalisierung des Doppel-Hämatokrits, das Schleifen- und Volumen-EKG ist völlig normalisiert. In keiner Phase wird ein Rechtsschenkelblock gesehen. Die Patientin unterrichtet als Lehrerin mit Freuden bis zu acht Stunden in den höheren Schulklassen.
Rückblickend hatte die Blutvolumenvermehrung im geschlossenen System des linken Kreislaufes eine hydraulische Druckbelastung auf die Innenschicht des Herzens ausgeübt (Herz-Innendruck-Syndrom), die eine sympathikotone Krise des gesamten Menschen bewirkt hatte. Allein durch die Korrektur des Blutvolumens ist die Heilung erreicht worden. Auch bei Männern entdecken wir sehr oft dieses Krankheitsbild, das nur mit unseren neuen diagnostischen Möglichkeiten entdeckt werden kann.

Beispiel 4:

Aufzeigen, Auffinden und Behandlung von Schilddrüsenstörungen unter Herzkontrolle

Schilddrüse und Herz sind auf das engste miteinander verknüpft. Wir hatten lange schon festgestellt, dass über die Hyperkontraktilität des Herzens ein besserer Zugang zur Überfunktion der Schilddrüse zu finden war als über die üblichen Schilddrüsenparameter im Labor. Dies ging so weit, dass wir eine Überfunktion der Schilddrüse voraussagten, die erst zwei bis drei Jahre später durch Laborparameter bewiesen werden konnte. Zu diesem Zeitpunkt kann aber – durch die verspätete Befundung – bereits das Herz eine nachhaltige Schädigung erfahren haben, die nicht mehr rückgängig zu machen ist. Wenn wir bei einer Ultraschalluntersuchung des Herzens ein zu starkes Zusammenziehen sehen, wird wegen möglicher gegenseitiger Beeinflussung die Schilddrüse gleich mit untersucht.
Heute sind Schilddrüsenstörungen, insbesondere Überfunktionen, für uns viel leichter als früher diagnostizierbar. Musste es früher die Radio-Jod-Diagnostik mit Strahlenbelastung sein, so können wir heute ohne Strahlenbelastung allein durch die Farbdoppleruntersuchung zum Beispiel einen „heißen Knoten" in wenigen Minuten entdecken und einer ganzheitlichen Therapie zuführen.

Für den Patienten verrät sich die Schilddrüsenüberfunktion vornehmlich durch innere Unruhe und Ungeduld. Wer diese Symptome hat, sollte nicht versäumen, die Schilddrüse nachsehen zu lassen.
Gemeint sind auch die Menschen, die innere Unruhe bei Einnahme von Schilddrüsenhormonen empfinden. Bei diesen Patienten kann ein gestörter Regelkreis vorliegen, und die Schilddrüsenhormone machen auf direktem Weg eine Überfunktion.
Ganz häufig tritt dieses Phänomen bei Frauen nach der Menopause auf.

Beispiel 5:

Was tun, wenn nach einer Bypassoperation, Dilatation oder Stent-Applikation die Beschwerden bleiben?

Für einige Patienten stellt sich nach einem invasiven Eingriff an den Herzkranzgefäßen ein fürchterlicher Verdacht ein: **„Es war alles umsonst, die Beschwerden sind geblieben."**
Bei diesen Patienten lag eben nicht nur eine Verengung der Herzkranzgefäße vor, sondern weitere Probleme, die zuvor hätten therapiert werden sollen bzw. therapiert werden müssen:

- Verdünnung des Blutes bei zu hohem Hämatokrit durch Senkung des Lagereisens (Ferritin)
- Absetzung oder Verringerung der Nitrattherapie
- Reduktion der ACE-Hemmer
- Entwässernde Therapie unter Dickenkontrolle des Blutes
- Medikamentöse Ein- oder Umstellung des Bluthochdruckes
- Umstellung oder Absetzen von Beta-Blockern
- **Behandlung einer Koronarspastik durch Sympathikussenkung.**

Es besteht kein Grund, an der Situation zu verzweifeln, so lange die vorstehenden Punkte nicht aus ganzheitlicher Sicht überdacht wurden. Die Vasospastik ist dabei der allerwichtigste Punkt, weil das Prozedere der invasiven Gefäßmanipulation bei vielen Menschen Angst auslöst, die bleibt und über die sympathikotone Aktivierung zu Gefäßverkrampfungen führen kann.

Beispiel 6:

Wie verrät sich die so oft übersehene Eisenstoffwechselstörung (Hämosiderose, Hämochromatose)

Wenn das Wort Stoffwechselstörung fällt, wird heute in erschreckendem Maße ausschließlich an eine Fett- und Cholesterinstoffwechselstörung gedacht, die aber nach unserer Sicht nur eine Facette innerhalb der Arterioskleroseentstehung ausmacht.
Ganz schlimm ist aber, dass diese einseitige Denkungsweise von wesentlichen Dingen ablenken kann, zum Beispiel von der hier zu besprechenden

Eisenstoffwechselstörung. Die Eisenstoffwechselstörung verrät sich vornehmlich durch eine Symptomatik, die auf eine Blutverdickung stärkeren Ausmaßes zurückzuführen ist, die durch einen hohen Eisengehalt im Körper provoziert wird, wie zum Beispiel:

- Müdigkeit
- allgemeine Schlappheit
- Merkfähigkeitsstörungen
- starkes Schwitzen, insbesondere auch nachts
- Gelenkbeschwerden
- Leberentzündungen unklarer Ursache.

Bei diesen Patienten sollte eine diagnostische Abklärung und der Beginn einer Therapie umgehend eingeleitet werden. Anfänglich am besten für ein paar Tage stationär, an denen die intensive Therapie mit Chelatbildnern oder Aderlässen oder beiden eingeleitet wird.

Man sollte nicht warten bis unter Umständen auch neurologische Schäden eintreten, die dann nicht mehr reversibel sein können.

Neue Wege in der Herzdiagnostik und Herztherapie

Die neue, sanfte, ganzheitliche Kardiologie

Alle zum Funktionsbereich „Herz" gehörenden Organe und Organsysteme werden gemeinsam diagnostiziert und therapiert. Das Herz steht nicht allein, sondern ist mit den aufgezeigten Organen und Organsystemen eng verknüpft.

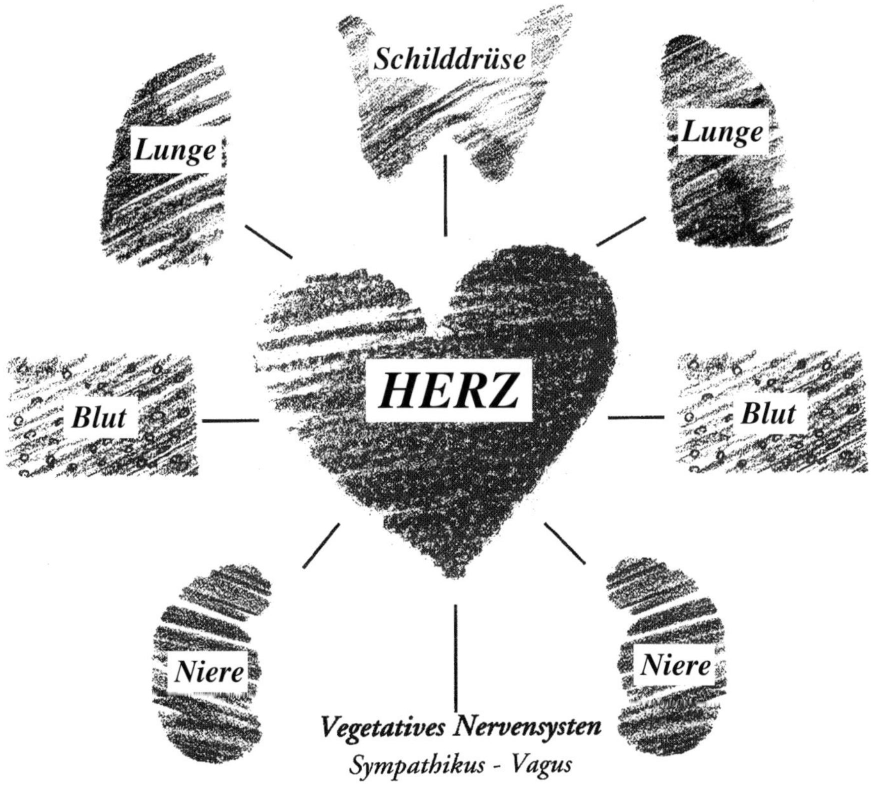

Abb. 1

Sämtliche Artikel dieses Buches sind in sich selbständig, so dass man einzelne Artikel für diagnostische und therapeutische Zwecke nutzen und verstehen kann, ohne das gesamte Buch lesen zu müssen. Dadurch ergeben sich allerdings für den gründlichen Leser einige Wiederholungen.

Die neue, sanfte, ganzheitliche Kardiologie

enthält mehr als 30 neue oder ergänzende diagnostische und therapeutische Methoden, die in einem neuen, sanften, ganzheitlichen kardiologischen Ansatz eingebettet sind, wie er ansonsten zur Zeit noch nicht praktiziert wird und es ihn weltweit **noch nicht so konzentriert und nicht in dieser Qualität** gibt. Damit setzt sich die neue, sanfte, ganzheitliche Kardiologie mit großen Zukunftschancen an die Spitze einer neuen ganzheitlich/kardiologischen Entwicklung, die allein in Deutschland von Millionen chronisch Herzkranken dringend benötigt wird. Bisher ist ein solch umfassender ganzheitlicher Ansatz in der Kardiologie noch nicht verwirklicht. Dabei spielen neue Erkenntnisse bezüglich eines zu hohen Blutvolumens und die Wechselwirkungen zwischen den daraus resultierenden Folgen im Zusammenhang mit dem Sympathikus eine beachtliche Rolle. Auch die Wirkungen, die ein überhöhter Sympathikus auslösen kann, und die Wechselwirkungen zwischen Sympathikus, einem Missverhältnis zwischen dem einströmenden Blutvolumen, der mangelnden Dehnbarkeit des Herzens und des oft daraus resultierenden Herz-Innendruck-Syndroms, das neu entdeckt wurde, sind Bestandteil der ganzheitlichen Kardiologie. Diese neue ganzheitliche Kardiologie baut sich auf der Grundlage der Schulmedizin auf, öffnet zugleich aber deren Grenzen und führt in eine neue ganzheitliche Dimension.
Die neue, sanfte, ganzheitliche Kardiologie stützt sich auch auf die Arbeiten des Physiologen und Wissenschaftler Hans Schaefer, der lange Zeit in dem Kerckhoff-Forschungsinstitut (heute Max Plank-Gesellschaft) in Bad Nauheim tätig war und nicht müde geworden ist, in seinem langen, wissenschaftlich/medizinisch geprägten Leben immer wieder auf die große Bedeutung des Sympathikus besonders in der Kardiologie hinzuweisen. Er hat auf die plötzliche Entstehung arterieller Spasmen hingewiesen und betont, dass funktionelle Einflüsse bei der Infarktgenese eine Rolle spielen. Er beklagt, dass der Herzstoffwechsel in der Herzinfarkt-Theorie zu wenig Beachtung gefunden hat. Für ihn sind es die Stoffwechselveränderungen, die ebenso wie eine mechanische Überlastung über die Senkung des ph-Wertes und eine Stoffwechselaktivierung zum fatalen Koronarkrampf führen können. In diesem Zusammenhang verweisen wir auf das kürzlich erschienene Buch **Herzinfarkt Report 2000 von Hans Schaefer, Gottfried Jentsch, Ellis Huber, Bernd Wegener.**

Die neue, sanfte, ganzheitliche Kardiologie bietet folgende neue Möglichkeiten:

- Das Herzinfarktrisiko kann treffsicherer erkannt werden.
- Das Sekundenherztod-Risiko kann erkannt und einer adäquaten Therapie zugeführt werden.
- Eine sensiblere Kardiologie, die über bessere Messmethoden verfügt, mit denen die Beschwerdebilder wirklich geklärt und die entsprechenden Erkran-

kungen effektiv diagnostiziert werden können und nicht mehr ersatzweise in den psychosomatischen oder andere Bereiche verdrängt werden müssen.

- Eine individuellere Kardiologie, welche die Patienten mehr zu Wort kommen lässt, dadurch Zusammenhänge aufdeckt, die im Routine-Alltag untergegangen wären und dadurch Patienten gemäß ihrer eigenen Individualität diagnostiziert und therapiert. Es darf den Patienten kein vorgefertigtes Therapiekonzept übergestülpt werden, sondern ihr eigenes Konzept muss jeweils individuell an ihnen und für sie entwickelt werden.
- Eine umfassendere Kardiologie, die über die engen Grenzen der Standard-Medizin hinausgeht und heilsamere Therapien aufnimmt, die außerhalb der oft anzutreffenden starren Grenzen unseres Medizinsystems liegen.

Zusammenfassung:
Gewinner ist der Patient, der eine abgestimmte Gesamtdiagnostik und Therapie ohne Überschneidungen, ohne vielfältige Zuständigkeiten komprimiert und ausgewogen aus einer Hand erhält. Die Medikation erfolgt komprimiert und reduziert, und ihre Wirksamkeit wird sensibel kontrolliert. Medikamentöse Belastungen durch Nebenwirkungen werden so gering wie möglich gehalten.

Die drei großen Herz-Checks in der ganzheitlichen Kardiologie

Ein Ansatz zum Abbau der Herzinfarkt-Risiken und Reduktion der Fälle von Sekunden-Herztod.

Allein in Deutschland erleiden 280.000 Menschen jährlich einen Herzinfarkt, ein Drittel davon verläuft tödlich. Außerdem sind jährlich in der Bundesrepublik 100.000 Fälle von Sekundenherztod zu beklagen. An diesen Zahlen wird deutlich, welch großer Handlungsbedarf besteht bei:

a) Infarktvorbeugung
b) der Vermeidung der Infarkte mit Todesfolge
c) und der Vorbeugung des Sekundenherztodes

Im Rahmen der ganzheitlichen Kardiologie haben wir Ansätze entwickelt, das Herzinfarktrisiko zu senken und wir glauben, dass wir damit auch die Inzidenz des Sekunden-Herztodes entscheidend reduzieren können.

Wir müssen ganzheitliche Betrachtungsweisen in die Infarktvorsorge einfließen lassen und den funktionellen Ansatz in die koronare Herzkrankheit mit einbringen sowie den Koronarspasmus, der bisher leider hinter der verkalkenden koronaren Herzkrankheit zurücktreten musste. Die verkalkende koronare Herzkrankheit stellt aber nur ein kleines Segment bei der koronaren Herzerkrankung und den Herzkrankheiten dar. Davon ist nur eine geringe Zahl von Herzpatienten betroffen. Es bestehen weiterhin große Defizite bezüglich der Akzeptanz der funktionellen koronaren Herzkrankheit sowie des Koronarspasmus, die wir im Rahmen der ganzheitlichen Kardiologie aufgearbeitet haben. Es haben sich drei wesentliche Untersuchungsinhalte heraus kristallisiert, die im Folgenden näher erläutert werden sollen.

Die drei großen Herz-Checks in der ganzheitlichen Kardiologie

1. **Infarktgefährdung aus der Sicht der ganzheitlichen Kardiologie**
2. **Sekundenherztod: Vorbeugungs-Check für Gefährdete**
3. **Großer Herz-Check in der ganzheitlichen Kardiologie**

1. Herzinfarktrisiko:

Wie kann die Gefährdung aus der Sicht der ganzheitlichen Kardiologie besser erkannt und behandelt werden?

Der Herzinfarkt ist in den meisten Fällen kein unvorhersehbarer Schicksalsschlag und viele plötzliche Infarkte basieren auf länger bestehenden organischen oder funktionellen Ursachen. Es gibt Vorboten, die es zu definieren und zu finden gilt und es gibt präventive Untersuchungen, die eine rechtzeitige Therapie ermöglichen.

Mit feineren Untersuchungsmethoden wären viele Risikopatienten, die einen Herzinfarkt erlitten haben, vorher konkret zu erkennen gewesen, hätte man sie genauer untersucht.

Die Diagnostik basiert im Allgemeinen heute auf dem Belastungs-EKG mit EKG-Schreibung. Allerdings muss zunächst einmal die Bedeutung dieser Methode relativiert werden, da sie zu vielen Fehlinterpretationen und Fehldiagnosen Anlass gibt.

Es ist unstrittig, dass das heutige Arsenal zur rechtzeitigen Erkennung der Bedrohung durch Herzinfarkt nicht ausreicht. Nicht nur, dass das Belastungs-EKG viele Ärzte fälschlicherweise in Sicherheit wiegt. Eine Bedrohung durch Herzinfarkt ist aber auch bei völlig unauffälligen Koronararterien möglich. Bei starker psychischer Belastung kann eine so starke Sympathikusaktivierung resultieren, dass der Sympathikus ein Herzkranzgefäß jederzeit komplett verschließen kann. Es gibt bisher keine ausreichende Methodik, diese sympathikotone Aktivierung frühzeitig zu erkennen und gegenzusteuern. Die heute gebräuchliche Beta–Blocker Therapie kann dies nur in weit geringerem Maße leisten als bisher angenommen. Es gibt sogar Patienten, bei denen der Beta–Blocker den Spasmus fördert. Es passiert immer wieder, dass Patienten, die ohne pathologischen Befund untersucht worden waren, bereits kurze Zeit später einen Infarkt erleiden. Dies darf nicht mehr vorkommen, kommt aber in der Praxis leider viel zu oft vor.

Diagnostische Maßnahmen

Belastungs-EKG

Das bisher fast ausschließlich verwendete Belastungs-EKG muss einer außerordentlich kritischen Bewertung unterzogen werden, da es sehr viele negative aber auch falsch positive Befunde ergibt.

Falsch negative Befunde im Belastungs-EKG

- Negative Befunde findet man gerade bei der schweren koronaren Herzkrankheit, weil sich ST-Streckenveränderungen gegenseitig annullieren und dadurch nach außen nicht mehr erkennbar sind.
- Auch wenn ein Infarkt abgelaufen war, werden Belastungs-EKG falsch negativ befundet.
- Ein ganz wesentlicher falsch negativer Befund beim Belastungs-EKG muss besonders erwähnt werden, weil er die Ärzte in falscher Sicherheit wiegt. Es gibt Fälle, bei denen hochgradige Verengungen der Herzkranzarterien auch bei stärkeren körperlichen Belastungen keinerlei Symptome machen. Bei diesen Patienten ist z.B. eine hohe Belastbarkeit möglich, die mit falsch negativem Belastungs-EKG einhergeht. So können z.B. Patienten mit einer hochgradigen aber kurzstreckigen 90 prozentigen Stenosierung auch bei stärkerer körperlicher Belastung als beschwerdefrei eingestuft werden und können auch im Belastungs- EKG völlig unauffällig sein. Das liegt daran, dass der Mensch in Aktion einen hohen Betriebsdruck und relativ höheren Blutdruck hat.

Dieser kann das Hindernis (Verkalkung) überspielen. Diese Menschen haben aber häufig nächtliche Beschwerden, die nach längerem Liegen auftreten und ganz oft als Ausdruck einer orthopädischen Erkrankung fehlinterpretiert werden. Diese Beschwerden treten auf, weil bei abfallendem Blutdruck in der Nacht die Blutdurchströmung des Herzens vermindert wird. Bei geringerem Betriebsdruck (niedrigem Blutdruck) wird das Hindernis nicht mehr überwunden und es tritt eine echte Durchblutungsnot hinter der Stenose auf.

Ein weiterer Mechanismus kommt hinzu, der das Beschwerdebild akzeleriert. Bei nachlassender Durchblutung am Herzen verschlechtert sich auch die Dehnbarkeit der Herzwände. Dadurch setzt das Herz dem einströmenden Blut mehr Widerstand entgegen, es ist einfach nicht mehr so viel Platz da. Der zunehmende Herz-Innendruck drückt aber gerade diese Areale besonders zusammen, die schwach durchblutet sind, so wie sich ein mit Wasser prall gefüllter Gartenschlauch nicht so leicht zusammendrücken lässt, während dies bei einem schwach gefüllten oder leeren Schlauch problemlos geht. Damit kommt es im Liegen zu einem Teufelskreis mit kontinuierlicher Zunahme der Durchblutungsstörung in der Nacht. Es resultiert ein hoher Sympathikus, der darüber hinaus im ischämischen Areal zusätzlich einen Gefäßspasmus bewirken kann und damit dem Infarkt Vorschub leistet.

Falsch positive Befunde im Belastungs-EKG

- Falsch positive Befunde werden regelmäßig bei Frauen nach der Menopause gesehen, ohne dass es dafür eine pathophysiologische Erklärung gibt.
- Falsch positive Befunde finden sich auch bei relativer Überbelastung durch Tachykardie. Dies liegt daran, dass die diastolische Phase und damit die Ernährungsphase für das Herz zu kurz wird. Es liegt dann eine durch Tachykardie bedingte Ischämie vor.
- Patienten mit schwerer linksventrikulärer Hypertrophie entwickeln bei Belastung häufig ST-Streckensenkungen, die durch einen relativen Sauerstoffmangel bei hohem Sauerstoffbedarf entstehen.
- Und letztlich Patienten mit Schilddrüsenüberfunktion zeigen ebenfalls einen relativen Sauerstoffmangel bei Neigung zu Tachykardie und hohem Sauerstoffverbrauch.
- Einen falsch positiven Befund gibt es regelmäßig auch unter Digitalis.

Wir verhalten uns bei Patienten mit nächtlichen Herzbeschwerden so, dass wir die weiter hinten aufgeführten ganzheitlichen diagnostischen und therapeutischen Maßnahmen durchführen. Gelingt es damit, den Patienten beschwerdefrei zu bekommen, liegt nur ein Herz-Innendruck-Syndrom vor. Gelingt dies in einem vertretbaren Zeitrahmen nicht, wird eine Koronarangiographie veranlasst. Dadurch wird manche unnötige Koronarangiographie vermieden.

Wie kann eine sympathikotone Überaktivierung erkannt werden?

Wir haben gelernt, dass die Anamnese und das Volumen-EKG sowie das Echokardiogramm wertvolle Hinweise auf eine sympathikotone Überaktivierung liefern können.

Bezüglich der Anamnese haben wir den bereits erwähnten Fragebogen entwickelt, der über die Abfrage der Symptomatik zum Herz-Innendruck-Syndrom auch eine Score für eine vorhandene sympathikotone Belastung ergibt.

Eine sympathikotone Aktivierung verrät sich immer über eine Compliance-Störung beim Volumen-EKG nach Anheben der Beine. Die Hyperkontraktilität durch einen überhöhten Sympathikus lässt sich im Ultraschall bisher durch kein anerkanntes Verfahren quantifizieren. Wir haben dafür einen einfachen, hauseigenen Index entwickelt. Die Formel lautet: Kontraktionsindex K = ((systolische Dicke des Septums minus diastolischer Dicke) zum Quadrat) mal ((maximale Weite des Herzens diastolisch minus minimale systolische Ventrikelweite) zum Quadrat)). Bei Anspannungsherzen gilt für den Durchmesser die Teilformel (100 minus (maximale diastolische Weite minus der systolischen Weite)) zum Quadrat.

Die Hyperkontraktilität des Herzens führt zu einigen Veränderungen, die im Ultraschall bei sehr guten Geräten mit großer Auflösung gefunden werden.

1. Die vermehrte Zusammenziehung ergibt ein kleineres Herz, das deutlich unter der Norm von 50-55 mm (je nach Größe und Gewicht des Menschen) liegt. Bei starker Hyperkontraktilität kann zum Beispiel der diastolische Durchmesser nur 40 mm betragen. Ein kleines Herz spricht meistens oder jedenfalls sehr häufig für eine Anspannung.

2. Durch das Kleinerwerden des Herzens verdickt sich automatisch auch die Herzwand. Dabei handelt es sich aber nicht um eine organische Hypertrophie sondern um einen Funktionszustand. Bei Nachlassen der psychischen Belastung nach adäquater Therapie wird eine normale Wanddicke gemessen. Man kann diesen Funktionszustand der Hyperkontraktilität beweisen, indem man zum Beispiel ein Volumen-EKG durchführt. Dies zeigt bei diesen Patienten ein deutlich pathologisches Verhalten nach Anheben der Beine. Senkt man nun den Sympathikus entweder medikamentös (Lexotanil®-Test) oder durch ganzheitliche Therapien, verschwindet die pathologische Reaktion in Volumen-EKG. •Begleitend sehen wir einen Rückgang der Differenz zwischen dem venösen und kapillaren Hämatokrit-Wert.

Darüber hinaus kann man mit einem guten Ultraschallgerät kleinere Narben entdecken (abgelaufene Infarzierungen), die bei dem normalen EKG übersehen werden.

Schleifen-EKG

Im Schleifen-EKG werden die für Koronarspasmen charakteristische Spitzenwandinfarkte sehr viel leichter und sicherer gesehen als im konventionellen EKG.

Volumen-EKG

Das Volumen-EKG deckt über eine sofortige Veränderung im Schleifen-EKG nach Anhaben der Beine eine sympathikoton bedingte Compliance-Störung des Herzens auf. Im Zweifelsfall, wenn unklar ist, ob dafür eine organische Hypertrophie, eine Hypervolämie oder eine sympathikotone Überaktivierung verantwortlich ist, sollte ebenfalls der Lexotanil®-Test durchgeführt werden. Dabei wird ein pathologisches Volumen-EKG nach Gabe von einem Viertel Lexotanil® wiederholt. Liegt ein überhöhter Sympathikotonus vor, wird er durch das Lexotanil® annulliert und das Volumen-EKG normalisiert sich.

Ultraschall mit großer Auflösungsfähigkeit

Wie oben erwähnt, ist der Ultraschall eine wesentliche Hilfe bei der sympathikotonen Überaktivierung. Bei Geräten mit guter Auflösung gelingt es, die Verdickung des Septums mit ausreichender Qualität zu erfassen. Diese und die Verkleinerung des Querdurchmessers charakterisieren die sympathikotone Anspannung. Für das Herz haben wir eine verbesserte Formel für die Hyperkontraktilität gefunden:

Anspannungsindex =
(100-(diastolische Weite – systolische Weite))^2
x ((systolische Septumdicke - diastolische Septumdicke))^2

Es scheint bisher weltweit keine Formel zu geben, welche die Belastung der Hyperkontraktilität erläutert.
Die genannten Methoden ermöglichen die Diagnose eines überaktivierten Sympathikus in nahezu 100 % der Fälle und weisen damit auf eine unter umständen tödliche Gefahr hin.

Der Doppel-Hämatokrit als diagnostisches Instrument

Eine sympathikotone Überaktivierung führt über die Hyperkontraktilität des Herzens, zu einer vermehrten Ausscheidung von Wasser durch die Niere. Dieser Vorgang ist quantitativ proportional der Anspannung. Eine vermehrte Diurese führt zu einer Volumenreduktion vornehmlich und zunächst im venösen Schenkel. Von daher resultiert eine Differenz zwischen venösem zu kapillarem Hämatokrit, je nach der psychischen Anspannung und der Aktivierung des Sympathikus. Diese Differenz kann bis zu 5% Punkte betragen, wenn das Herz gesund ist.

Das Herz-Innendruck-Syndrom als Vorläufer und Wegbereiter des Herzinfarktes und/oder Sekunden Herztodes

Das Herz-Innendruck-Syndrom zeichnet sich durch ein System aus, das in einer negativen Spirale mündet. Unabhängig davon, wer als primär auslösender Faktor am Anfang den Sympathikus aufgerufen hat, entwickelt sich im Liegen eine akzelerierte Sympathikusaktivierung, die ihrerseits über eine Verengung der Gefäße in der Pheripherie das Volumen relativ vermehrt und dadurch den Druck in Herzinnenraum weiter erhöht. Der aktivierte Sympathikus bewirkt zusätzlich eine zunehmende, persistierende Kontraktion der Herzmuskelwände, die eine zunehmende Dehnbarkeitsstörung des Herzens auf den Weg bringt. Somit bedingt die Anspannung des Herzens eine Zunahme des Druckes am Herzen über die Vermehrung des zentralen Blutvolumens. Diese aber erhöht den Sympathikus, der die Anspannung des Herzens über den anhaltenden Kontraktionszustand der Herzen verstärkt.

Therapiemaßnahmen

- Den Sympathikotonus mit seinen fatalen Auswirkungen senken
- Durch sympathikotone Überreaktion bedingten Koronarspasmus verhindern
- Den sympathikotonen Circulus vitiosus unterbrechen

- Medikamente dürfen nicht sekundär die Koronardurchblutung verschlechtern
- Vorsicht mit stark gefäßerweiternden Medikamenten:
  – sie können den Sympathikus verstärken
  – die Koronardurchblutung verschlechtern
- Vorsicht: auch hohe Dosen von Beta-Blockern können den Sympathikus verstärken bis hin zum Koronarspasmus
- Vorsicht mit Schlafmitteln. Sie können den Sympathikus abstellen und damit wird der Patienten nicht mehr geweckt und die Volumenbelastung in der Nacht kann dann tödlich sein, weil der Mensch nicht mehr aufsteht. D. h., einmal kann der Sympathikus Probleme verursachen durch Überhöhung, auf der anderen Seite darf er nicht zu stark gedämpft werden, weil seine Alarm/Weckfunktion entfällt
- Zu viel Blutvolumen kann den Sympathikus aktivieren
- Zu viel Digitalis macht Hyperkontraktilität

Bedeutung des übererregten Sympathikus für Herzrhythmusstörungen und die Entwicklung eines Herzinfarktes

Einleitung

Die bisherige Denkungsweise zum mechanischen Modells Herzinfarkt, die davon ausgeht, dass sich mechanische Verengungen durch Einlagerung von Cholesterin immer weiter verengen, bis letztlich der Infarkt das ist, entspricht nicht der Realität. Im Gegenteil, es hat sich gezeigt, dass auch hochkarätige Verkalkungen sich nicht weiter entwickeln, weil eine Verkalkung eine Art Endprozess darstellt. So können zum Beispiel kurzstreckige 80 oder 90 %ige Stenosierungen über Jahre und Jahrzehnte konstant bestehen bleiben und ihre hämodynamische Wirksamkeit wird durch die Ausbildung von neuen Gefäßen (Kollateralen) annulliert. Gefahr ist aber dann im Verzug, wenn sich Spasmen, d. h. Verkrampfungen in diesen Bereichen ausbilden. Diese Koronarspasmen werden heute bezüglich ihrer Gefährlichkeit mit zum Teil fatalen Auswirkungen sehr unterschätzt. Und dies, obgleich Jedermann weis, dass man zum Beispiel aus Angst sterben oder vor Aufregung einen Herzinfarkt bekommen kann. In diesen Fällen kann doch der Mechanismus der Verkalkung keine Rolle spielen. Und auch ein arteriosklerotischer Plaque wird ja nicht von sich aus rupturieren. Der Mechanismus, der diese akuten Bilder erzeugt, ist der Koronarspasmus. Das größte Gefäß kann innerhalb von Minisekunden von Regenwurmgröße auf einen Seidenfaden zusammenschnurren.

Die wirkliche Gefahr ist also, dass Koronarspasmen ausgelöst werden können.

Was überhöht den Sympathikus und kann damit Koronarspasmen auslösen?

1. Zu große Blutfülle mit Initiierung des Herz-Innendruck-Syndroms

Im Vordergrund steht die Unfähigkeit eines Menschen, nachts durchzuschlafen und er wacht nachts mit unterschiedlicher Symptomatik wie zum Beispiel

- einem unphysiologisches Hellwachsein
- und/oder mit der Unfähigkeit nachts einzuschlafen
- und mit beschleunigtem Puls bis hin zu Rhythmusstörungen
- und/ oder mit dem Gefühl eines kräftigeren Herzschlages (Palpitationen)
- und/ oder nächtlichem Schweißausbruch vornehmlich im Hals-/ Brustbereich
- und/oder Luftnot
- und/oder Schmerzen im Brustbereich auch mit Ausstrahlung der Schmerzen in den Hals
- und/oder häufiges Wasserlassen in der Nacht.

2. Aktivierung des Sympathikus beim Herz-Innendruck-Syndrom

Der Aktivierungsmodus ist etwas kompliziert und muss daher detailliert beschrieben werden.

Am Anfang steht die Dehnbarkeitsstörung des Herzens

- oder ein relativ zu großes zirkulierendes Blutvolumen
- oder die Kombination von beidem.

Die Dehnbarkeitsstörung kann zustande kommen organisch auf dem Boden einer Herzmuskelverdickung, bei hohem Blutdruck oder einem Herzklappenfehler oder auf dem Boden einer Verdickung auf der Grundlage einer erblichen hypertrophen Myokardiopathie (Muskelerkrankung) oder bei florider Hyperthyreose oder nach abgelaufener Hyperthyreose.

Funktionell kann eine Dehnbarkeitsstörung jederzeit und bei jedem Menschen durch einen übererregten Sympathikus zustande kommen.

a) <u>Trinkmenge</u>

Eine Volumenvermehrung tritt durch zu große Trinkmengen auf, insbesondere wenn sie vor dem Schlafengehen zu sich genommen werden. Dabei ist zum Beispiel Rotwein günstiger als Wasser, weil dieser die Gefäße erweitert und damit dem hydraulischen Phänomen, das weiter unten beschrieben wird, entgegenarbeitet. Prophylaktisch sollten nach 20.00 Uhr keine größeren Flüssigkeitsmengen mehr getrunken werden.

b) <u>Entwicklung einer Herzinsuffizienz</u>

Der Organismus vermehrt über Funktionsregelkreise die Wassermenge im Blut. Dieser Mechanismus tritt regelmäßig auf, wenn das Herz Probleme bei der Bewältigung der Herzarbeit hat. In der Regel ist zunächst das kleinere und schwächere Herz betroffen, also das rechte Herz.

Wir sehen bei der Entwicklung einer Herzinsuffizienz zunächst und vornehmlich eine Verdünnung im venösen Schenkel. Wir konnten zeigen, dass eine Verdünnung des venösen Hämatokrits um 1,5 Prozentpunkte gegenüber dem kapillaren eine beginnende Herzinsuffizienz mit an Sicherheit grenzender Wahrscheinlichkeit ($p < 0{,}0001$) beweist. Diese Sicherheit kann man erhöhen und dabei gleichzeitig den Therapiebeginn einleiten, wenn ein Aderlass durchgeführt wird und der Doppel-Hämatokrit nach 48 Stunden wiederholt wird.

Charakteristisch und beweisend für eine stattgehabte Herzinsuffizienz ist eine Konzentrierung (Anstieg der Konzentration) sowohl im arteriellen als auch im venösen Schenkel .

c) Eine Volumenbelastung mit Herzinsuffizienz

Eine Volumenbelastung des Herzens kann ausgelöst werden durch Herzklappenfehler mit Herzklappenstenosen oder - Undichtigkeiten (Insuffizienzen) die eine Überbelastung des Herzens (durch Flüssigkeits- oder Volumenarbeit) mit sich bringen.

Ein vermehrtes Volumen tritt aber auch auf, wenn das Herz auf dem Boden einer Hyperkontraktilität Energie verschwendet. Ein typisches Beispiel dafür ist das Herz in der Hyperthyreose aber auch in der Digitalisintoxikation und in der sympathikoton bedingten Hyperkontraktilität. Auch in diesen Fällen führt der diagnostische Aderlass zur Aufdeckung der latenten oder manifesten Herzinsuffizienz.

d) Hyperkontraktilität als Aktivator des Sympathikus

Die Hyperkontraktilität wir einerseits durch den Sympathikus hervorgerufen, andererseits ist sie der Stimulus für eine weitere sympathikotone Aktivierung. Diese Tatsache bedingt eine Negativentwicklung, in der sich der Sympathikus praktisch und unter Zuhilfenahme der Organstrukturen selbst hochschaukelt. Das ganze geht über die Entwicklung eines „Hydraulischen Phänomens", das sich wie folgt entwickelt:

- Nach Anheben der Beine kommt es allemal zu einem vermehrten Anfluten von Blutflüssigkeit an das Herz.
- Das normale, nicht hyperkontraktile Herz erweitert sich und nimmt das Volumen auf, wie ein Luftballon, der sehr viel Flüssigkeit aufnehmen kann, ohne dass ein vermehrter Druck auf die Innenschicht entsteht.
- Das hyperkontraktile Herz hat seine Dehnbarkeit weitgehend eingebüßt, so dass sich sehr rasch ein Druck auf die Innenschicht entwickelt, der zwar noch nicht sehr ausgeprägt ist, allerdings schon den Sympathikus aktiviert. Und jetzt beginnt das hydraulische Phänomen. Der aktivierte Sympathikus zieht die Gefäße in der Peripherie zu und bewirkt damit eine gewisse Zentrierung des zirkulierenden Volumens. D. h., dass die Blutflüssigkeit nicht mehr in die Peripherie gelangt. Die Folge davon ist ein immer stärker zunehmendes zen-

trales Volumen, das immer stärker auf die Innenschicht des Herzens drückt. Der vermehrte Druck ruft aber seinerseits den Sympathikus noch stärker auf, dieser riegelt die Peripherie noch mehr ab, was zu einem vermehrten Anfluten von Volumen führt.

3. Das „Hydraulische Phänomen" des Herz-Innendruck-Syndroms

Es kann sein, dass die sympathikotone Aktivierung noch durch weitere Einflüsse aggraviert wird. Vielleicht kommt es zur Blockierung der prä- und postsynaptischen Wiederaufnahme der adrenergen Botenstoffe.

Der Stress

Der Stress allein bringt noch nicht das Fass zum Überlaufen. Erst wenn der Patient keinen Ausweg mehr sieht oder keiner besteht, wenn er sich festbeißt an einem Problem, dem er sich ausgeliefert sieht, kommt es zu diesen immensen Anspannungen.

Wir erleben dies insbesondere bei
- Ehescheidungen
- Erbauseinandersetzungen
- Prozessen
- Feindschaften zwischen Menschen
- Unfrieden mit den Nachbarn mit täglichen Konfrontationen
- Unfrieden am Arbeitsplatz

Aber auch, wenn sich ein Patient
- in eine unlösbare Aufgabe
- in die unbefriedigende Arbeit
- in eine belastende Situation
- in extreme Angst

hineinbegeben hat oder ohne sein Zutun hineingekommen ist.

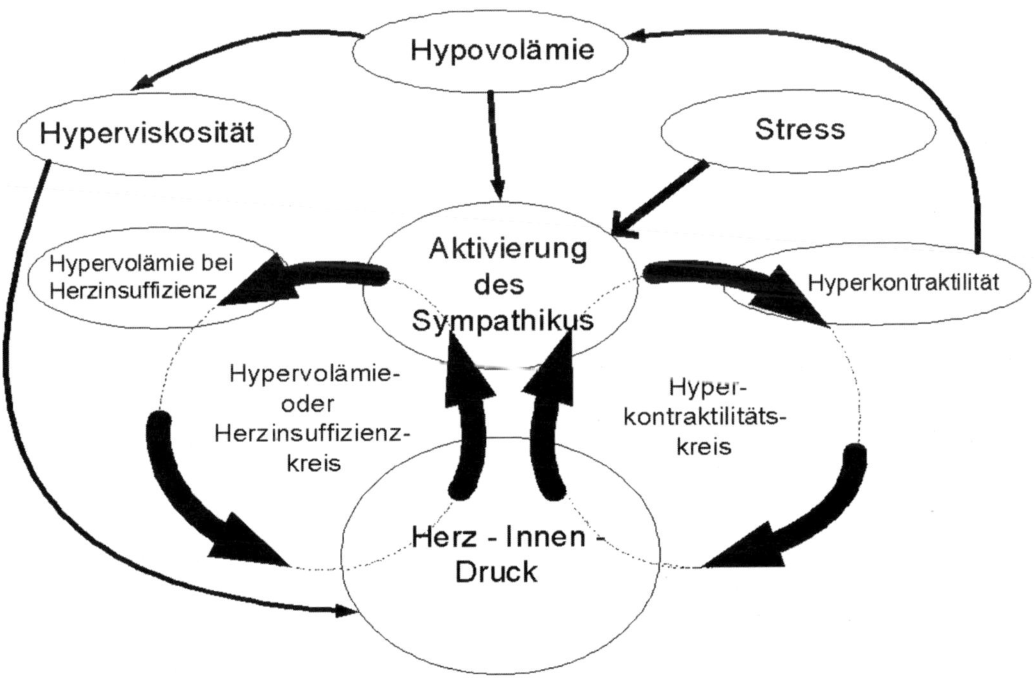

Abb.: Die wichtigsten Mechanismen, die zu Überaktivierung des Symphatikus führen

Die wichtigsten Mechanismen, die zur Überaktivierung des Sympathikus führen

Es gibt zahlreiche Belastungselemente, die eine Sympathikusaktivierung initiieren können. Das wichtigste Element in unserem Kulturkreis ist mit großem Abstand der Stress, insbesondere der nicht abbaubare, ständige Stresseinfluss.

Durch die Aktivierung des Sympathikus kommt es abhängig von der individuellen Gegebenheit eines Menschen zu einer Reaktion des Herzens, die in der Regel in einer Hyperkontraktilität besteht, d. h. das Herz zieht sich stärker zusammen und verharrt auch insgesamt in einer Anspannung. Das Herz wird kleiner und die Herzmuskelwände erscheinen verdickt. Die Anspannung des Herzens führt zu einer verminderten Dehnbarkeit der Herzwände. Wenn nun während der Nacht das noch normalgroße Blutvolumen aufgenommen werden soll, ist die Kapazität des angespannten Herzens zu klein, was zu einem vermehrten Druck auf die Innenschicht des Herzens führt. Der vermehrte Innendruck löst eine Durchblutungsstörung der Innenschicht aus, die Ischämie der Innenschicht ruft, wie jede Durchblutungsstörung am Herzen, erneut den Sympathikus auf. Wir nennen dies den Hyperkontraktilitätskreis.

Es existiert aber ein weiterer Kreis der permanenten Sympathikusaktivierung, der über die Hypervolämie bei Herzinsuffizienz läuft. Ausgehend von einem aktivierten Sympathikus verschlechtert sich die Herzsituation durch den vermehrten Sauerstoffverbrauch der Sympathikusaktivierung, was zu einer beginnenden Herzleistungsschwäche führen könnte. Der Organismus kompensiert durch Flüssigkeitsretention die zur besseren Füllung des Herzens gedacht ist.

Während dieser Mechanismus am Tag durchaus funktioniert und seine Berechtigung hat, führt das vermehrte Volumen im Liegen und besonders in der Nacht zu einer Vermehrung des Herz-Innendrucks. Dieser führt in bekannter Weise über eine Kompression der Innenschicht zu einer Ischämie und zur weiteren Aktivierung des Sympathikus. Diesen zweiten Kreis zur Aktivierung des Sympathikus nennen wir den Hypervolämie- oder Herzinsuffizienzkreis.

Wirken beide Aktivierungskreise zusammen, entsteht das hydraulische Phänomen, das in allerkürzester Zeit eine Sympathikusaktivierung bewirken kann, die erhebliche Auswirkungen in einem Ausmaß zeigen, dass Sekundarphänomene zu einer weiteren Aktivierungssteigerung führen können, zu Koronarspasmen oder Spasmen von Hirngefäßen oder Luftnotsymptomatik schwersten Ausmaßes.

Ein Nebenkreis der sympathikotonen Aktivierung wird im klinischen Alltag häufig bei jungen, sensiblen Frauen beobachtet. Ausgehend von einer Aktivierung des Sympathikus durch unverarbeiteten Stress, kommt es auf dem Boden der sich entwickelnden Hyperkontraktilität zu einer Zunahme des Herzminutenvolumens. Diese macht über eine vermehrte Wasserausscheidung über die Nieren eine relative Hypovolämie, die direkt wieder eine Aktivierung des Sympathikus bewirken kann. Einen weiterer Wirkungsarm dieses Nebenkreises stellt die Hyperviskosität nach Flüssigkeitsverlust dar, da die Hyperviskosität bei zunehmendem spezifischen Gewicht verstärkt auf die Herz-Innenwand drückt.

Das hydraulische Phänomen ist so bedeutsam, dass es in seiner Entstehung und Auswirkung aber auch mit den Therapiemöglichkeiten gesondert angesprochen werden soll. Während der aktivierte Sympathikus am Tage unter Umständen nur eine arterielle Hypertonie miterhält, sehen wir bei schon angespanntem Herzen in der Regel eine Verschlechterung in der Nacht. Betroffen sind zum Beispiel die Patienten, die in sitzender Position im Sessel beim Fernsehen einzuschlafen drohen, aber sofort wieder hellwach sind, wenn sie sich hinlegen. Dahinter steckt eine gewaltige Sofortaktivierung des Sympathikus über folgenden Mechanismus:

Beim Hinlegen flutet immer ein vermehrtes Blutvolumen ans Herz und drückt auf die Innenschicht. Die resultierende Sympathikusativierung führt bei Patienten mit schon deutlich erhöhtem Sympathikus oftmals schon zum sofortigen „Hallo-Wach-Effekt". Andere Patienten entwickeln in einer ähnlichen Situation Herzrhythmusstörungen, die sofort nach dem Hinlegen entstehen. Das können supraventrikuläre Extrasystolen sein oder Vorhofflimmern, auch einmal ventrikuläre Extrasystolen. Nicht selten wirkt eine Herzklappeninsuffizienz, zum Beispiel eine Mitralklappeninsuffizienz, sozusagen als Turbolader für den Herz-Innendruck. Das eigentlich hydraulische Phänomen braucht aber länger, bis es auf den Weg gebracht ist.

Hier spielt der Sympathikus in seiner Eigenschaft als „Engsteller der Gefäße" eine entscheidende Rolle. Es kommt nach dem Hinlegen zu einem nur mäßigen Druck auf die Innenschicht des Herzens und in Folge dessen auch nur zu einer leichten Sympathikusaktivierung. Zieht der Sympathikus aber jetzt, wie es seine Art ist, die Gefäße in der Peripherie zu, resultiert daraus eine Zentrierung des Blutvolumens, verbunden mit einer Vermehrung des anflutenden Volumens am Herzen. Über die Gefäßverengung vermehrt also der Sympathikus den Druck auf die Innenschicht des Herzens, verstärkt damit die Innenschicht-Ischämie und betreibt damit seine eigene Aktivierung. Wir nennen dieses Phänomen hydraulisch, weil es in einem geschlossenen System zu enormen Druckwerten kommen kann, wenn das Gefäßbett immer enger und enger wird.

Die Therapie des hydraulischen Phänomens

Nach dem Gesagten, gibt es drei Möglichkeiten, das hydraulische Phänomen zu unterbrechen, indem man

den Erregungskreis an irgendeiner Stelle unterbricht. An welcher Stelle dies gelingt, ist von Patient zu Patient verschieden. Auch die Wahl der Mittel ist abhängig vom schon bestehenden Aktivierungsgrad des Sympathikus. Nach unserer Erfahrung ist allemal eine Volumenentnahme im Rahmen eines Aderlasses segensreich. Darüber hinaus kann der Sympathikus direkt gedämpft werden, z. B. durch Lexotanil®, Imidazol-Rezeptorenblocker, ß-Blocker oder besser noch mit ganzheitlichen therapeutischen Ansätzen.
In der Praxis ist vielleicht der einfachste Ansatz, ein mäßiggradig gefäßerweiterndes Medikament ganz spät am Abend zu geben. Dieses verhindert durch die gesamte Gefäßerweiterung den Ansatz des Sympathikus an der Gefäßstrecke, verhindert die Vasokonstriktion und damit die Zentralisierung und Vermehrung des am Herz anflutenden Volumens. Manchmal ist es schwer, ein geeignetes Medikament für alle Patienten zu finden, weil oft auch schon die ganz mäßige Gefäßerweiterung vom gereizten Sympathikus als Provokation aufgefasst wird und erst recht eine sympathikotone Aktivierung losgetreten wird. Bei stark überaktiviertem Sympathikus setzen wir auch pflanzliche Mittel wie Crataegutt® ein, während wir in der Regel das Felodipin als Modip® 2,5 einsetzen. Wünschenswert wäre aus unserer Sicht eine ähnliche galenische Zubereitung mit 1,25 mg.
Auf eine Nebenwirkung beim Aderlass sei noch hingewiesen: Er sollte langsam und in mehreren Etappen durchgeführt werden und so vorsichtig dosiert sein, dass keine nennenswerten Hypovolämie entsteht, da diese unter Umständen ausreicht, den Sympathikus wieder zu aktivieren.
Bei uns hat sich daher die Entnahme mit dünnen Nadeln mit Saugheber bewährt, die länger dauert aber die Aktivierung unterbindet. Zusätzlich wird das intermittierend auftretende „Volumenloch" durch das gleichzeitige Trinken einer Gemüsebrühe gefüllt.
Ist eine Hypovolämie mit Hyperviskosität vorhanden, die das Herz-Innendruck-Syndrom aufrecht erhält, so ist trotz der Hypovolämie ein Aderlass angezeigt, wenn auch ein kleiner. Es ist erstaunlich, wie sich eine große venös/kapillare Differenz auflöst, wenn das Herz durch einen Aderlass entlastet und damit der Sympathikus gesenkt wird. Es kommt dann spontan zu einer großen Volumenaufnahme (z. B. 200 ml) in das zirkulierende Volumen mit Beseitigung der Hyperviskosität. Die Menge der aufgenommenen Flüssigkeit ist dabei proportional zu dem vorher bestandenen Spannungszustand.

4. Zur Therapie des überaktivierten Sympathikus

Bei vielen Patienten besteht der Hauptansatzpunkt zur Behandlung des erhöhten Sympathikus in der Behandlung des Herz-Innendrucks

Die Polyglobulie, die Vermehrung der roten Blutkörperchen, ist eine physiologisch vorkommende Form der überaktivierten Blutbildung, wie sie vornehmlich bei Männern auftritt. Aber nicht nur bei diesen. Während einerseits ein Mangel an roten Blutkörperchen (Anämie) mit einer Mangelversorgung des Körpers mit Sauerstoff einhergeht, ist eine Polyglobulie, ein zu viel an roten Blutkörperchen, zunächst einmal mit der Verbesserung des Sauerstofftransportkapazität verbunden.

So finden wir eine vermehrte Blutbildung bei Sportlern, die über einen vermehrten Sauerstoffverbrauch im Training die Blutbildung angeregt haben sowie bei allen stark körperlich arbeitenden Mensche, insbesondere, wenn eine hohe Eisenaufnahme vorliegt. Auf der anderen Seite findet eine Anregung der Blutbildung durch hypoxämische Zustände statt. Ein typisches Beispiel dafür ist das Training des Sportlers in hohen Berglagen und die Zigarettenraucher mit Lungenzügen. Bei diesen, den Rauchern, tritt eine Hypoxämie durch Kohlenmonoxid ein, was sich an den Blutfarbstoff, Hämoglobin, so fest anhaftet, dass es einen festen Verbund gibt, welcher der Sauerstoffaufnahme für längere Zeit nicht mehr zur Verfügung steht.

Während die Polyglobulie bei starken Herzen und stark erweiterten Gefäßen, eine Situation wie sie z.B. bei trainierten Sportlern gegeben ist, aktuell körperliche Höchstleistungen ermöglicht, wirkt sie sich beim Raucher und beim Hypertoniker mit engen Gefäßen katastrophal aus, weil sie die Herzarbeit ins Unermessliche steigert. Auch Sportler sind nach Beendigung ihrer aktiven Zeit gut beraten, die Polyglobulie abzubauen, da der Widerstand des Gefäßsystems sich in dem Maße erhöht, wie sich des Vagus des ehemals trainierten Sportlers abbaut. Generell ist zu sagen, dass bei gleichen Gefäßweiten das Blut bei Polyglobulie einen ungleich höheren Widerstand hervorruft und damit eine größere Herzarbeit. Die vermehrte Herzarbeit führt zu einer Herzmuskelverdickung mit einem vermehrten Sauerstoffverbrauch. Ein weiterer negativer Punkt ist die Viskositätsvermehrung bei der Polyglobulie. Sie macht die Strömung zähflüssig und damit laminar. Eine laminare Störung zeichnet sich insbesondere durch eine sehr langsame Strömung an den Rändern aus. Diese Strömungsverlangsamung führt zu einer Sauerstoffmangelsituation am Endothel, der Auskleidung der Gefäßwände. Eine verminderte Versorgung des Endothels aber kann zu Einrissen in der Gefäßauskleidung führen und bei defekter Reparatur oder überschießender Gerinnung die Arteriosklerose auf den Weg bringen. Es kann aber auch unter sympathikoton belastenden Situationen leicht zur Ausschüttung von vasospastischen Substanzen und zur vermehrten Gerinnung kommen wie durch Endothelin und dem Thrombaxan. Vermutlich stellt dieser Mechanismus die Hauptgefährdung des Rauchers dar, bei dem wir dringend zur Verdünnung der Blutdicke zu Aderlässen raten oder zu einer vegetarischen Lebensweise, die Eisen verringert, was zur Blutbildung dringend gebraucht wird.

Eine weitere Population gehört zu dem Kreis der polyglobulischen Menschen, der hier mit erwähnt werden muss. Am zutreffendsten ist dieser Typus von Mensch aus dem Wissen der ayurvedischen Medizin zu beschreiben. Es handelt sich dabei um den Pitta -Typ, der von Seiten seiner Mentalität als aufbrausend bis jähzornig aber auch mit scharfem Intellekt, zielstrebig und durchsetzungsfähig ausgestattet ist. Diese Temperaments- und Charakterausrichtung nimmt keine Rücksicht auf langes Leben des Organismus und will um jeden Preis eine noch bessere Leistung. Dies führt im Streben danach zu einer vermehrten Blutbildung. Naturgemäß betrifft dies vornehmlich die Männer. Die Frauen erst nach der Menopause.

Die Belastung über die Hyperviskosität führt über die Gefahr der Gefäßschädigung zu einer verstärkten Mortalität durch Gefäßschäden. So hört man immer wieder, dass begnadete Sportler in relativ frühem Alter an den Folgen einer Arteriosklerose versterben. Nichts aber auch gar nichts kann in einer solchen Situation die Viskosität (Blutzähflüssigkeit) mehr verbessern als häufige, kleinere Aderlässe von 60-80 ml. Man muss sich davor hüten, bei ausgeprägter Viskositätsüberhöhung große Aderlässe, zu machen, da die Kreislaufzirkulation bei hoher Viskosität nicht in der Lage ist, den Verlust der Perfusion über eine Steigerung des Herzminutenvolumens zu kompensieren.

An dieser Stelle sei auf einen häufig gemachten Denkfehler hingewiesen: es wird immer wieder beobachtet, dass sich der Hämatokrit (der Anteil der roten Blutkörperchen im Verhältnis des Gesamtvolumens) bei Patienten mit lang bestehender überhöhter Viskosität nach einem Aderlass steigert, statt zurückzugehen. Es ist daraus geschlossen worden, dass Aderlässe eher gefährlich sind, weil sie die Blutbildung in kürzester Zeit übermäßig aktivieren. Hier liegt eine richtige Beobachtung aber eine falsche Interpretation vor. Richtig ist, dass das Herz bei lang bestehender Blutverdickung einen Aderlass als starke Entlastung empfindet. Die Erleichterung der Herzarbeit führt zu einer Verstärkung der Herzkraft und zu einer Verbesserung der Zirkulation, die durch eine vermehrte Durchblutung eine vermehrte Ausscheidung bewirkt, die so intensiv sein kann, dass eine Konzentrierung resultiert. Es liegt also keine vermehrte Blutbildung vor, wie fälschlicherweise angenommen, sondern eine vermehrte Wasserausscheidung nach Entlastung durch Aderlass. Im Übrigen spricht der Hämatokrit von Abermillionen junger Frauen, der überall in der Welt niedrig ist, sofern die Regelblutung nicht hormonell unterdrückt ist, dafür, dass bei regelmäßigen Aderlässen keine kompensatorische Blutbildung auftritt, die eine regelmäßige Blutung konterkarrieren könnte.

Andere Versuche, diese Hyperviskosität zu beseitigen, wie zum Beispiel die Gabe von Aspirinâ, Marcumarâ, Clopidogrel und andere gerinnungshemmende Substanzen, beseitigen nicht die Viskosität sondern nur die Übergerinnbarkeit bei Hyperviskosität. Die vermehrte Viskosität vermindert aber nicht nur die Durchblutung und vermehrt die Herzarbeit, sondern sie führt auch zu einem vermehrten Druck auf die Innenschichten des Herzens, und da das Blut ein erhöhtes spezifisches Gewicht gegenüber dem Normalblut hat, übt es auch einen viel stärkeren Druck auf die Herzinnenschicht aus. Damit löst es das hydraulische Phänomen der sympathikotonen Überaktivierung aus.

5. Hyperalbuminämie und Hypergammaglobulinämie

Die Hyperalbuminämie geht immer mit einer Vermehrung des zirkulierenden Volumens einher, weil das Albumin aufgrund seiner Molekülgröße den größten onkotischen Druck aller Eiweiße aufbauen kann. Das Albumin hält also ähnlich wie das Natrium Flüssigkeit fest, so dass Hyperalbuminämie und Hypervolämie immer zusammen auftreten. Dadurch resultiert eine vermehrte Volumenbelastung für das Herz und diese kann im Zusammenwirken mit einer vorhandenen Dehnbarkeitsstörung des Herzens den Sympathikus aufrufen und somit das hydraulische Phänomen des Herz-Innendrucks initiieren.

Bei der Hypergammagobulinämie liegen die Verhältnisse völlig anders. Das Gammaglobulin ist ein sehr kleines Molekül, das nur in geringer Weise Wasser binden kann. Die Wirkungsweise der Hypergammaglobuliämie auf den Kreislauf wirkt daher vornehmlich über die Viskositätsvermehrung. Liegt sehr viel Gammaglobulin vor, erschwert sich die Herzarbeit ganz beträchtlich und die Zirkulation wird verlangsamt. Dies kann soweit gehen, dass die Todesursache bei Patienten mit Plasmazytom oder Morbus Kahler meistens der Herzinfarkt und nicht die Erkrankung selbst ist.

6. Offene und latente Herzinsuffizienz

Das Grundprinzip der Aktivierung des Sympathikus bei Herzinsuffizienz unterschiedlicher Ätiologie ist in allen Fällen gleich. Die Herzinsuffizienz ist unabhängig von ihrer Entstehungsursache und durch die Ansammlung von Flüssigkeit gekennzeichnet. In der Regel wird zwischen Rechtherz- und Linksherzinsuffizienz unterschieden, so, als könne eine Linksherzbelastung den kleineren Partner, das rechte Herz, unbeeinflusst lassen. Dies ist aufgrund der unterschiedlichen Anlegung der rechten und der linken Herzkammer aber nicht wirklich der Fall.

Während das linke Herz nur geringe Probleme hat, eine vermehrte Druckarbeit zu leisten, hat das rechte Herz, das aufgrund seiner Struktur keine Druckarbeit leisten kann, bereits große Probleme mit nur geringen Druckvermehrungen. Kann zum Beispiel ein hypertrophierter linker Ventrikel oder auch ein hyperkontraktiler linker Ventrikel das Blut aus der Lunge nicht komplett abnehmen, staut sich das Blut in die Lunge zurück und macht z.B. bei stärkerer körperlicher Belastung eine geringe Luftnot. Für das rechte Herz bedeutet aber dieser Lungenstau bereits ein erhebliches Problem, weil das vermehrt gefüllte Gefäßsystem in den Lungen dem rechten Herzen eine vermehrte Druckarbeit beschert. Diese vermehrte Druckarbeit versucht das rechte Herz zu leisten, indem es die zentralen Regulationssysteme des Körpers veranlasst, Wasser zurückzuhalten, um eine vermehrte Füllung des rechten Herzens zu erreichen. Dies geschieht teleologisch gesehen unter der Vorstellung, dass ein vermehrt gefülltes Herz ökonomischer arbeitet. Erkennbar wird die Beanspruchung des Regelkreises mit Vermehrung des Wassers im kleinen Kreislauf durch einen Abfall der Konzentration des venösen Hämatokrits. Der früheste Indikator einer Herzinsuffizienz ist also der Abfall des Hämatokrits im kleinen Kreislauf. Erst viel später wird auch links verdünnt.

Während der beschriebene Kompensationsmechanismus durchaus zur Leistungssteigerung am Tage taugt, handelt sich das Herz in der Nacht ein neues Problem ein, das letztlich einen negativen Verlauf auf den Weg bringt. Die vermehrte Volumenfüllung nachts bewirkt über den vermehrten Herz-Innendruck die Aktivierung des Sympathikus und die Einleitung des hydraulischen Phänomens. Es resultiert die bekannte Negativspirale, die den Sympathikus ansteigen lässt. So finden wir regelmäßig einen hohen Sympathikus bei allen Herzinsuffizienzen, der die Prognose der betroffenen Menschen in erschreckender Weise trübt. So waren alle Versuche, eine Herzkraftsteigerung durch gefäßerweiternde, adrenerge Substanzen zu erreichen, welche die Herzkraft kurzfristig gesteigert haben wie die Phosphodiesterasehemmer, zum Scheitern verurteilt.

Dagegen hat sich das gegenteilige Prinzip nämlich die teilweise Reduzierung des Sympathikus durch eine schwache Betablockade als diagnostisch günstiges Prinzip erwiesen.

Leider haben die Entwässerungsmittel, die aus grundsätzlichen Erwägungen angezeigt sind, die in sie gesetzten Erwartungen nicht erfüllt. Es muss befürchtet werden, dass diese Therapieversager aber nicht so sehr der diuretischen Therapie an sich als vielmehr der mangelnden Kontrolle anzulasten sind. Es muss ein ganz wichtiges therapeutisches Prinzip beachtet werden, das bisher nicht ausreichend berücksichtigt wird: während das schwache, überforderte Herz eine hohe Dosierung an Entwässerungsmittel braucht, fällt diese schon nach wenigen Tagen durch das erstarkte Herz ab und muss angepasst werden. Wird die hohe Dosis weitergegeben, resultiert eine Hyperviskosität des Blutes mit allen negativen Folgen wie Hypervolämie mit verminderter Koronarperfusion und verminderter Organdurchblutung bis hin zur hypovolämisch bedingten Niereninsuffizienz, die fälschlicherweise nicht selten als „diuretikaresistent" bezeichnet wird. In Wirklichkeit hat man die Niere von der Durchblutung abgeschnitten, so dass sie keinen Urin produzieren kann. Diese scheinbare Diuretikaresistenz kann meistens durch einen kleinen Aderlass von vielleicht 60-80 ml durchbrochen werden. Dadurch

- wird die Herzkraft gesteigert, da der Druck von den Herzwänden genommen wird (Herz-Innendruck-Syndrom)
- wird der Sympathikus abgebaut, der auch die Nierengefäße kontrahiert und letztlich wird
- die Viskosität zurückgefahren und damit ein flüssigeres Blut erhalten.

7. Die latente Herzinsuffizienz

Bei der latenten Herzinsuffizienz liegen die zuvor geschilderten Mechanismen im Anfangsstadium vor und sind von daher nicht leicht zu erkennen.
So kommt es zum Beispiel bei der latenten Herzinsuffizienz nur zu einer geringgradigen Verdünnung des venösen Hämatokrits gegenüber dem kapillaren. Das Ausmaß der wirklich schon bestehenden Herzinsuffizienz wird dann deutlich, wenn im Rahmen eines „diagnostischen Aderlasses" von beispielsweise 140 ml nach ca. 2 Tagen eine Konzentrierung von 240 ml erreicht wird. Rechnerisch hat der Organismus dann nicht nur nach dem Aderlass nicht verdünnt sondern sogar mehr als 100 ml zusätzlich konzentriert. Immer dann, wenn nach einem kleineren Aderlass von x ml eine Verdünnung von x ml erfolgt, hat keine Herzinsuffizienz vorgelegen und der Patient ist nicht weiter therapiebedürftig. Dies entspricht dann dem Verhalten der jungen Frau bei der Regelblutung. Je höher die Konzentrierung nach einem Aderlass ist, um so höhergradiger war die Herzinsuffizienz vorher. Manche scheinbar latente Herzinsuffizienz kann durch den diagnostischen Aderlass als schwerergradig entlarvt werden. Es lag eben doch eine offene und schwerergradige Herzinsuffizienz vor, die aus mehreren Gründen kaschiert gewesen sein kann. Diese Gründe können sein:

- eine wie auch immer geartete diuretische Therapie
- Entwässerung auch durch Phytopräparate wie Spargel, Brennnessel oder andere Zubereitungen
- eine Durstphase oder Natriumentzug
- eine gleichzeitig bestehende Hyperkontraktilität, welche die Hämatokrit-Werte ansteigen lässt (zum Beispiel die psychogene bedingte Diurese).

8. Herzklappenfehler, die zur Hypervolämie führen

Die Herzklappenfehler unterscheiden sich in ihren Auswirkungen auf den Organismus ganz erheblich. Die Aorteninsuffizienz ist in ihrem Schweregrad und in ihrer Auswirkung sehr stark von begleitenden Phänomenen abhängig. Der Volumenrückfluss an der Aortenklappe, die Regurgitation ist nicht nur abhängig vom Defekt an der Klappe sondern von den hämodynamischen Gegebenheiten. So ist die Regurgitation (Rückfluss) um so ausgeprägter

- je dicker das Blut ist
- je stärker die Gefäße im Körper kontrahiert sind
- bei Hypervolämie
- und bei hohem Herzminutenvolumen
- und je stärker die Aorta sklerosiert ist

So gelingt es, durch Beachtung und Therapie der genannten Punkte, den Schweregrad der Aorteninsuffizienz ganz erheblich zu reduzieren und die Rücklaufgeschwindigkeit auf über die Hälfte zu drücken. Auch hier muss eine Hyperviskosität durch zu starke Entwässerung vermieden werden, weil ansonsten mit dem Anstieg der Viskosität die Herzarbeit zunimmt.

9. Mitralinsuffizienz

Bei der Mitralinsuffizienz liegt auch eine Volumenbelastung des Herzens vor, aber die Rücklaufrichtung ist auf den linken Vorhof gerichtet und trifft damit den Lungenkreislauf. Das häufigste Symptom ist die Luftnot, die aus der Lungenstauung resultiert. Die Mitralinsuffizienz macht sich daher gegenüber der Aorteninsuffizienz früher bemerkbar und wird auch früher diagnostiziert, während Aorteninsuffizienzen auch in renommierten Kliniken häufig übersehen werden.

Der linke Ventrikel ist aufgrund der hohen Volumenbelastung zur Hyperkontraktilität gezwungen. Charakteristisch ist eine Größenzunahme des linken Vorhofs, der ein enormes Blutvolumen fassen muss. Durch die Dehnung des Reizleitungssystems treten häufig supraventrikuläre Extrasystolen oder Vorhofflimmern auf. Das passiert besonders nachts, wenn die Blutvolumenbelastung zugenommen hat. Charakteristisch ist in ausgeprägten Fällen, dass sich die Patienten nicht mehr flach hinlegen können, weil die Luftnot kumuliert. Hier steht therapeutisch die Volumenreduktion ganz im Vordergrund. Wenn dies nicht ausreichend gelingt, stellt sich ein chronisches Vorhofflimmern ein, und die Lebensqualität bleibt auf Dauer reduziert, wenn man sich nicht zum Herzklappenersatz, d. h. zur Operation entschließt.

10. Herzmuskelverdickung

Bei der Herzmuskelverdickung steht die Gefährdung durch einen plötzlichen Herztod im Vordergrund. Bei diesen Patienten führt die Sympathikusaktivierung in der Nacht teilweise zu drastischen Durchblutungsstörungen der Innenschicht, so dass besonders nachts hochpathologische Spätpotentiale auftreten. Das charakteristische Beispiel ist die Aortenstenose, die häufig mit Synkopen oder Sekundenherztod einhergeht. Die Verdickung des Ventrikels führt naturgemäß zu einer Verschlechterung der Durchblutung der inneren Herzmuskelschichten. Dies führt zu elektrischen Instabilitäten und zum Auftreten von elektrischen Lunten, die an den Spätpotentialen erkennbar sind. Bei der Aortenstenose liegt auch eine zusätzliche Gefährdung in der Nacht vor, weil sich bedingt durch die enorme Compliance-Störung die Innenschichtischämie nachts durch das Herz-Innendruck-Syndrom weiter verstärkt. Sind die Spätpotentiale durch die konventionelle Therapie nicht beherrschbar, müssen hypertrophe Kardiomyopathien mit einem implantierbaren Defibrillator versorgt werden.

Zu den Patienten mit Herzmuskelverdickungen zählen auch die Patienten mit abgelaufener oder florider Hyperthyreose, wobei die Hyperkontraktilität einen Teil der Herzverdickung vortäuscht. Die Patienten mit Hyperthyreose sind besonders gefährdet durch eine fast immer vorhandene Tachykardie und einen großen Sauerstoffverbrauch, der durch eine ß-Blocker-Therapie dringend reduziert werden muss.

11. Hyperkontraktilität

Die Hyperkontraktilität des Herzens spielt bei der Beurteilung der Risikostruktur sowohl im Hinblick auf einen Herzinfarkt oder auf einen Sekundenherztod eine ganz besondere Rolle. Dies liegt daran, dass die Hyperkontraktilität vom Sympathikus ausgelöst werden kann, ihrerseits aber den Sympathikus weiter stimuliert. Insofern ist jede Hyperkontraktilität potentiell kumulativ und kann sich untherapiert im Rahmen eines Circulus vitiosus so verstärken und den Sympathikus so immens steigern, dass hochgefährliche Überreaktionen möglich sind, wie Herz- bzw. Hirngefäßspasmen, mit den dadurch bedingten unter Umständen fatalen Folgen.

Bei der Bedeutung dieses Themas ist zu beklagen, das auch heute noch eine Hyperkontraktilität am Herzen meistens mit einer „guten Kontraktilität" – wie sie der Gesunde aufweist – verwechselt wird. So gibt es eben, wie beschrieben, heute noch keine allgemein gültige Formel zur Berechnung der Hyperkontraktilität*.

Aus unserer Sicht sollte bei allen Patienten mit einem Hyperkontraktilitäts-Index von über 3,5 eine Berechnung der Spätpotentiale über 24 Stunden erfolgen, mit besonderer Beachtung der Gefährdung in der Nacht**.

Therapeutisch muss der Circulus vitiosus Hyperkontraktilität → Sympathikusaktivierung → verstärkte Hyperkontraktilität → verstärkte Sympathikusaktivierung → usw. unterbrochen werden. Dies gelingt bei dem einen Patienten durch eine Volumenkorrektur, bei dem anderen durch die Behandlung der Hyperthyreose, bei dem dritten durch die Erweiterung der Gefäße in der Nacht und nicht zuletzt durch die Senkung des Sympathikotonus.

Bei den ß-Blockern muss besonders auf die Dosierung geachtet werden, da hohe Dosierungen nach unseren Erfahrungen fatalerweise den Sympathikus aktivieren. In solchen Fällen sind eher schwach wirksame ß-Blocker in kleinen Dosierungen angezeigt und/oder Imidazol-Rezeptoren-Blocker. Wirksam scheint auch eine besondere Form der Frequenztherapie. Diese befindet sich zur Zeit aber noch in der Entwicklung.

---

* Siehe auch Artikel: „Hyperkontraktilität des Herzens"

** Siehe auch Artikel: "Spätpotentiale"

2. Sekundenherztod: Wie kann die Gefährdung aus der Sicht der ganzheitlichen Kardiologie besser erkannt und behandelt werden?

Mit feineren Untersuchungsmethoden wären viele Risikopatienten, die einen Sekundenherztod erlitten haben, vorher zu erkennen gewesen, hätte man sie untersucht.
Der Sekundenherztod ist in den meisten Fällen kein unvorhersehbarer Schicksalsschlag und viele plötzliche Herztode basieren auf länger bestehenden organischen Ursachen. Es gibt Vorboten, die es zu definieren und zu finden gilt und es gibt präventive Untersuchungen, die das Schlimmste verhindern können! Auch ganzheitsmedizinische Gesichtspunkte müssen mehr Berücksichtigung finden. Insgesamt geht es um folgende Themen:

Gefährdung durch Sekundenherztod
Die Auswertung der Spätpotentiale über 24 Stunden ist unverzichtbar

Ganz entscheidend für eine abschließende Beurteilung und Risikoabschätzung ist die Auswertung eines 24-Stunden-EKGs (Tag und Nachtzeit) der Spätpotentiale. Eine Auswertung nur am Tage reicht nicht aus.
Eine Untersuchung nur über den Tag erfasst nur die ischämische Komponente. Die Untersuchung in der Nacht zeigt die Volumenbelastung auf, die durch Druck auf die Innenschicht zur nächtlichen Ischämie führen kann.
Wir sehen sogar ganz besonders häufig pathologische Spätpotentiale in der Nacht, was auch mit der Statistik des plötzlichen Herztodes in der Nacht korreliert mit besonders vielen Todesfällen in der späten Nacht oder den frühen Morgenstunden.
In Diskussionen mit Ärzten hören wir immer wieder das Argument, die Spätpotentiale hätten nichts gebracht. Fragen wir aber präzise nach, stellt sich heraus, dass keine Verlaufskontrolle mittels eines 24-Stunden-EKGs vorgenommen wurde sondern die Spätpotentiale nur sporadisch bestimmt wurden, was wertlos sein kann.
Wann immer wir Patienten mit pathologischen Spätpotentialen hatten, ist es entweder geglückt, sie durch therapeutische Maßnahmen wie angegeben zurückzuführen, oder es musste ein Defibrillator implantiert werden. **Alle Patienten,** die sich diesen Maßnahmen widersetzt haben, sind am Sekundenherztod verstorben

Diagnostische Maßnahmen	Therapiemaßnahmen
• **Spätpotentiale** im Tages- und Nachtverlauf (24 Stunden auswerten • **Echokardiographie** (mit hochwertigsten Ultraschallgeräten und großer Auflösungsmöglichkeit) zur Entdeckung - einer schweren Linkshypertrophie - einer Hyperkontraktilität (erhöhter Sympathikotonus) - von Herzklappenfehlern • **Ultraschall** sonographische Untersuchung auf Schilddrüsenüberfunktion (Nachweis einer vermehrten Durchblutung durch Doppler) • **Labor** a) Schilddrüsenuntersuchung - T3 (Trijodthyronin) - T4 (Thyroxin) - TSH (Schilddrüsenstimulierendes Hormon) - und Antikörperuntersuchung gegen Schilddrüsengewebe b) Doppel-Hämatokrit: zum Ausschluss eines Hyperviskositätssyndroms und einer bisher unbekannten Herzinsuffizienz mit Volumenbelastung. • **EKG** Schleifen- und Volumen-EKG zur Bestätigung oder zum Ausschluss - einer Dehnbarkeitsstörung - einer abgelaufenen Infarzierung - von Herzrhythmusstörungen - von Reizleitungsstörungen aufgrund einer Volumenbelastung (zu hohes Blutvolumen)	• Sympathikotonus mit seinen fatalen Auswirkungen senken • Durch sympathikotone Überreaktion bedingten Koronarspasmus verhindern • Sympathikotonen Circulus vitiosus beenden • Die Viskosität des Blutes korrigieren • Medikamente dürfen nicht sekundär die Koronardurchblutung verschlechtern • Vorsicht mit stark gefäßerweiternden Medikamenten: - sie können den Sympathikus verstärken - die Koronardurchblutung verschlechtern • Vorsicht: auch hohe Dosen von ß–Blockern können den Sympathikus verstärken bis hin zum Koronarspasmus • Vorsicht mit Schlafmitteln. Sie können den Sympathikus abstellen und damit wird der Patienten nicht mehr geweckt und die Volumenbelastung in der Nacht kann dann tödlich sein, weil der Mensch nicht mehr aufsteht • D. h., einmal kann der Sympathikus Probleme verursachen durch Überhöhung, auf der anderen Seite darf er nicht zu stark gedämpft werden, weil seine Alarm/Weckfunktion entfällt • Zu viel Blutvolumen kann den Sympathikus aktivieren • Zu viel Digitalis macht Hyperkontraktilität • Narbengewebe im Herzmuskel kann kreisende Erregungen verursachen, die über eine ventrikuläre Tachykardie in Kammerflimmern münden können. Therapeutisch kommt in diesen Fällen fast ausschließlich der implantierbare Defibrillator zum Zuge. • Medikamentöse Therapie unter Kontrolle der Spätpotentiale

Nicht ausschließlich sympathikoton bedingte Ursachen des Sekundenherztodes
Manchmal sind die ektopischen Zentren nicht situativ durch den Sympathikotonus bedingt, sondern die Nacherregungsstörungen (Spätpotentiale) gehen auf eine Störung in der Erregungsausbreitung in der Herzmuskulatur zurück. Gefährdete Zonen sind die Bereiche zwischen einer aneurysmatischen Region und dem Normalgewebe.

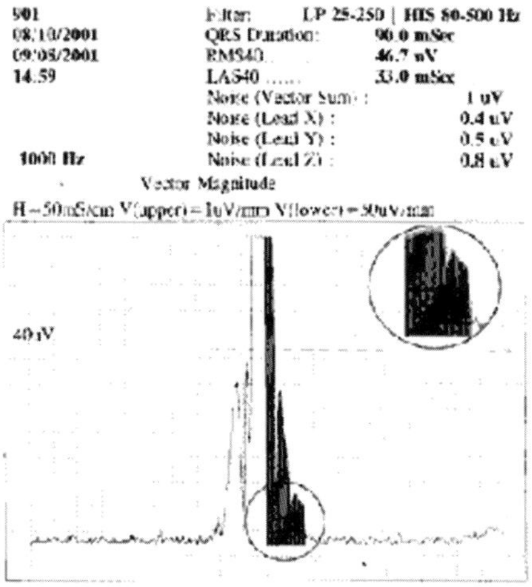

Abb. 2.: Um 15.00 Uhr findet sich bei dem Patienten nur eine plumpe Zacke nach Ende des QRS-Komplexes. Die Aplitude dieser plumpen Zacke ist noch relativ hoch mit 46,7 uV. Sowohl die QRS-Dauer ist mit 90 m Sec noch unauffällig, auch die Zeitdauer der plumpen Zacke ist mit 33 m Sec noch im Normbereich gelegen.

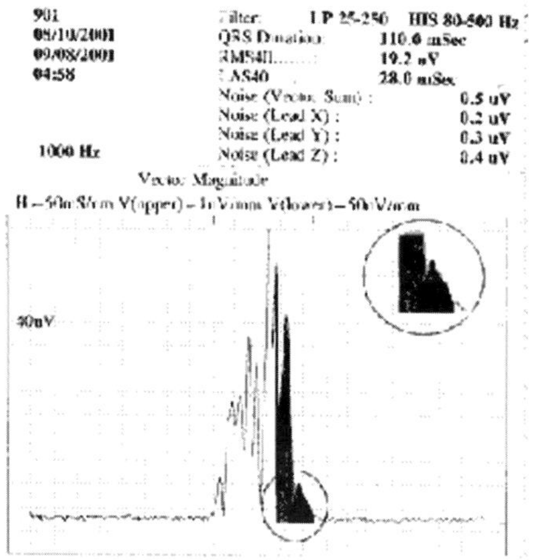

Abb. 3.:Um 4.58 Uhr, nachdem der Patient schon längere Zeit geschlafen hatte, verschlechterte sich das Bild der Spätpotentiale und die QRS-Gesamtdauer hat auf 120mSec zugenommen. Die Aplitude der letzten 40mSec. ist mit 19,2 uV jetzt deutlich kleiner als um 3.00 Uhr am Nachmittag. Der Gesamtbefund ist aber noch nicht sicher pathologisch.

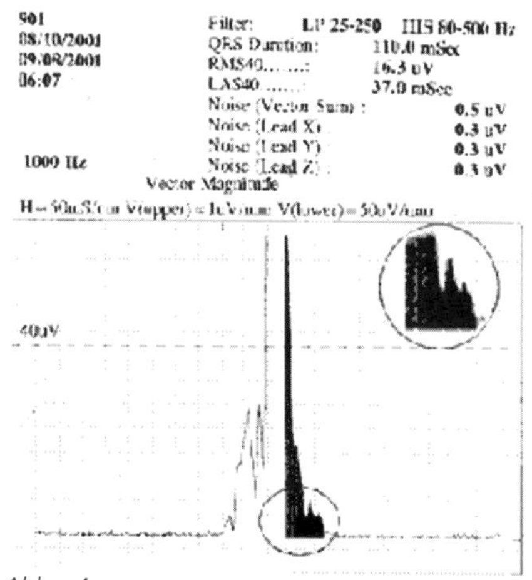

Abb.: 4

Abb. 4.:Um 6.07 Uhr haben die Spätpotentiale bereits pathologischen Charakter. Die Verbreiterung der QRS-Dauer hält an. Die Amplitude der Spätpotentiale ist jetzt mit 6,3 uV unter 17 uV und damit pathologisch. LAS 40 ist mit über 37 mSec über 36mSec gelegen und ebenfalls pathologisch. Dieser Fall zeigt, dass in der Nacht eine Zunahme der Gefährdung durch Mikropotentiale entstehen kann. Dieser Patient muss dringend behandelt werden, bis die Spätpotentiale wieder normalisiert sind.

Fortsetzung auf Seite 58.

3. Großer Herz-Check in der ganzheitlichen Kardiologie

Der große Herz-Check ist für die Patienten gedacht, die im Rahmen der bisherigen Abklärung bei unspezifischen Beschwerdebildern wie Schwächegefühl, Leistungsunfähigkeit, innere Übererregung, sympathikotone Übererregung oder gestörtem Schlaf trotz ärztlicher Bemühungen bisher ohne brauchbare Diagnose geblieben sind.

Patienten also, die schlichtweg als gesund bezeichnet wurden, obwohl sie selbst am besten wissen, dass dies nicht stimmt.

Ein typisches Beispiel eines solchen Falles ist eine 62 Jahre alte schlanke MTA, die ein Leben lang auf ihre Gesundheit geachtet hat. Sie kam jetzt zu uns, weil sie festgestellt hatte, dass sie bei einer jahrelang bestehenden Wandergruppe auf einmal das Schlusslicht bildete, d.h. mit der Gruppe nicht mehr mithalten konnte, während sie früher immer an der Spitze war. Sie wollte sich einfach nicht damit abfinden, dass der Leistungsabfall altersbedingt sei, wie ihr bei vielen Untersuchungen, die letztlich aber ohne klare Diagnose geblieben waren, gesagt worden ist. Sie entschloss sich deshalb auf eigene Kosten eine Abklärung bei uns durchführen zu lassen, und wir haben im Ultraschall einen Tennisball großen Tumor im Vorhof des rechten Herzens (Vorhofmyxom) diagnostiziert.

Das Schwächegefühl war bei der Patientin dadurch zustande gekommen, dass nur noch geringe Blutmengen den Ventilmechanismus aus Tumor und Herz-

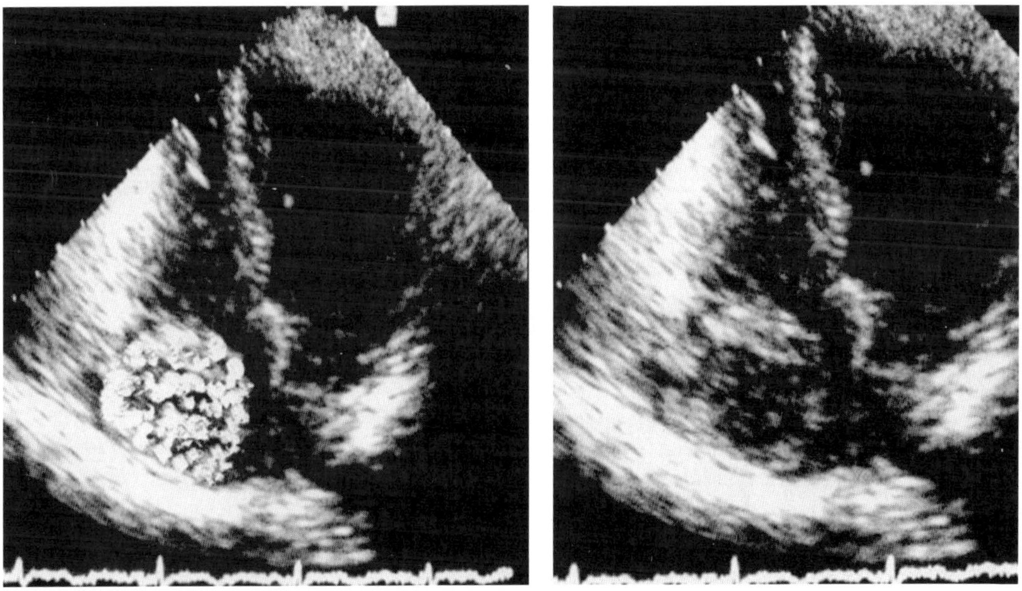

Abb.: 5 + 6 Vorhofmyxom bei einer 62-jährigen Patientin mit Nachlassen der Leistungsfähigkeit. Rechts natives Ultraschallbild, links ist der Tumor deutlicher heraus gearbeitet.

klappe des rechten Vorhofs überwinden und in den Kreislauf gelangen konnten.
Es ist eine Grundregel der ganzheitlichen Kardiologie, subjektive Beschwerden der Patienten immer ernst zu nehmen. Es ist eine Bringschuld der Ärzte, die Ursache immer ernsthaft zu suchen.

Vorgehensweise beim Großen Herz-Check in der ganzheitlichen Kardiologie

Der große Herz-Check beginnt bei uns zunächst immer mit dem konventionellen EKG, dem Schleifen-EKG in Ruhe (mit flach liegenden Beinen) und dem Volumen-EKG, (dem Schleifen-EKG mit angehobenen Beinen).
Dabei fallen unter Umständen im konventionellen EKG-Streifen bereits Rhythmusstörungen auf oder es werden unterschiedlich große oder unterschiedlich konfigurierte P-Wellen sichtbar. Diese sprechen bereits für eine nicht einheitlich entstehende Erregungsbildung am Sinusknoten, was aus unserer Sicht eine sympathikotone Aktivierung signalisiert. Betrachtet man die Schleifen des Schleifen-EKGs nach Mehrfachschreibung in der Frontalebene hinsichtlich der Schlag zu Schlag Variabilität, so ist bei einem Gesunden keine Veränderung zu beobachten. Liegt eine sympathikotone Überaktivierung vor, sehen wir ganz erhebliche Schlag zu Schlag Abweichungen, was uns erlaubt, die Diagnose einer Neigung zu supraventrikulären Extrasystolie zu stellen, ohne dass eine einzige Extrasystole wirklich sichtbar wird. Zeichnet man die Schar der Schleifen des Schleifen-EKGs in der Frontalebene in ein Koordinatensystem, ergibt sich bei vegetativ sympathikoton belasteten Menschen eine relativ weite Streuung um eine arithmetische „Mittelschleife".*
Maßnahmen, die zu einer vegetativen Beruhigung und sympathikotonen Desensibilisierung und damit zu einer deutlichen Reduktion der Schleifen-Streuung führen, besänftigen den Sympathikus z.B.:

- sehr niedrig dosierte Betablocker (z.B. Dociton® 5 mg), höhere Dosierungen können einen paradoxen Effekt haben und zur Erregung des Sympathikus führen
- ganzheitliche therapeutische Therapieansätze, die frei von Nebenwirkungen sind

Zurzeit gibt es aus unserer Sicht keine subtilere Methodik zur Diagnose einer vegetativen Übererregbarkeit als die Schlag zu Schlag Variabilität in der Frontalebene des Schleifen-EKGs.
Nachdem das Schleifen-EKG in Ruhe mehrfach geschrieben wurde (Variabilitätskontrolle), werden die Beine angehoben und die Morphologie der Schleifen in Ruhe und nach Volumenbelastung verglichen. Im Normalfall sehen wir nur eine kurzzeitige Variation der Schleife in den ersten Sekun-

* Siehe Artikel „Herzinfarktrisiko"

den, danach ist die Konfiguration im Volumen-EKG im Normalfall stabil ohne Schleifenänderung gegenüber der Ruhephase.
Zeigt sich eine größere und persistierende Abweichung ohne rückläufige Tendenz oder wird der Patient symptomatisch mit Druck im Brustbereich, liegt eine Compliance-Störung des linken Herzens vor, die unterschiedliche Ursachen haben kann. Am ausgeprägtesten sind die Veränderungen bei einer Hyperkontraktilität des Herzens auf dem Boden einer extremen sympathikotonen Überaktivierung, wie sie bei der Panikattacke gefunden wird. Sympathikotone Überaktivierungen gibt es natürlich in allen Varianten. Ein Workaholic, der 3 Wochen kaum geschlafen hat, zeigt eine pathologische Reaktion ebenso wie der Sensitive in einer allergisierenden Umwelt. Alle Patienten mit einer positiven Volumenreaktion haben eines gemeinsam, sie werden im Rahmen des Herz-Innendruck-Syndroms im Liegen über das „Hydraulische Phänomen" eine Aktivierung des Sympathikus erfahren. Zu dieser Population gehören alle Patienten mit einem verdickten Herzen und einer verminderten Dehnbarkeit der Herzwände, wie wir sie nach länger bestehender Hypertonie finden oder bei abgelaufenen oder zur Zeit bestehenden Entzündungen der Schilddrüse, die mit einer Überfunktion einhergehen. Zu dieser Gruppe gehören auch die Frauen, die nach der Menopause mit Schilddrüsenhormonen substituiert werden, weil die Substitution die Neusynthese nach der Menopause nicht mehr oder nicht mehr ausreichend unterdrückt. Im Rahmen der Herzklappenfehler finden sich pathologische Volumen-Reaktionen sowohl bei starker Volumenbelastung (Mitralinsuffizienz, Aorteninsuffizienz) als auch bei Herzfehlern mit erheblicher Druckbelastung wie bei Aortenstenose mit ihrer massiven Herzwandverdickung. Gibt es keine morphologische Veränderung nach Anheben der Beine, spricht dies ganz deutlich für ein nicht angespanntes Herz ohne Dehnbarkeitsstörungen. Hiervon gibt es eine einzige Ausnahme. Das maximal ausgeweitete Herz bei globaler Herzinsuffizienz, das nur noch eine minimale Kontraktion zeigt, wird bei zusätzlicher Volumenbelastung gleichmäßig aufgeweitet und zeigt keinen Bewegungsvektor mehr, der für die Variabilität im Volumen-EKG verantwortlich sein könnte.
Als zweites wird innerhalb der Routineuntersuchung der Doppel-Hämatokrit durchgeführt und mit Bezug auf die eben erhaltenen Ergebnisse beim Schleifen- und Volumen-EKG interpretiert. Bei stark pathologischer Volumen-Reaktion im Volumen-EKG, das auf psychogene Anspannung beruht, findet sich eine deutliche Differenz zwischen dem venösen und dem kapillaren Hämatokrit. Dieser Wert kann zum Beispiel 4 oder 5 Prozentpunkte betragen. Weiterführend ist in solchen Fällen der von uns so genannte Lexotanil®-Test. Der Patient erhält 2 g Bromazepam oral und wird aufgefordert, einen einstündigen Spazier-

gang durch den anliegenden Park zu unternehmen. Nach dieser Pause wird das Volumen-EKG wiederholt. Ist dann sowohl das Volumen-EKG unauffällig und auch die Differenz zwischen dem venösen und kapillaren Hämatokrit verschwunden, so hat eine ausschließlich psychogen gesteuerte Hyperkontraktilität des Herzens vorgelegen. Bleibt die Differenz der Hämatokrit-Werte und/oder die pathologische Volumenreaktion im Volumen-EKG erhalten, muss an andere Differentialdiagnosen gedacht werden. Beträgt die venös-kapillare Differenz mehr als 1,6 Prozentpunkte, liegt mit an Sicherheit grenzender Wahrscheinlichkeit*, eine offene oder eine latente Herzinsuffizienz vor.

Die Interpretation des Schleifen-EKG ist wegweisend für die weiter zu verfolgende Richtung in der Diagnostik und Therapie. Selbst wenn anamnestisch keine Hinweise für eine durchgemachte Angina pectoris zu finden sind, zeigt das Schleifen-EKG sehr präzise den Verlust von initial nach vorne und nach rechts gerichteten elektromotorischen Kräften als Ausdruck einer abgelaufenen Durchblutungsnot im Spitzenbereich des Herzens an. In dieser Situation wird einmal mehr die Überlegenheit der räumlich/flächenhaften Darstellung der EKG-Information gegenüber der projektionsbezogenen Darstellung im konventionellen Elektrokardiogramm deutlich. Die flächenhafte Darstellung zeigt den Verlust der Spitzenpotentiale als ausgestanztes Areal, während die projektionsbezogene Darstellung immer dann eine positive Zacke erscheinen lässt, wenn die nach vorne gehenden Potenziale den Defekt überschreiten. Hier hilft der Ultraschall. Bei gutem Auflösungsvermögen gelingt es, die Kontraktionsstörung einwandfrei darzustellen, insbesondere findet sich nach einer Infarzierung keine spätgotische Spitze mehr, da diese nun in eine frühgotische oder romanische Rundung umgebildet ist. Im systolischen Kontraktionsbild findet sich ein mehr oder weniger gut abgrenzbares Areal, das an der Kontraktion nicht teilnimmt. Teilweise findet sich

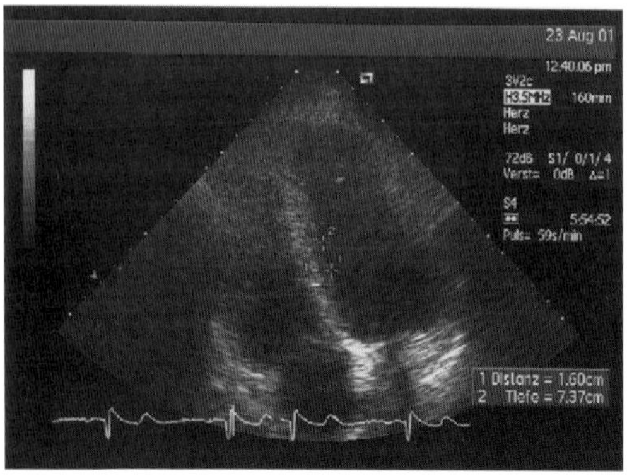

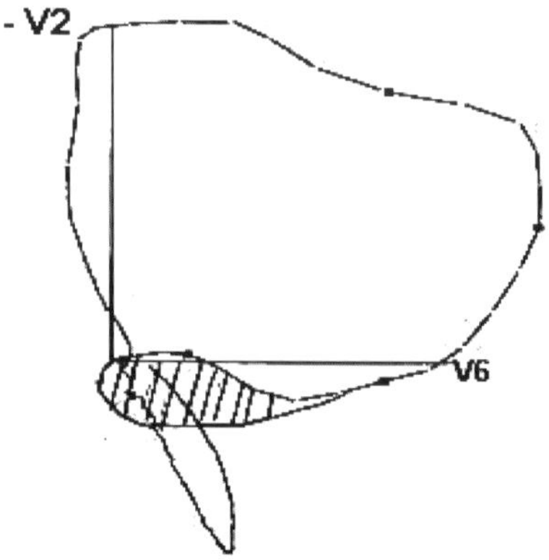

Abb. 7 u. 8.: Der Defekt im anterioren Spitzenbereich, der bei der flächenhaften Darstellung (Schleifen-EKG) zweifellos zu erkennen ist, wird im konventionellen System vollkommen übersehen, weil er im Projektivschatten der Ableitung V2 liegt.

eine Bewegung nach außen während das Herz nach innen kontrahiert.**
Der Defekt im anterioren, rechten Spitzenbereich, der bei der flächenhaften Darstellung im Schleifen-EKG und im Echokardiogramm zweifelsfrei zu erkennen ist, wird im konventionellen System vollkommen übersehen, weil er im Projektionsschatten der Ableitung V_2 liegt. Allenfalls werden kleine Knotungen sichtbar, die aber andererseits auch keine pathologische Bedeutung zu haben brauchen.
Nicht selten wird nachträglich auch ein entsprechender anamestischer Hinweis für ein ischämisches Ereignis gefunden, wobei es sich im Zweifelsfall immer lohnt, die Ehefrauen oder weibliche Partner von Männern parallel zu befragen, weil diese, vermutlich auch durch die Kindererziehung, besser beobachten können und dem medizinische Denken näher stehen. Das Schleifen-EKG kann mit Hilfe der flächenhaften Darstellung auch die unterschiedlichen Charakteristika verschiedener Typen der linksventrikulären Hypertrophie und der linksventrikulären Belastung abgrenzen. Dabei kann die linksventrikuläre Belastung in einer Volumen-Belastung, Druckbelastung oder in einer Hyperkontraktilität bestehen. Wir müssen uns also von der Vorstellung lösen, dass das Elektrokardiogramm eines Patienten eine unabhängige Konstante darstellt. Dies haben wir bisher nur geglaubt, weil wir die Schwankungen der räumlichen EKG-Schleife im Standard EKG nicht erkennen konnten. Bei der richtigen Therapie können Zeichen einer Linksherzbelastung mit „Linksherzschädigung" in aller kürzester Zeit zurückgeführt werden. Die Abbildung 9a bis 9c zeigt, wie innerhalb von drei Tagen die Konfiguration einer Linksherzbelastung bei Rechtsschenkelblock durch eine Entlastende Volumentherapie entscheidend verändert wird. Am ersten Tag ist die initiale Rechtsauslenkung kaum sichtbar, was dafür spricht, dass eine ausgeprägtere Linksbelastung vorliegt, welche die nach rechts ausgerichteten Potentiale „wegradiert" hat. Außerdem ist der späte Anteil des Rechtsschenkelblocks mit terminaler Leitungsverzögerung von der Ausdehnung her gesehen so klein, dass schon von daher an der Dominanz der schweren Linksbelastung kein Zweifel besteht. Echokardiographisch wurde eine bisher unbekannte Aorteninsuffizienz Grad II bis III gesehen. Ein Tag später, nach einem Aderlass von 140 ml, findet sich bereits eine deutliche Zunahme der initialen Rechtsauslenkung. Dies muss als Ausdruck einer zurückgehenden Linksbelastung angesehen werden. Darüber hinaus liegt am zweiten Tag bereits eine erhebliche Lageveränderung der Schleife in der Horizontalebene im Sinne einer Entlastung vor, indem der rückführende Schleifen-Anteil nicht mehr weiter anterior, son-

---

* Siehe Artikel „Eine Herzinsuffizienz kann mit demneuen Doppel-Hämatokrit bereits im frühen Stadium bewiesen werden"

** Die Gefahr von Fehldiagnosen bei Verwendung des konventionellen EKG Systems ist beim Herzspitzenwandinfarkt sehr groß, weil der Defekt im Projektionsschatten der Ableitung V 2 liegt und damit übersehen werden muss.

dern jetzt auf dem hinführenden Schleifenteil zurückläuft. Damit ist die anteriore Verlagerung des rückführenden Schenkels, die bei diesem Hypertrophie-Typ für eine schwere Linksbelastung spricht, deutlich rückläufig. Zwei Tage später wird die Konfigurationsänderung noch deutlicher. Die rückführende Schleife hat die hinführende Schleife in Richtung Null-Punkt und in Richtung linker hinterer Quadrant überholt.

So ist es nicht verwunderlich, dass alte EKG-Diagnosen wie „Linksherzhyper-

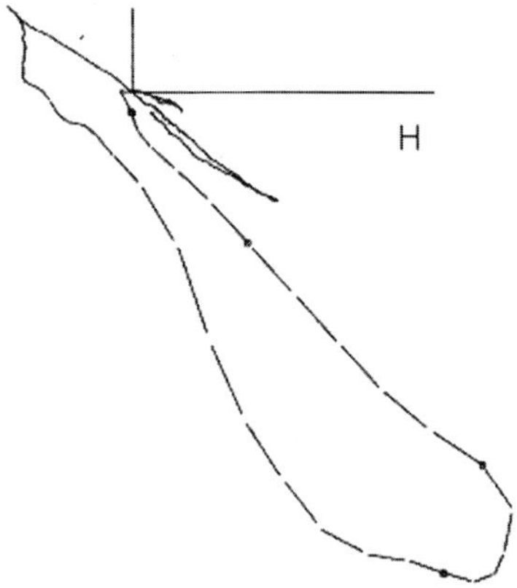

Abb. 9a: Rückentwicklung einer Linksbelastung durch Hypervolämie bei einer Aorteninsuffizienz Grad II bis III durch Reduktion des zirkulierenden Blutvolumens innerhalb von drei Tagen

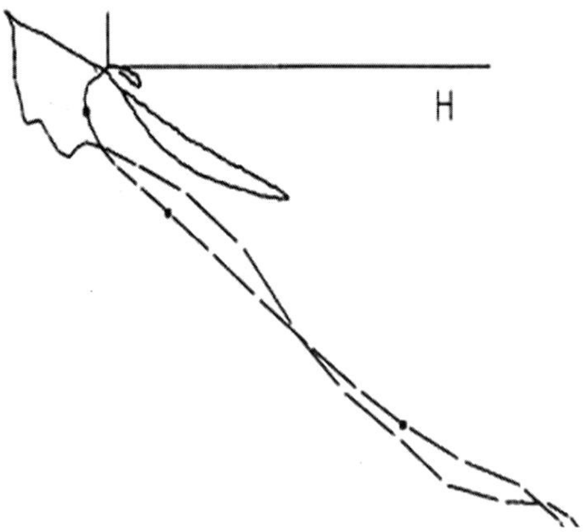

Abb. 9b:Nach einem Tag Therapie sind bereits entscheidende Veränderungen eingetreten. Die initiale Ausprägung nach rechts ist wieder vorhanden und der zurückführende Schenkel ist dabei, über den hinführenden zur V6-Achse zu wandern.

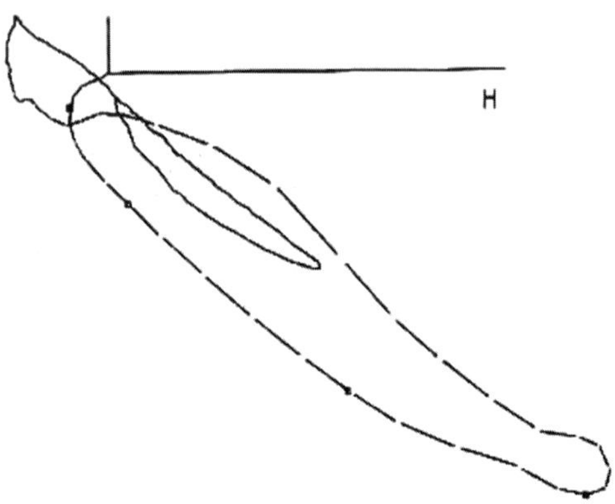

Abb. 9c: Am 3. Tag ist die Wanderung des terminal rückführenden Teils weiter gegangen in Richtung auf die Achse V6. Es liegt jetzt eine Umlaufrichtung gegen den Uhrzeigersinn vor.

trophie mit Linksherzschädigung" ins Wanken kommen. Es liegt auch bei ST-Strecken Senkungen nicht unbedingt eine Schädigung vor, sondern vielleicht nur eine Hyperkontraktilität, welche durch die Verdickung der Herzwände die Diffusionsstrecke des Ernährungsweges verlängert hat.

Neben der Unterscheidung eines Funktionszustandes (Volumenbelastung, Kontraktilität) kann das Schleifen-EKG die teilweise komplizierten Konfigurationen der echten linksventrikulären Hypertrophie viel verständlicher demonstrieren, als das konventionelle „Zacken-EKG". Bei der Aortenstenose, der typischen Form der linksventrikulären Hypertrophie mit Auslenkung der Schleife weit nach links, wird eine Konfiguration gefunden, die dem Linksschenkelblock ähnlich sieht. Bei den beiden anderen häufigen Hypertrophienformen sehen wir im ausgeprägten Endstadium zwei unterschiedliche Typen in der Frontalebene. Es handelt sich um eine

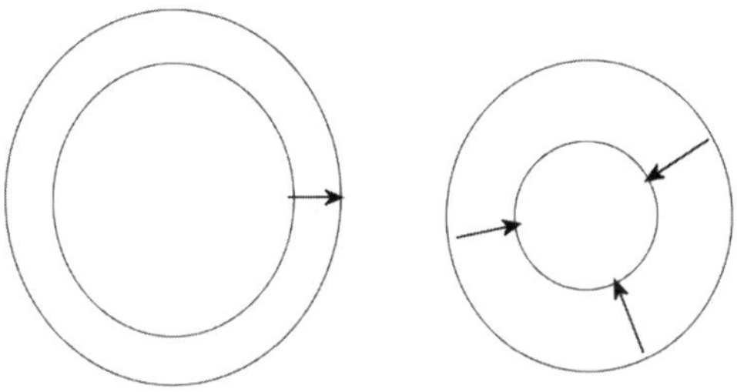

Abb. 10.: Verlängerung der Diffusionsstrecke des epikardial anflutenden Blutes bis zur Innenschicht bei Hyperkontraktilität unter Einfluss des Sympathikus gegenüber der bei normaler Kontraktion.

- entweder nach superior links gerichtete Schleife, die terminal nach rechts verläuft
- oder um eine glockenförmige, nach unten links gehende Schleife, die im weit inferioren Bereich nach rechts wechselt

Die Schleife im superioren, linken Bereich erinnert an den links anterioren Hemiblock (LAH), die im inferioren Bereich gelegene an den links posterioren Hemiblock (LPH). In der Horizontalebene zeigen beide Hemiblockähnliche Konfigurationen der Linkshypertrophie eine initial vermehrt anteriore Auslenkung in der Horizontalebene ähnlich dem Rechtsschenkelblock mit Linksherzbelastung.

Diese komplexen und stark unterschiedlichen Variationen der Konfiguration machen klar, warum die Linkshypertrophie im konventionellen System so häufig übersehen wird.

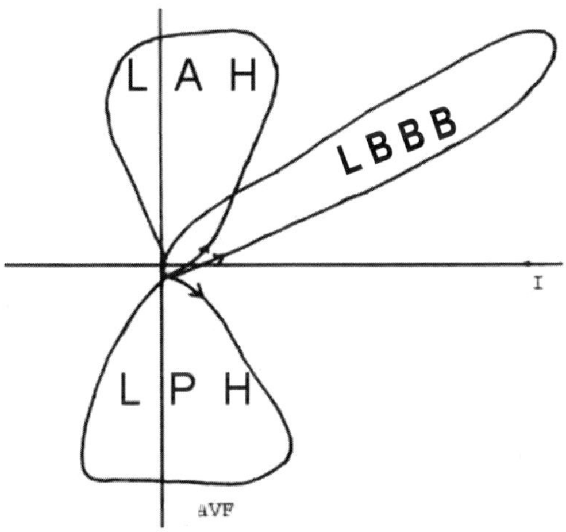

Abb. 11.

Findet sich eine deutliche Volumenreaktion im Volumen-EKG und ist der Lexotanil®-Test in der Rückführung der Volumenbelastung im Volumen-EKG nicht erfolgreich, könnte eine organische Ursache für eine Hyperkontraktilität vorliegen. In erster Linie kommen zwei differentialdiagnostische Bereiche in Frage:

- zum einen könnte eine Schilddrüsenerkrankung mit Überfunktion im weitesten Sinne der auslösende Faktor sein
- zum anderen findet man eine Hyperkontraktilität bei kompensierten Volumenbelastungen bei Herzklappenfehlern mit Anspannung des Herzens

Bei Schilddrüsenerkrankungen sehen wir eine Hyperkontraktilität des Herzens in vielen Fällen:

- jede akute Überfunktion der Schilddrüse führt zur Hyperkontraktilität des Herzens
- eine Überfunktion kann auf dem Boden einer T4- und T3-Erhöhung mit Abfall des TSH zustande kommen
- auf dem Boden einer Autoimmunerkrankung wie Morbus Basedow oder einer Hashimoto Thyreoiditis
- beim heißen Schilddrüsenknoten (toxisches Adenom)
- man findet eine Rezeptor-Vermehrung am Herzen nach einer Schilddrüsenüberfunktion und dadurch ein Persistieren der Hyperkontraktilität, auch wenn inzwischen von Seiten des Stoffwechsels eine Unterfunktion besteht.

Wir nehmen an, dass es bei einer Hyperthyreose zu einer Vermehrung der Rezeptoren für Schilddrüsenhormon kommt, die lebenslang bestehen bleibt. Bei diesen Patienten ist außerordentliche Vorsicht geboten. Bei kompletter Substitution des Hormondefizits würde eine derartige Hyperkontraktilität angefacht, dass ein resultierender Sauerstoffmangel ganz schnell in die Angina pectoris oder in die Herzinsuffizienz führen könnte. Manchmal muss eine Unterfunktion des Stoffwechsels in Kauf genommen werden, um Schlimmeres zu verhüten. Des Weiteren sehen wir eine Hyperkontraktilität auch, wenn eine Schilddrüsensubstitution zur Bremsung des Schilddrüsenwachstums gegeben wird. Dieses Phänomen finden wir vor allem auch bei Frauen in und nach der Menopause. Wir haben das Gefühl, dass sich die Regelkreise nach der Menopause nicht mehr wegbremsen lassen, wenn Hormone nach der Menopause gegeben werden.

In zweiter Linie kann bei einer Hyperkontraktilität eine Volumenbelastung vorliegen, wie sie bei der kompensierten Aorteninsuffizienz und Mitralinsuffizienz gefunden wird. Diese Hyperkontraktilität ist kompensatorisch und dient dazu, das übermäßig anflutende Volumen aus dem Herzen herauszudrücken. Aus dem gleichen Grunde finden wir Hyperkontraktilitäten bei sehr langsamer Herzfrequenz. Auch bei Tachykardien ist eine verminderte Dehnung und damit eine Anspannung der Herzwände zu sehen, weil sich das Herz bei kurzen Diastolen gar nicht entspannen kann.

Schwierige Differentialdiagnosen, die durch das Schleifen-EKG geklärt werden können

Im Rahmen der Evaluierung der linksventrikulären Hypertrophie (LVH) sind wir auf die unterschiedlichen Konfigurationen in der Frontalebene gestoßen und haben diese differentialdiagnostisch klassifiziert. In der Horizontalebene gibt es ein ähnliches Phänomen, was differentialdiagnostisch Probleme machen kann. Während sich die Schleife bei schwerer LVH, zum Beispiel bei Aortenstenose, fast vollständig im linken hinteren Quadranten aufhält, sind die Konfigurationen, die einen linksanterioren Hemiblock (LAH) oder einen linksposterioren Hemiblock (LPH) nachahmen, mit einer nach links vorne ausgerichteten Entwicklungstendenz der Schleife in der Horizontalebene vergesellschaftet.

Dieser Typ der linksventrikulären Hypertrophie geht im konventionellen EKG-System mit einer hohen R-Zacke in V_2 einher und wird von daher nicht selten mit einem strikt posterioren Infarkt verwechselt. Betrachtet man die beiden Schleifen in der Abbildung 12, so wird deutlich, dass innerhalb der vektorkardiographischen Abbildungen die Gefahr der Verwechslung der beiden Konfigurationen nicht besteht. Die Schleife, die den Infarkt repräsentiert, geht etwas nach rechts und sofort nach vorn und zeigt eine viel geringere Auslenkung nach links als die Schleife einer linksventrikulären Hypertrophie. Diese Differentialdiagnose ist für den betroffenen Patienten sehr bedeutsam, denn im Falle einer abgelaufenen Infarzierung ist die Behandlung eine völlig anderes als im Falle einer LVH.

Ein ähnliches Phänomen wird beim abgelaufenen diaphragmalen Infarkt in der Abgrenzung zur linksventrikulären Belastung und linksventrikulären Hypertrophie gesehen.

Dabei verhalten sich die Schleifen in ihrer Umlaufrichtung verschieden. Während beim abgelaufenen diaphragmalen Infarkt der initiale Vektor nach oben gerichtet ist und nur terminal den inferioren Bereich erreicht, verläuft die Schleife der linksventrikulären Hypertrophie gegen den Uhrzeigersinn zunächst nach unten und bleibt dann bis zum Ende in der superioren Region.

Schon allein aufgrund der unterschiedlichen Umlaufsrichtungen ist

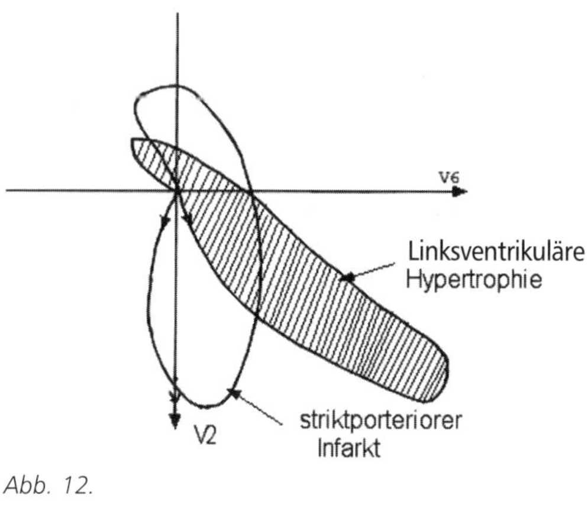

Abb. 12.

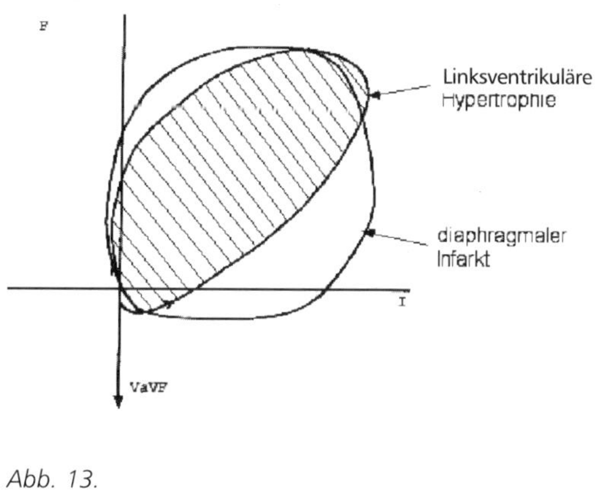

Abb. 13.

eine Verwechslung der beiden Schleifen nicht möglich, während im konventionellen System immer wieder Probleme bei der Diagnostik eintreten. Zur Klärung sollte in beiden ge-

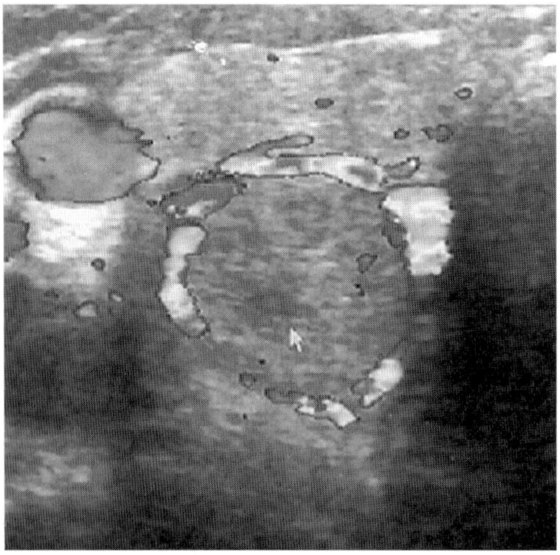

Abb. 14

nannten Beispielen das Echokardiogramm mit hoher Auflösungsqualität hinzugezogen werden, mit welchem in fast allen Fällen eine ausreichende Bestätigung gelingt.

Untersuchung der Schilddrüse bei Hyperkontraktilität

Hat das Volumen-EKG einen pathologischen Befund ergeben und ließ sich dieser nicht im Rahmen des Lexotanil®-Testes beseitigen, dann ist eine weitere Untersuchung im Echokardiogramm erforderlich. Hiermit können Volumenbelastungen des Herzens durch einen Herzklappenfehler diagnostiziert oder sicher ausgeschlossen werden, und es kann die Hyperkontraktilität durch eine hauseigene Formel charakterisiert werden.

Dazu wird das Septum in der Diastole und in der Systole bestimmt sowie der maximale Querdurchmesser in der Systole und Diastole und über einen mathematischen Algorithmus wird ein Kontraktions-Index mit einem klinikeigenen Programm errechnet.*

Bei einem Hyperkontraktilitäts-Index über 5 (Normalwert 2,5 bis 2,8) muss immer auch eine sonographische Untersuchung der Schilddrüse erfolgen. Dabei sind 4 Kategorien von Befundmustern möglich:

1. Es findet sich auf einer Seite oder auf beiden Seiten ein rundliches Areal, das sich deutlich von der Umgebung absetzt und im Doppler stark pulsierende Strukturen aufweist mit intensiven Farbmustern.
   Hier handelt es sich mit großer Wahrscheinlichkeit um ein toxisches Adenom, welches das übrige Gewebe unterdrückt.
2. Es finden sich bei der Doppleruntersuchung stark vermehrt durchblutete Schilddrüsenlappen, meistens beidseits, was auf eine ganz erhebliche Überdurchblutung hinweist. Differentialdiagnostisch handelt es sich um eine Hashimoto Thyreoiditis oder um einen Morbus Basedow.
3. Im Rahmen einer abgelaufenen Entzündung oder anderen Formen der Schilddrüsenüberfunktion wie zum Beispiel beim toxischen Ade-

* siehe: Artikel zur Hyperkontraktilität des Herzens

nom, kommt es zur Degeneration von Schilddrüsengewebe mit Auftreten von Zysten und scholligen Strukturen sowie Regeneratknoten. Werden diese Strukturen gefunden, handelt es sich zwar oft um eine bereits erloschene Überfunktion der Schilddrüse. Dennoch sehen wir ganz erhebliche erhöhte Kontraktionsindices, so als sei die Überfunktion noch floride. Offensichtlich wurde das Herz während der Phase der Überfunktion der Schilddrüse so umprogrammiert, dass es jetzt bei Vermehrung der kardialen Schilddrüsenrezeptoren selbst bei normal hohen Schilddrüsenhormonspiegeln „hyperthyreote" Reaktionen zeigt. „Ein Herz vergisst eine Überfunktion der Schilddrüse nie" und wir erweitern diesen Satz noch: „Herz und Hirn vergessen eine Überfunktion nie", weil wir fast bei allen Patienten mit durchgemachter Überfunktion der Schilddrüse depressive Tendenzen finden.

4. Die vierte Kategorie stellt Patienten mit normalem Schilddrüsengewebe dar, die zur Suppression des Schilddrüsenwachstums mit Schilddrüsenhormonen versorgt wurden, wie dies früher üblich war. Insbesondere bei Frauen nach der Menopause sehen wir hormonbedingte Überfunktionen im Sinne einer Hyperthyreose factitia. Diese Formen gehen sehr häufig mit hohem Blutdruck einher, die über einen aktivierten Sympathikus unterhalten werden.

Vorgehensweise bei Patienten mit hohem Blutdruck

Bei Patienten mit hohem Blutdruck gehört zum großen Herz-Check das Erlernen der Blutdruckmessung durch den Patienten, wobei wir zwar die Handgeräte mit oszillometrischer Technik benutzten und auch dem Patienten empfehlen, die Basis bildet aber weiterhin die sphymometrische Blutdruckmessung mit der Auskultation des Korotkow-Geräusches.
Dazu wird mit einer Druckmanschette und einem handbetriebenen Manometersystem ein Druck manuell aufgepumpt, der so hoch ist, dass der Manschettendruck die Arteria brachialis komplett verschließt. Bei allmählicher Reduktion des Manschettendrucks gelingt es dem Herzen bei irgend einem Manometerdruck gerade eben den Verschlussdruck zu überwinden. Es kommt es zu einer turbulenten Strömung und über das angeschlossene Stethoskop hört der Patient einen kurzes, scharfes Pochen im Rhythmus des Herzschlages, das sogenannte Korotkow-Geräusch. Der Manometerdruck beim ersten Auftreten des pulsierenden Geräusches wird abgelesen und stellt den systolischen Druck dar. Beim weiteren Nachlassen des Manschettendrucks wird irgendwann das pulssynchrone Geräusch nicht mehr gehört. Dieser Druckwert auf dem Manometer entspricht dem diastolischen Druckwert und stellt den Innendruck im Gefäßinneren dar. Bei diesem Druck wird das Gefäß nicht mehr komprimiert, also kann

auch kein Strömungsgeräusch mehr auftreten.
Wir erhalten also nur so lange ein Geräusch, wie der Manschettendruck die Arterie brachialis zusammendrückt, ohne sie ganz zu verschließen. Erreicht der zurückgehende Manschettendruck gerade den Innendruck des Gefäßes, ist die Kompression nicht mehr am Gefäß wirksam. Folglich gibt es auch kein Geräusch mehr bei der Strömung.
Dieses System der Blutdruckmessung ist heute weitgehend durch die viel bequemeren oszillometrischmessenden Geräte abgelöst worden, die den systolischen Druck und die maximale Strömungsamplitude messen und daraus den diastolischen Druckwert mit einem mathematischen Algorithmus bestimmen. Es ist ganz wichtig zu überprüfen, ob der gewählte Algorithmus den physiologischen Gegebenheiten des Patienten entspricht, d.h., ob der sphygmometrisch bestimmte diastolische Wert und der oszillometrische Wert übereinstimmt. Erst dann und nur dann darf das Handmessgerät für den Patienten freigegeben werden. Im übrigen haben Handgeräte den großen Vorteil, dass der Patient den Blutdruck wirklich misst und zwar viel öfter als mit dem etwas unpraktischen sphygmometrischen System mit der Messung am Oberarm. Patienten mit dem Hang zur Genauigkeit werden allerdings mit Freuden weiter das genaue Meßsystem mit der sphygmometrischen Messung am Oberarm favorisieren und alle Kompromisse ablehnen. Das renommierte „Arzneimitteltelegramm" hat in der Ausgabe vom August 2001 die Handgeräte als nicht genau genug gerügt. Das ist zwar im Prinzip richtig, bei der von uns gewählten Vorgehensweise wird aber sehr wohl eine ausreichende Genauigkeit erreicht, weil der Patient wegen der einfachen Handhabung viel öfter misst. Dadurch wird die etwas größere Streubreite der Einzelmessung durch die zahlenmäßig größere Anzahl der Messwerte statistisch mehr als ausgeglichen.
Wenn wir uns davon überzeugt haben, dass der Patient die Technik beherrscht, lassen wir ihn über den Tag Messwerte mit Uhrzeit und Zeitpunkt der Medikamenteneinnahme erstellen. Besonderen Wert legen wir auf die Messung der Blutdruckwerte vor dem Aufstehen. Der Patient legt sich das praktische Handblutdruckmessgerät so zurecht, dass er es gleich nach dem Aufwachen sehen muss und den Wert noch vor dem ersten morgendlichen Aufstehen messen kann. Dieser Wert ist für uns von ganz entscheidender Bedeutung, da er uns erlaubt, von dem großen Begriff „Essenzielle Hypertonie" die Patienten abzugrenzen, die eine von uns sogenannte „Volumen-Hypertonie" haben. Dies sind die Patienten, bei denen die Therapie mit hochdosierten gefäßerweiternden Medikamenten häufig versagt, weil sie durch ein hohes Blutvolumen quasi einen Erfordernishochdruck haben. Große Blutmengen können nun einmal nicht mit einem geringen Betriebsdruck bewäl-

tigt werden. Darüber hinaus hat ein großes Blutvolumen einen speziellen Mechanismus, der den Sympathikus in der Nacht über das „Hydraulische Phänomen" des Herz-Innendruck-Syndroms* aktiviert.

Legt sich der Patient zur nächtlichen Ruhe hin, strömt deutlich mehr Blutvolumen an das Herz als im Stehen und Sitzen. Hat das Herz, wie das beim Hypertoniker häufig der Fall ist, seine Fähigkeit teilweise eingebüßt, sich adäquat zu dehnen, entwickelt sich durch den Druck des anflutenden Blutvolumens eine Kompression auf das nicht nachgebende Myokard bzw. auf die Innenschichten des Herzmuskels.

Wir wissen aus der klinischen Beobachtung, dass der Druck auf die Innenschichten den Sympathikus wahrscheinlich aufgrund einer Durchblutungsnot im Innenschichtbereich** aufruft. Durch die Ischämie der Innenschicht wird der Sympathikus aufgerufen, da eine Durchblutungsnot am Herzen, ähnlich wie beim Herzinfarkt, den Sympathikus erheblich aktiviert. Und nun wird das „Hydraulische Phänomen" dadurch eingeleitet, dass der Sympathikus die Gefäße in der Peripherie zuzieht. Dadurch erhöht sich aber zwangsläufig das zentrale Volumen, das seinerseits den Druck auf die Innenschicht weiter erhöht und den Sympathikus somit noch stärker aktiviert.

Ziel der therapeutischen Bemühungen muss es jetzt sein, zunächst einmal die Patienten zu erfassen, deren Blutdruck über die nächtliche Aktivierung des Sympathikus unterhalten wird. Aufgrund unserer Erfahrung können wir nicht mehr ausschließen, dass dieser Mechanismus bei mehr als 50 Prozent aller Hochdruckpatienten mehr oder weniger stark zum Tragen kommt.

Wir haben allerdings ein selektiertes Krankengut von anspruchsvollen Patienten, die sich mit einer wechselhaften Blutdruckeinstellung nicht mehr zufrieden geben und großen Mengen der Tabletten zur täglichen Einnahme scheuen. Gerade bei diesen Patienten, die zu viel an zirkulierendem Blutvolumen haben, sind die gefäßerweiternden Tabletten wirkungslos und müssen vom Sympathikus überspielt werden, weil ein hohes Blutvolumen nur mit einem hohen Blutdruck zu bewältigen ist.

Ziel der Therapie muss es daher sein, das zirkulierende Blutvolumen so konsequent zu senken, dass der Druck auf die Herzinnenschicht zurückgeführt wird. Diese Blutvolumensenkung ist schon deswegen sinnvoll und erforderlich, weil dadurch die Häufigkeit von Hirnblutungen drastisch gesenkt werden kann.

Einen weiterer Mechanismus, dem „Hydraulischen Phänomen" des Herz-Innendruck-Syndroms zu entgehen, stellt die frühzeitige medikamentöse Gefäßerweiterung während der Nacht dar, noch bevor der Sympathikus die Verengung der Gefäßweite betreiben

* siehe „das Hydraulische Phänomen" des Herz-Innendruck-Syndroms

** Untersuchungen zum direkten Nachweis sind in Vorbereitung

kann. Dazu wird ein nicht zu stark gefäßerweiterndes Medikament am ganz späten Abend, quasi mit dem letzten Schluck Rotwein, eingenommen. Bei uns hat sich das Felodipin als Modip® 2,5 mg bewährt, weil dieses Präparat einen relativ niedrigen aber konstanten Spiegel über die ganze Nacht aufbaut. Eine niedrigere Dosierung von 1,25 mg wäre uns lieber, ist aber zur Zeit auf dem Markt noch nicht verfügbar. Ein recht stark gefäßerweiterndes Medikament kommt deshalb nicht in Frage, weil gerade diese den Sympathikus durch die starke Gefäßerweiterung reizen. Den Sympathikus aber wollen wir aber gerade besänftigen und keineswegs reizen. Ist das Modip wirksam, unterbricht es den Teufelskreis des Hydraulischen Phänomens, weil es nach der Anfangsaktivierung des Sympathikus durch das Hinlegen nicht zur Akzelerierung des Volumendrucks durch die sympathikotone Gefäßverengung und die dadurch ausgelöste Zentralisierung und Vermehrung des zirkulierenden Volumens kommt.

Der Nachweis einer erfolgreichen Bluthochdruck-Therapie erfolgt bei uns zunächst über den Nachweis des besänftigten Sympathikus. Wir sind immer wieder erstaunt, wie unser klinikeigener Kontraktionsindex unter der Therapie zurückgeht und sich fast normalisiert, wenn die Therapie nach dem vorbeschriebenen Regime gelingt. Unser Klassenziel ist auch erreicht, wenn ein vorher deutlich pathologisches Volumen-EKG durch diese Therapie normalisiert wird.

Die spezielle Vorgehensweise beim Check bei arterieller Hypertonie

Zum Herz-Check gehört bei allen Patienten mit arterieller Hypertonie und bereits bestehender linksventrikulärer Hypertrophie oder Linksherzbelastung auch die Erstellung eines Gefäßstatus. Dies beginnt bei der Abmessung der Aortenwurzel im Echokardiogramm, setzt sich fort in der Beurteilung des Aortenbogens mit Hilfe der suprasternalen, echokardiographischen Untersuchung, erstreckt sich auf die Karotiden rechts und links und findet ihren Abschluss in der Darstellung der Bauchaorta bis hin zur Bifurkation bei der Aufzweigung der Aorta in die Beckengefäße. Bei allen dargestellten Gefäßen wird über die Doppleruntersuchung auch die Strömungsgeschwindigkeit gemessen. Diese Dimension der Gefäßuntersuchung stellt für die hochqualifizierten Ultraschallsysteme (z.B. Sequoia von Acuson) kein Problem dar. Diese Vorgehensweise der prophylaktischen Gefäßuntersuchung hat sich schon in vielen Fällen als segensreich herausgestellt, wenn zum Beispiel ein infrarenales Aortenaneurysma kurz vor der Perforation stand und der Patienten rechtzeitig lebensrettend operieren werden konnte.

Laboruntersuchungen

Die Laboruntersuchungen richten sich bei uns nach der individuellen Situation des Patienten. Kommt ein Patient mit ausreichenden Laborbefunden aus der relevanten Vergangenheit, so ist es bei dem heutigen Standard der Qualität fast aller Institute nicht erforderlich, ohne einen besonderen Anlass Untersuchungen zu wiederholen. Anders sieht es bei destabilisierten Patienten aus, weil lebenswichtige Parameter, in allerkürzester Zeit stark schwanken können und sich damit essenzielle Gefährdungen für den Patienten verbinden. So kann sich z.B. der Gerinnungsstatus bei eingetretener Rechtsherzinsuffizienz mit Leberstauung innerhalb weniger Tag so verschlechtern, dass eine Gerinnungstherapie z.B. mit Marcumar® auch in kleineren Dosierungen mit lebensgefährlichen Komplikationen einhergehen kann. Das gleiche gilt für die Nierenwerte Kreatinin und Harnstoff bei Herzinsuffizienz, weil eine Niere immer nur so gut sein kann, wie das Herz, dass die Perfusion aufrecht erhält.

Die Bedeutung des Hämatokrits und Doppel-Hämatokrits wird in diesem Buch mehrfach angesprochen. Der Doppel-Hämatokrit stellt in der Tat für uns den wertvollsten Parameter bei der Diagnose der Herzinsuffizienz dar. Bei einiger Übung gelingt es auch, Verdünnungen in beiden Schenkeln sowohl im venösen als auch arteriellen Schenkel zu erkennen und mengenmäßig zu bestimmen, wenn weitere Parameter herangezogen werden.

Ein zusätzlich deutlich erhöhter Ferritin-Wert macht einen niedrigen Hämatokrit-Wert primär unwahrscheinlich. Man kann davon ausgehen, dass bei einem erhöhten Ferritin eine vermehrte Blutbildung resultieren müsste, es sei denn, es läge ein onkologisches oder rheumatisches Krankheitsbild vor, das zu einer situativen Einlagerung von Ferritin in das Retikuloendotheliale System (RES) geführt haben könnte. Liegt bei Hyperferritinämie ohne die angesprochenen Begleitkrankheitsbilder ein relativ niedriger Hämatokrit-Wert von z.B. 42 oder 43 Prozent vor, muss bereits an eine Blutverdünnung im Rahmen einer Herzinsuffizienz gedacht werden, die durch die Regelkreise über eine Wasseransammlung im Körper veranlasst wurde. Eine sichere Abschätzung gelingt dann durch den nachbeschriebenen diagnostischen Aderlass. Nur wenn sich nach einer Entnahme von ca. 100 ml Blut auch wirklich eine konsekutive Konzentrierung nach 24 bis 48 Stunden errechnen lässt*, kann der Verdacht auf Herzinsuffizienz erhärtet werden. Ansonsten muss, z.B. beim persistierenden Husten, die Differentialdiagnose um ein allergisches Krankheitsbild oder um das Bronchialkarzinom erweitert werden. Nach unserer Erfahrung muss allerdings in der Zeit der Untersuchung sowohl die diuretische Therapie als auch die Therapie mit Vasodilatantien strikt konstant gehalten werden, um unkalkulierbaren Volumenveränderungen vorzubeugen. Darüber hinaus muss man bei Furosemid darauf achten, dass nach der letzten Einnahme min-

* nach eigenem Programm wie im Artikel „Diagnostischer Aderlass" dargestellt

destens ein zeitlicher Abstand von 3 bis 4 Stunden besteht. Die Furosemid führt nach unserer Erfahrung zunächst einmal zu einer Zunahme von Volumen im zirkulierenden Blut, bevor die Diurese beginnt. Bei zu früher Blutentnahme nach Einnahme würde sich im Rahmen des diagnostischen Aderlasses fälschlicherweise eine Verdünnung errechnen. Diese Erfahrung haben wir allerdings bisher nur bei Furosemid gemacht. Bei anderen Schleifendiuretika können wir dies aus eigener Erfahrung nicht beurteilen.

Zum Ferritin wäre noch anzumerken, dass wir diesen Laborparameter in unsere Standard-Diagnostik aufgenommen haben, weil sich gezeigt hat, dass die Hämosiderose und Hämochromatose weit häufiger ist, als allgemein hin erwartet, und sich oft nur eine unspezifischen Symptomatik wie Gelenkbeschwerden, allgemeinem Schwächegefühl, Schwindelempfindungen, Konzentrationsstörungen, neurologischen Beschwerdebildern und Leberentzündungen unklarer Ätiologie zeigen. Der Beweis einer erblichen Hämochromatose gelingt heute über die Bestimmung der Mutanten der Allele (C 282Y und H 63 D) zu mehr als 90 Prozent.

Nicht immer ziehen wir aus Laborergebnissen automatisch therapeutische Konsequenzen. So ist bei dem Nachweis einer Schilddrüsenunterfunktion (überhöhter TSH-Wert und/oder erniedrigte T3- oder T4-Werte) zunächst zu klären, ob bei dem entsprechenden Patienten eine Hyperkontraktilität des Herzens besteht oder eine Herzrhythmusstörung nachweisbar wird. In diesen Fällen kann es sich um einen Zustand nach abgelaufener Schilddrüsenüberfunktion z.B. auf dem Boden einer Thyreoiditis handeln mit Vermehrung der Schilddrüsenhormonrezeptoren am Herzen. Eine „Therapie“ mit Schilddrüsenhormonen könnte bei den angesprochenen Patienten zu einer Herzinsuffizienz oder zu Herzrhythmusstörungen oder zu beiden führen*.

Zur Differentialdiagnose sind die Antikörper gegen Schilddrüsengewebe notwendig.

Grundsätzlich gilt:

- je schwerer das klinische Bild
- je unklarer die Symptomatik
  und je undifferenzierter die Angaben des Patienten

sind, um so breiter muss die Laborpalette angelegt werden. So konnten wir bei einigen Patienten, die ein sehr ausgeprägtes Schwächegefühl hatten, über eine pathologische alkalische Phosphatase, das CRP und die Prozentzahl der Eosinophilen im Differentialblutbild auf eine Allergisierung gegen Statine wahrscheinlich machen, die zur Senkung des Cholesterins eingenommen worden waren. Ein Schwächegefühl ist für uns nicht nur eine subjektive Einzelempfindung, sondern eine Herausforderung für die gesamte Klinik, da sich dahinter auch teilweise erhebliche und bedrohliche Probleme verbergen können.

---

* siehe auch Artikel „Hyperkontraktilität des Herzens“

So fanden wir ausgeprägte Schwächegefühle als einziges Symptom einer schweren koronaren Herzkrankheit aber auch als Nebenwirkung bei ß-Blockern, einer Medikation mit relativ zu hohen Dosierungen oder bei speziellen Präparaten. Manchmal helfen auch ausgedehnte Laboruntersuchungen nicht weiter, z.B. wenn eine sympathikotone Überaktivierung vorliegt. Dann aber hilft das Volumen-EKG und der Hyperkontraktilitäts-Index beim Echokardiogramm weiter. Bei diesen Patienten finden wir eine ganz erhebliche Hyperkontraktilität des Herzens, unabhängig von der Herzfrequenz.

Die Schnittmenge zwischen einer asthmoiden Bronchitis und einen vom linken Herzen ausgehender Lungenstau

Nicht selten kommen Patienten mit Luftnot sowie Giemen und Brummen in die Klinik, ohne dass bisher eine Lungenkrankheit bekannt war und oft genug liegt die Ursache nicht primär in der Lunge sondern am Herzen. Wenn man aus anatomischer Sicht die immer kleiner werdenden Luftwege betrachtet, dann kommt man über die kleinen Bronchialbäume und die noch kleineren Bronchioli zu den Alveolen (Lungenbläschen). Eine Rei-zung dieser kleinsten Luftwege führt zum Zusammenziehen der kleinen Luftwege, zum Bronchialspasmus, und zu einem asthmoiden Bild, wie es sowohl beim Asthma bronchiale als auch vom Asthma kardiale, dem Lungenödem, bekannt ist.

Das asthmoide Bild kann also sowohl einer Lungenerkrankung als auch einer Herzerkrankung zugeordnet werden. Und genau so verhält es sich auch mit der Luftnot. Wir sehen zahlreiche Patienten, die auf Asthmamittel eingestellt wurden, bei denen wir entweder einen Klappenfehler des linken Herzens finden oder eine Hyperkontraktilität des Herzens, z.B. auf dem Boden einer Digitalisintoxikation oder aber bei einer systolischen Herzinsuffizienz bei mangelndem Auswurf und hoher Vorlast.

Wenn das Blut aus der Lunge nicht in den linken Ventrikel einfließen kann, weil der einfließende Raum durch eine Dehnbarkeitsstörung des Herzens verkleinert ist, kommt es genauso zum Lungenstau, wie wenn eine Mitralstenose den Einfluss in den linken Ventrikel erschweren würde. Der Lungenstau geht zurück bis in die Alveolen und Bronchioli erster, zweiter und dritter Ordnung und kann dort zum gleichen Spasmus führen, wie er auch beim Bronchialasthma eintritt. Die Therapie aber muss am linken Ventrikel oder am linken Vorhof ansetzen. Und so konnten wir manche „obstruktive Ventilationsstörung" durch Diuretika behandeln oder die Beseitigung einer ventrikulären Compliance-Störung durch die Therapie des Sympathikus erreichen.

Bei längerem Lungenstau auf dem Boden einer Herzerkrankung kommen allerdings Mischbilder zustande, die eine chronische Bronchitis induzieren und unterhalten. Dann genügt die alleinige Beseitigung des Lungenstaus nicht mehr, sondern es muss die Bronchitis und die spastische Obstruktion mitbehandelt werden.

Häufig vertragen die Patienten dann keine ß-Blocker mehr, weil diese die spastische Bronchitis regelmäßig verschlimmern. So werden sich auch in Zukunft die Kardiologen und die Pneumonologen das Symptom „Luftnot" weiterhin teilen müssen. Eine friedliche Koexistenz im Interesse der Patienten ist angesagt.

Welche der genannten Untersuchungen im Rahmen eines großen Check-up bei uns verwirklicht werden, hängt von den individuellen Gegebenheiten ab und der Zielrichtung, die vom Patienten selbst vorgegeben wird. Im Zweifelsfall wird alles notwendig.

Fortsetzung von Seite 40:

4. Unsere Spezialität der Verlaufsuntersuchung der Spätpotentiale

Spätpotentialdiagnostik mit subtiler Betrachtung des Tages- und Nachtverlaufs zur Vorbeugung des Sekunden-Herztodes

Lebensgefährliche Störungen der Erregungsausbreitung des Herzens sollten im Tag- und Nachtverlauf aufgezeichnet und die Spätpotentiale berechnet werden. Dieses aufwendige Berechnungsverfahren hat bisher allgemein enttäuscht, weil offensichtlich nicht der gesamte Tag- und Nachtverlauf aufgezeichnet und ausgewertet wurde. Dies hat sich bei unserer Verlaufsbeobachtung bewährt.

Die Spätpotentiale sind bereits seit 1978 technisch machbar, haben aber ihren Platz in der kardiologischen Routine-Diagnostik bisher nicht gefunden. Die Ursache ist nicht allein in dem erheblichen Aufwand (welcher die Berechnung der Spätpotentiale erfordert) zu suchen, sondern darin, dass die Ergebnisse allgemein enttäuscht haben. Routinemäßig wurden die Spätpotentiale nur zu einem Zeitpunkt am Tage bestimmt. Damit konnten viele gefährdete Patienten gar nicht erfasst werden, – denn die Gefährdung der Patienten spielt sich nach unseren Erfahrungen der Verlaufskontrolle – vornehmlich nachts ab.

Die besondere Qualität unserer Verlaufsuntersuchung der Spätpotentiale besteht darin, dass die Untersuchungen mit Hilfe einer spezifischen Langzeit-EKG-Aufnahme über den ganzen Tag und die Nacht erfolgen und somit die volle Variabilität der Spätpotentiale erfassen.

Dabei haben wir zwei Typen zu unterscheiden gelernt:

a. Patienten, die bei körperlicher Belastung Spätpotentiale entwickeln
b. Patienten, die in der Nacht unter Blut-Volumenbelastung pathologische Spätpotentiale entwickeln.

Die erste Gruppe muss in der Regel einer Koronarangiographie zugeführt werden.

Bei der zweiten Gruppe lohnt sich ein Therapieversuch zur Verminderung der

Volumenbelastung nachts, bei dem es nicht selten gelingt, die pathologischen Spätpotentiale zu normalisieren. Dieser Therapieansatz besteht aus zwei Komponenten.

a. Verminderung des Volumens direkt zum Beispiel durch Diuretika oder Aderlass
b. Durch gefäßerweiternde Medikamente, die zur Nacht gegeben werden, z.B. ACE-Hemmer, Calcium-Antagonisten und Nitratderivate.

Nutzung zur Therapieeinstellung

Diese kleinsten im Mikrovoltbereich gelegenen Amplituden am Ende der QRS-Komplexe, die sich mit einem konventionellen EKG-Gerät nicht darstellen lassen, sind mit besonderen Techniken sichtbar zu machen. Es handelt sich um ventrikuläre Spätpotentiale, also um solche, die spät, also nach der Erregung der Hauptmasse des Herzens entstehen können.

Über die Frühpotentiale, die pathologischerweise vor der Erregung des Herzens entstehen, weiß man wenig Gesichertes. Bei den Spätpotentialen handelt es sich sozusagen um ein „Weiterglimmen" nach dem elektrischen Erregungsfeuer z.B. in Muskelbereichen, die sich aus welchem Grund auch immer weniger schnell erregen lassen, dafür aber länger brennen und unter Umständen, und das ist die Gefahr bei den Spätpotentialen, eine kreisende Erregung auslösen können, wenn die Umgebung nach dem längeren Glimmen wieder erregbar ist. Die Höhe der Amplituden dieser Klasse von Kleinstpotentialen,

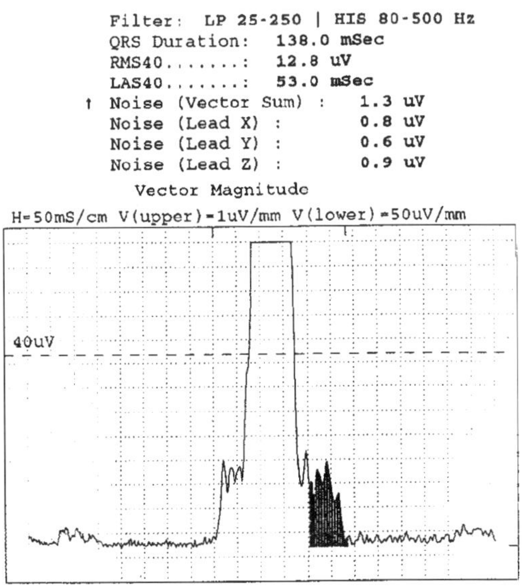

Abb. 15: 75-jähriger Patient mit pathologischen Spätpotentialen. QRS-Dauer 138 msec (Norm bis 115), RMS 40 12.8 uV (Norm > 15), LAS 40 53 msec (Norm 32) bei KHK und Zustand nach Infarkt nach Operation eines infrarenalen Bauchaortenaneurysmas.

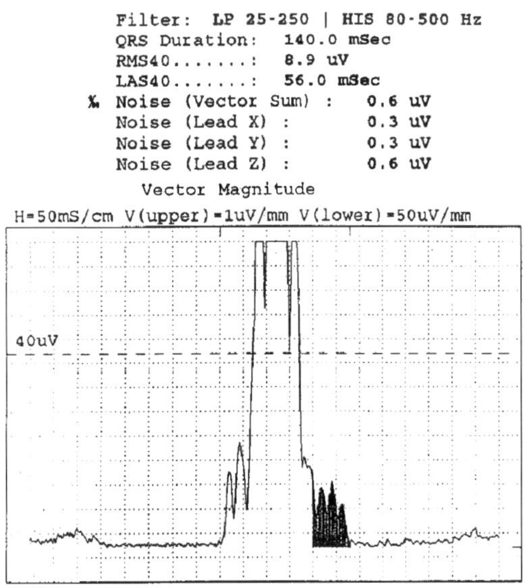

Abb. 16: Weitere Verschlechterung nachts bis in gefährliche Bereiche. QRS Dauer 140 msec, RMS 40 8.9 uV und LAS 40 56 msec. Im Langzeit-EKG werden gleichzeitig merhfach ventrikuläre Tachykardien gesehen.

die nur ein Tausendstel der Höhe der normalen elektrischen Erregungen beim Elektrokardiogramm ausmachen, ist also recht winzig. Und so ist es auch verständlich, dass diese elektrischen Erregungen nicht schon von Wilson, Einthoven oder Goldberger gefunden wurden. Sie waren damals nicht abgrenzbar, insbesondere nicht von allenthalben bei der Registrierung anfallenden Geräuschen, die teilweise viel größere aber unregelmäßig wechselnde Ausschläge haben, die zufallsverteilt auftreten. Und das ist der Schlüssel zur Auffindung der kleinen Potentiale. Wenn man sie erkennbar machen und entsprechend verstärken will, werden einerseits auch die Geräusche mitverstärkt. Wenn man aber andererseits viele EKG-Individuen übereinander addiert, verstärkt man den konstanten Informationsgehalt, die Spätpotentiale nämlich, während sich die zufallsbedingten Geräusche addieren oder subtrahieren und letztlich verschwinden, wenn man genug unterschiedliche Geräusche auf- und übereinander addiert und subtrahiert hat, „superponiert", wie das im mathematischen Sprachgebrauch heißt.

Und das kann man erst seit Anfang der siebziger Jahre durch die Verbesserung der Computer, ja, und dann musste erst einer auf die Idee kommen, einfach mal verstärkte EKG-Potentiale aufzuaddieren, ein „averaging" durchzuführen. Dann hatte man den Befund und musste ihn werten. Zunächst gilt eine solche neue Erkenntnis immer als ganz spezifisch pathologisch. Erfahrungsgemäß lernt man dann mit der Zeit, dass nichts in der Medizin so eindeutig hochkrankhaft ist, dass es nicht auch bei Gesunden vorkommen könnte. Und so weiß man heute, dass bei ca. 5 Prozent Herz-Gesunder (wie immer man das auch herausgefunden hat) Spätpotentiale vorkommen. Für uns ging und geht es jetzt um die viel subtilere Frage, ob nämlich diese Spätpotentiale einen konstanten Befund darstellen, was z.B. ihre Breite und Höhe und den Zeitpunkt ihres Auftretens anbetrifft. Unsere Fragestellung ist jetzt:

Können uns die Spätpotentiale auch bei der Therapie-Einstellung behilflich sein?

Können sie uns bei der Einschätzung eines Krankheitsbildes bei z.B. korona-

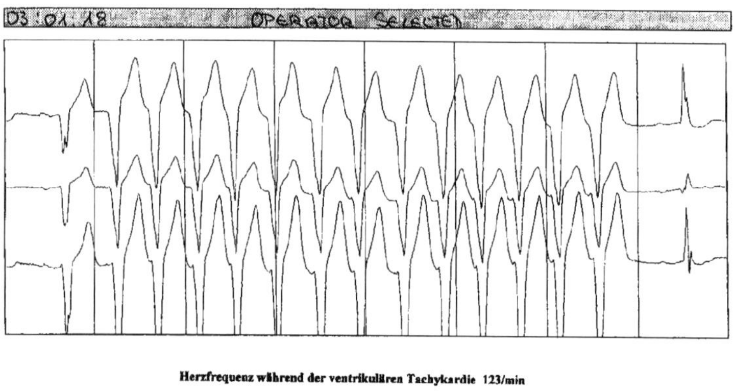

Abb. 17: Gleichzeitig erfasste ventrikuläre Tachykardie um drei Uhr nachts bei Maximum der pathologischen Spätpotentiale. Es lag auch eine pathologische Herzfrequenz-Variabilität vor (Abb. 4)

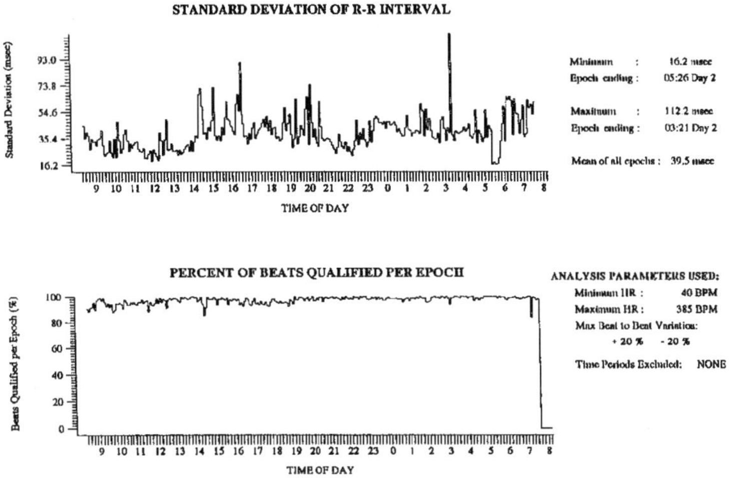

Abb. 18: Es wird die mittlere Standardabweichung der epochalen RR-Intervalle dargestellt, als Parallele zu den pathologischen Spätpotentialen. Beide treten häufig kombiniert auf. Sie ist hochpathologisch mit einem s von 39,5 msec.

rer Herzkrankheit helfen? Und bei der Therapie? Um es vorweg zu nehmen: ja, vermutlich können sie dies. Aber, und jetzt kommt eine Einschränkung, die nur durch Softwareänderungen gelöst werden kann, aber zur Zeit sind Verlaufsbeobachtungen allein über einen Tag schon ein großer Aufwand, weil man die Rechenvorgänge noch selbst begleiten muss.

Zur Zeit stehen wir in Verbindung mit delmar (einem der renommiertesten Unternehmen für Langzeit-EKG-Systeme und Auswertungsprogramme für Spätpotentiale in Irvine, Californien) um eine automatische Analyse der 24-Stunden-Aufzeichnung zu erreichen mit möglichst vielen Einzelbestimmungen über den Tages/Nachtverlauf. Inzwischen wurde uns eine wohlwollende Prüfung dieser diagnostischen Erweiterung der Spätpotentiale zugesagt. Für uns verbindet sich damit die Hoffnung, dass die Bedeutung der Spätpotentiale durch eine dadurch erleichterte Diagnostik ins rechte Licht gerückt wird.

Im gezeigten Beispiel handelt es sich um einen 75 Jahre alten Patienten, der vor zehn Jahren nach mehreren Herzinfarkten eine Bypass-Operation überstanden hat. Wegen Rhythmusstörungen wurden im Verlauf die unterschiedlichsten Medikamente gegeben mit dem einheitlichen Ergebnis der deutlichen Befundverschlechterung. Es wurde sogar eine erneute Operation vorgeschlagen.

Das war der Zeitpunkt, an dem wir den Patienten kennen lernten, der auf der Suche nach einer zweiten Meinung war. Letztlich wurde er operiert, aber nicht an den Herzkranzgefäßen, sondern an einem Bauchaortenaneurysma, das zu perforieren drohte und das im Rahmen der Durchuntersuchung entdeckt wurde.

Dem Herzen konnte man vornehmlich durch Weglassen von Medikamenten helfen.

Aber nach der Operation, da gab es eine schwierige Phase von Herzinsuffizienz und in dieser Phase wurde die nächtliche Compliance-Störung zum therapeutischen Problem. Aus dieser Situation ist das aufgeführte Beispiel.

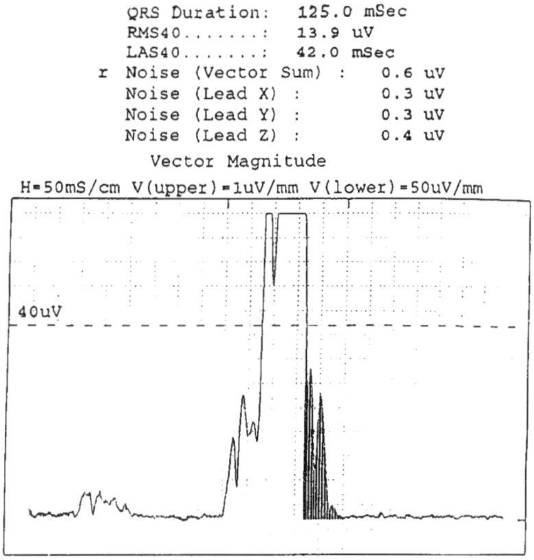

Abb. 19: Pathologische Spätpotentiale bei einer Patientin mit linksventrikulärer Hypertrophie unklarer Ätiologie, wobei alle drei Parameter pathologisch sind. Die letzten 40 msec sind schwarz schraffiert dargestellt.

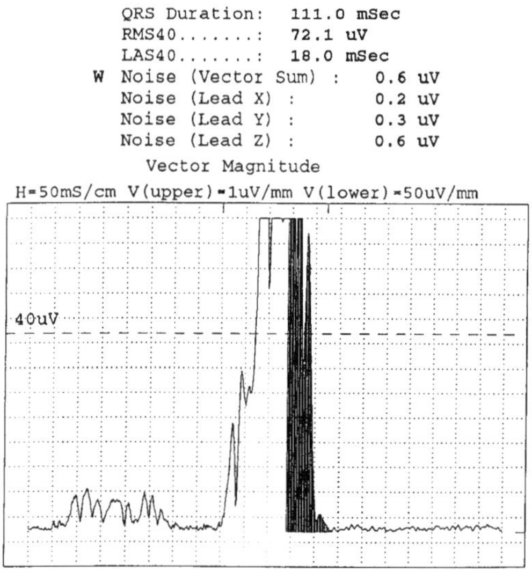

Abb. 20: Schon optisch deutlich sichtbare Besserung nach 14tägiger Entwässerungstherapie. Keine der Komponenten ist noch pathologisch parallel zur klinischen Besserung. Auch eine ambulante Kontrolle nach einem halben Jahr war weiterhin unauffällig.

Es weist die Behandlungsbedürftigkeit nachts durch das Auftreten von zunehmend pathologischen Spätpotentialen. Mit ihrer Hilfe konnte der Patient optimal behandelt werden, was bei einem solchen Herzen vornehmlich heißt, es konnte das Minimum an notwendiger Therapie ermittelt werden.

Während am Anfang die Amplituden der Spätpotentiale in den letzten 40 msec (RMS 40) über die Dauer der Nacht hin pathologischerweise kleiner wurden mit guter Korrelation zur klinischen Symptomatik, bewirkten kleine Dosen von entlastenden Medikamenten (Diuretika, Nitrate und Kalziumantagonisten vom Typ des Dihydro-Pyridins) den gegenteiligen Effekt.

Es scheint möglich, die Bestimmung der Spätpotentiale zur therapeutischen Feineinstellung zu nutzen. Voraussetzung ist aber eine entsprechende Software-Änderung. Zurzeit werden die Spätpotentiale noch begleitet berechnet, was bei stündlichen Intervallen auch bei guter Qualität der Langzeit-EKG-Aufzeichnungen ein mühseliges Unterfangen darstellt. Vom Programmieraufwand her gesehen scheint eine Software-Änderung machbar, allerdings wird es von Seiten der Hardware-Firmen wohl nur verwirklicht werden, wenn ein breiteres Interesse für die Bestimmung des Verlaufes von Spätpotentialen vorliegt. Dieses Interesse zu wecken ist ein Grund für diesen Artikel. Auf der anderen Seite lohnt sich der Verlauf schon mit den jetzigen Möglichkeiten, wenn ein pathologischer Befund erhoben wurde und die adäquate Therapie gesucht wird. Es stellt sich eine 69-jährige Patientin vor, von der bekannt war, dass sie eine pulmonale Hypertonie habe seit der Operation eines Vorhofseptumdefektes in der Kindheit. Damals sei die Operation ein Wagnis gewesen. Sie werde regelmäßig in einem Kardiologischen Zentrum nachuntersucht. Um es kurz zu machen, schon die EKG-Schleife ließ diese Diagnose nicht zu. Es handelte sich um eine schwere linksventrikuläre Hypertonie, wie sie nur aus der Schleife diagnostizierbar ist. Aber – die Patientin hatte pathologische Spätpotentiale mit einer QRS-Dauer von 125 msec, einem RMS 40 Wert von 13,9 uVolt und einem LAS 40 von 42 msec. Wir mussten uns also um die Patientin kümmern. Der Einschwemmer ergab ein stark reduziertes Leistungsprofil mit einem maximalen HMV von nur 11 Litern bei 100 Watt. Aber es fand sich keine pulmonale Hypertonie. Der maximale mittlere Pulmonalarteriendruck stieg erst bei 100 Watt Belastung auf pathologische Werte an, war also sekundär erhöht, über eine linksventrikuläre Hypertrophie zum Beispiel.

Man erkennt die pathologische Gruppierung in Abb. 33 besonders im Vergleich zur Besserung nach diuretischer Therapie, die sich empfahl, da die Patientin über nächtliche Schweißausbrüche klagte. Abb. 33 zeigt eine ganz deutliche Besserung mit Normalisierung aller Komponenten und auch klinisch deutlich besserem Befinden.

Die technische Entwicklung hat uns mit diesem Verfahren etwas wirklich Brauchbares für den klinischen Alltag geschenkt. Wir sollten es nicht den Theoretikern überlassen. Es ist außerordentlich nützlich für den Patienten und wertvoll für den Arzt.

5. Das „hydraulische Phänomen" bei der Entwicklung des Herz-Innendruck-Syndroms

Patienten, die ein pathologisch verdicktes Herz haben, leiden sehr häufig unter einer Dehnungsstörung des Herzens (Compliance-Störung). Dies führt zu einer nächtlichen Sympathikusaktivierung. Aber auch „eigentlich" gesunde Herzen können nächtliche Beschwerden initiieren, wenn es zu einer sympathikotonen Aktivierung gekommen ist. Der Patient mit einem schweren Herzklappenfehler ist also genau so betroffen, wie der sonst Gesunde mit einer Angststörung. Bei diesen sehen wir sogar die stärksten Beschwerden. Die Problematik beginnt mit dem Hinlegen, weil dann vermehrt Blutflüssigkeit anflutet und auf die Herzwände drückt. Während beim gesunden und nicht sympathikoton angespannten Herzen der Druck über eine mechanische Herzerweiterung abgepuffert wird, verhindert die Compliance-Störung eine Ausdehnung des Herzens. Die Flüssigkeit drückt somit auf die Innenwände des Herzens und bewirkt eine relative Durchblutungsstörung. Eine

Durchblutungsstörung am Herzen stellt aber ein bedrohliches Ereignis für den gesamten Organismus dar und ruft daher den Teil des Vegetativen Nervensystems auf, der für den NOTFALL zuständig ist, der Sympathikus.

Und jetzt beginnt das „hydraulische Phänomen" seine negativen Auswirkungen zu realisieren. Der aktivierte Sympathikus kann nicht anders als über das nervale und hormonelle System die Gefäße zu verengen, es kann z.B. in dieser Situation zu nächtlichen Blutdrucksteigerungen kommen. Das wirklich Fatale aber ist, dass die sympathikoton bedingte Gefäßverengung eine Zentralisation auf den Weg bringt. Das Blut fließt dann nicht mehr in alle Beine und Hände und in alle Organe, es wird so zu sagen zentral gehalten und drückt deshalb erneut stärker auf die Herzinnenwände, was den Sympathikus weiter verstärkt. So sehen wir sehr oft die Zeichen des erhöhten Herzinnendrucks nicht sofort nach dem Hinlegen sondern erst 2 bis 3 Stunden später, wenn sich der Sympathikus mittels dieses „hydraulischen Phänomens" hoch geschaukelt hat.

Entsprechend erleben wir ganz erstaunliche Erfolge auch schon durch kleinere Aderlässe. Ein Überdruck in einem hydraulischen System kann sich manchmal schon durch minimale Volumenentnahmen entscheidend verringern. Das gleiche Phänomen sehen wir auch bei dem Herz-Innendruck-Syndrom. Viele Patienten haben bereits nach einer Entnahme von 60 – 80 ml eine spürbare Erleichterung im Brustbereich sowie ein freieres Atmen und eine bessere Leistungsfähigkeit. Beweisend für eine wirklich klinisch relevante Entlastung ist, wenn der Patient plötzlich wieder durchschlafen kann.

Das Hydraulische Phänomen beim Herz-Innendruck-Syndrom

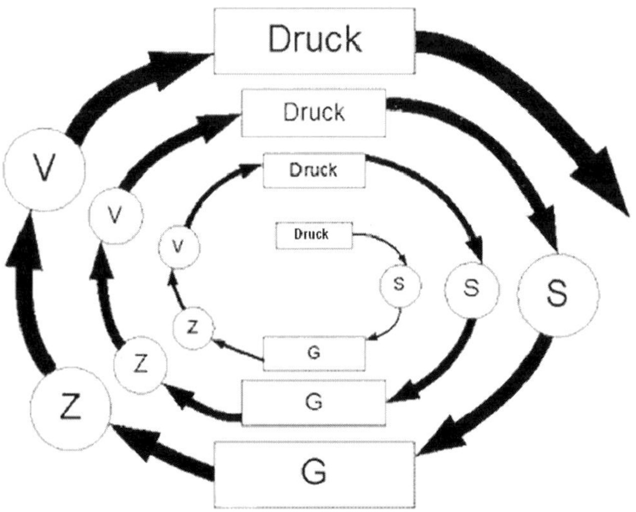

Abb. 21:

Druck = Druckzunahme auf die Innenschicht des Myocards

G = Gefässkonstriktion

Z = Zentralisation

V = Vermehrung des zirkulierenden Volumens

Neuentdeckung:

6. Das Herz-Innendruck-Syndrom

Zur Diagnose der Herzinsuffizienz im Frühstadium

Es gibt eine Fülle von Beschwerden, die bisher nicht mit dem Herzen in Verbindung gebracht wurden. Hinter diesen Symptomen steht das von uns entdeckte und definierte „HERZ-Innendruck-Syndrom". Es entsteht durch ein Missverhältnis zwischen dem in das Herz einströmende Blutvolumen und der Dehnbarkeit der Herzwände. Die anflutende Flüssigkeit (bei erhöhten Beinen) drückt auf die Innenschicht des Herzens und bewirkt eine Durchblutungsstörung (Weißfärbung in der Abbildung) besonders in der Nacht und bei verdickten Herzwänden.

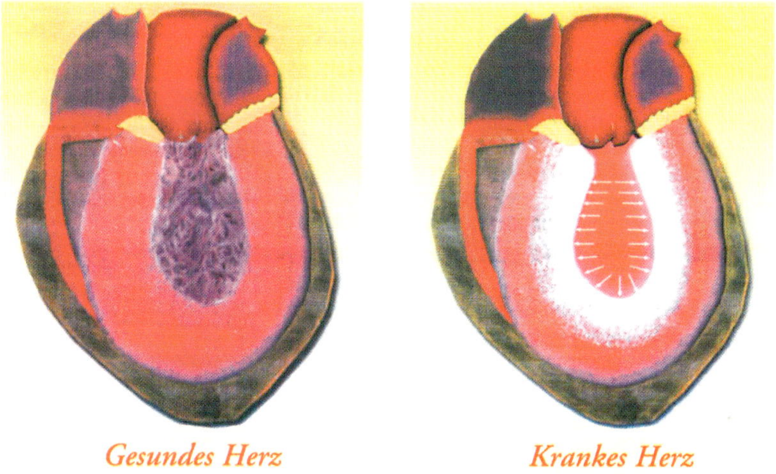

Abb. 22

Die Durchblutungsstörung der Herz-Innenschicht stellt für den Organismus einen Notfall dar.

Dies aktiviert den Sympathikus mit einer Fülle von Symptomen:

- Herzklopfen, Herzrhythmusstörungen
- Schweißausbruch
- Luftnot
- Angina pectoris
- häufiges Wachwerden mit Gedankenklarheit
- Durchschlafstörungen
- anhaltender Husten

Wie verhält sich das gesunde Herz beim Hinlegen?

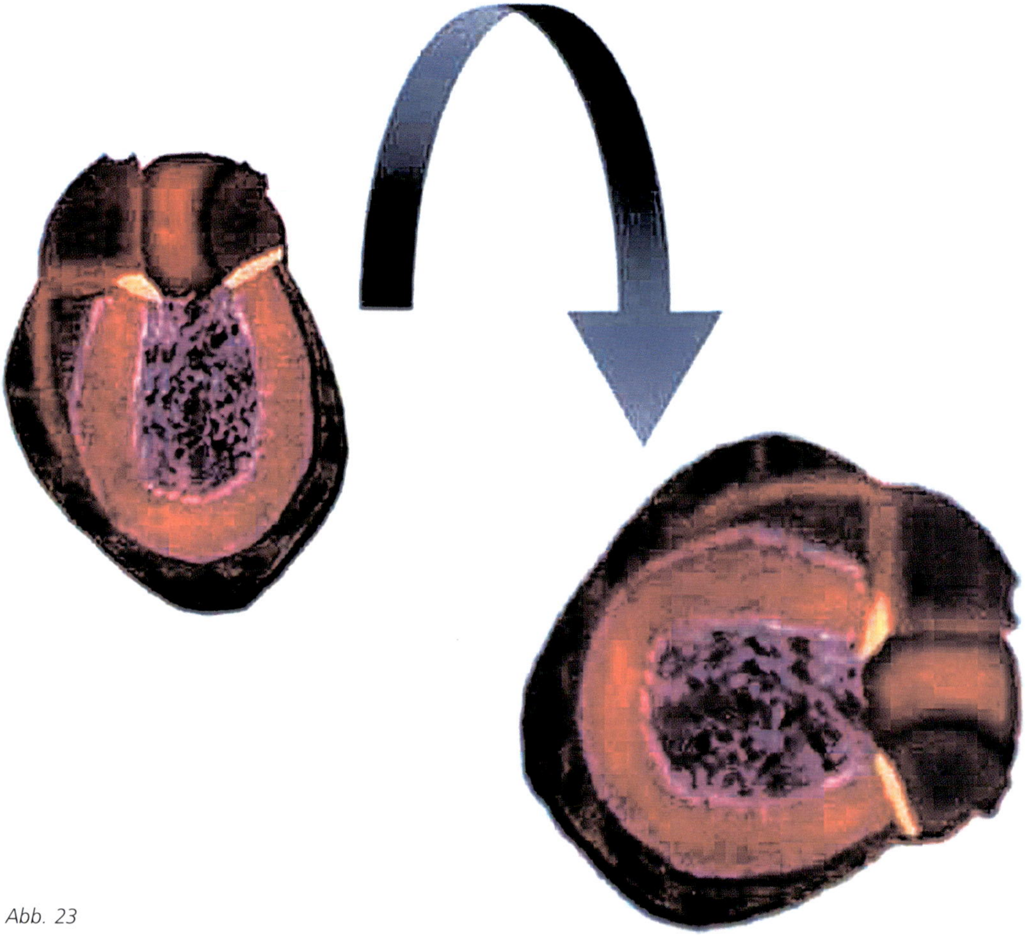

Abb. 23

Das gesunde Herz ist in der Lage, sich zu erweitern, wenn sich der Mensch hinlegt.
Dies wird hier symbolisch gezeigt.
Nach Flachlegung ist das Herz insgesamt erweitert und nimmt das zusätzliche Volumen leicht auf. Es entsteht keine Druckvermehrung auf die Herzwände.

Wie verhält sich das krankhaft hypertrophierte oder sympatikoton angespannte Herz im Liegen?

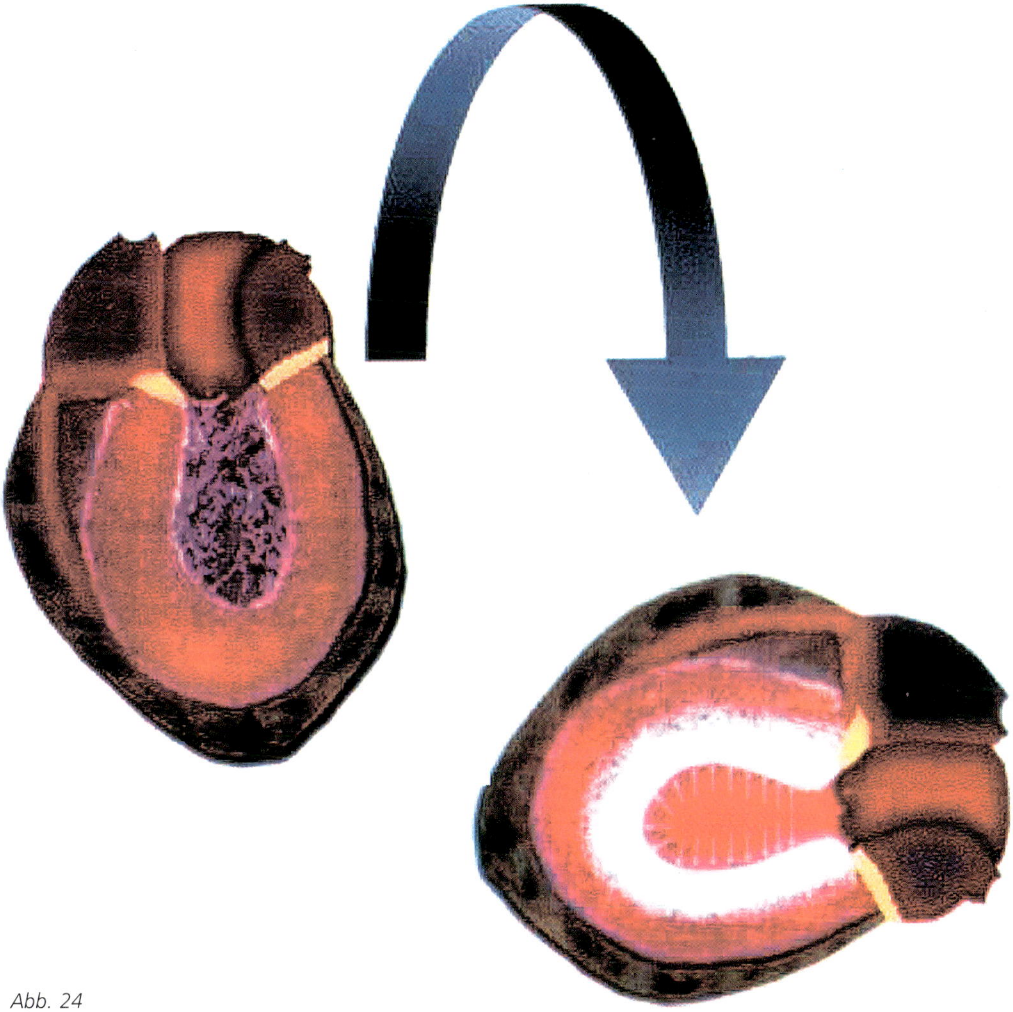

Abb. 24

Das krankhaft hypertrophierte oder sympathikoton angespannte Herz hat die Fähigkeit zur Erweiterung verloren, es liegt eine Dehnbarkeitsstörung vor. Dadurch drückt im Liegen das einströmende Blut auf die Innenschicht des Herzens, was eine Durchblutungsstörung und dadurch eine starke Sympathikus-Aktivierung aufruft.

Das Herz-Innendruck-Syndrom

Immer wenn die Dehnbarkeit der Herzwände nicht mehr ausreicht, zusätzlich einströmenden Blutmengen Platz zu geben, drückt das vermehrte Blutvolumen auf die innere Schicht des Herzens (Endokard) und bewirkt dadurch eine Kompression mit nachfolgender Durchblutungsstörung der Innenschicht. Ein Sauerstoffmangel am Herzen stellt aber einen Notfall für den gesamten Organismus dar, der daraufhin, wie immer bei großer Gefahr, den zuständigen Teil des vegetativen Nervensystems, den Sympathikus, aktiviert. Es resultiert eine Fülle von Symptomen und Beschwerdebildern, die wir zusammenfassend als „Herz-Innendruck-Syndrom" bezeichnet haben.

Das Herz-Innendruck-Syndrom entsteht im Prinzip durch ein Missverhältnis zwischen dem ins Herz einströmenden Blutvolumen einerseits und der Dehnbarkeit der Herzwände andererseits. Kann die Herzwand sich bei einströmenden Blutmengen dem entstehenden Druck nicht durch Dehnung entziehen, drückt das anflutende Volumen auf das Endokard, die zum Blut gewandte innere Schicht des Herzens und bewirkt so eine relative Durchblutungsstörung der Innenschicht. Konsekutiv reagiert der Organismus und ruft den Notfall auf, wie bei jeder ernsten Ischämie: Er aktiviert den Sympathikus, der seinerseits eine ganze Fülle von Symptomen bewirken kann. Je nach der individuellen Gegebenheit kommt es zu teilweise ganz unterschiedlichen Reaktionen:

- Der Sympathikus kann starkes und/oder schnelles Herzklopfen bewirken, und der Patient hat dann nachts das Gefühl, vom eigenen Herzen geweckt worden zu sein.
- Der Sympathikus bewirkt auch andere Rhythmusstörungen, wie z.B. ventrikuläre Extrasystolen oder Vorhofflimmern, falls der Patient dazu neigt, und dieser klagt dann über nächtliche Herzrhythmusstörungen.
- Der Sympathikus ruft über einen vermehrten Sauerstoffbedarf das Leitsymptom Luftnot auf.
- Der Sympathikus bewirkt durch den vermehrten Sauerstoffbedarf eine Angina pectoris Symptomatik mit Druck über dem Brustbein manchmal bis in die linke oder auch rechte Seite, in den linken Arm oder rechten Arm, in den Hals oder in den Rücken ausstrahlend.

Die Dehnbarkeitsstörung des Herzens ist also *eine* Ursache bei der Entstehung der diastolischen Herzinsuffizienz. Ein Zuviel an Volumen und/oder zu stark visköses Blut kann eine mögliche *andere* Ursache für die Entwicklung des Herz-Innendruck-Syndroms sein.

Mit dem Begriff der diastolischen Herzinsuffizienz ist man weltweit deswegen klinisch nicht weitergekommen, weil erst durch das Herz-Innendruck-Syndrom die pathophysiologischen Zusammenhänge und damit die komplette Symptomatologie aufgezeigt werden konnte.

Eine Dehnbarkeitsstörung durch Verdickung des linken Herzens kann auftreten:

- bei Herzklappenfehlern unterschiedlicher Art, wie z.B. bei Aortenklappenstenosen, Aortenklappeninsuffizienz, Mitralinsuffizienz
- bei hypertropher Kardiomyopathie mit und ohne Obstruktion
- bei lang bestehender arterieller Hypertonie mit und ohne Behandlung
- bei akuter Hyperthyreose oder Zustand nach Hyperthyreose mit verbleibender Hyperkontraktilität bei scheinbar adäquater hormoneller Substitution
- bei nicht adäquater Substitution mit Schilddrüsenhormonen oder Stadien vermehrter Thyroxinempfindlichkeit, wie wir sie immer wieder bei Frauen nach der Menopause beobachten
- bei Substitution von Schilddrüsenhormon, wenn der Regelkreis nicht funktioniert
- bei lang bestehenden bzw. sehr starken sympathikotonen Reizen wie sie z.B. bei Angststörungen auftreten können

Eine Überbeanspruchung einer an sich normalen Dehnbarkeit des linken Herzens kann bei allen Vitien auftreten, die zu einem Anfluten von Volumen im Herzen führen, wie z.B.:
- Aorten- und Mitralinsuffizienz
- Hyperthyreose und Zustand nach Hyperthyreose durch erhöhtes zirkulierendes Volumen

Begleitend auch bei der systolischen Herzinsuffizienz , z.B. bei:
- dilatativer Kardiomyopathie
- allen Formen der systolischen Herzinsuffizienz, soweit sie zu einer hämodynamisch relevanten Vermehrung des aktuell zirkulierenden Volumens führen.

Eine Überbeanspruchung einer an sich normalen Dehnbarkeit des linken Herzens kann aber auch bei erhöhter Viskosität des Blutes auftreten, wie z.B. bei:
- allen Formen von Polyglobulie, z.B. bei der Polyzythämia vera oder sekundär bedingt.
- Ventilationsstörungen der Lunge oder anderen Erkrankungen, die mit Hypoxämie einhergehen (z.B. Zigaretten rauchen).
- einer Hyperalbuminämie, die durch eine Hypervolämie kaschiert sein kann.
- malignen oder benignen Paraproteinämien, die über einen Anstieg des Gesamteiweißes im Blut eine effektive Viskositätssteigerung bewirken.

Differentialdiagnostisch muss erwähnt werden, dass sehr starke Angststörungen über die sympathikoton bedingte Hyperkontraktilität des Herzens ein sehr ausgeprägtes HERZ-Innendruck-Syndrom mit stärkster Angina pectoris-Symptomatik auslösen können. Auch die Koronare Herzkrankheit kann ebenfalls mit einer nächtlichen Symptomatik im Sinne einer Compliance-Störung verbunden sein, da schlecht durchblutetes Myokard ebenfalls mit einer verminderten Dehnbarkeit des Herzens einhergehen oder sekundär mit ihr vergesellschaftet sein kann. Sehr schwierig gestaltet sich die Differentialdiagnose, wenn mehrere Punkte zusammenfallen. Wenn z.B. ein Patient mit hämodynamisch bedeutsamer Aorteninsuffizienz eine Angststörung entwickelt, ist die Interpretation nicht einfach. Um dieses Spektrum abzufragen und das für den einzelnen Patienten wesentliche Konzept herauszuarbeiten, bedarf es einer klinischen Abklärung, weil dies sehr aufwendig sein kann und auch sehr exakt durchgeführt werden muss einschließlich der Durchführung einer Koronarangiographie.

Bei welchen wichtigsten Symptomen und Krankheitsbildern wird zusammenfassend zu selten an einen Zusammenhang mit dem Herz gedacht?

- Abklärung von Herzschmerzen und Druck am Herzen besonders im Liegen
- monosymptomatischen Herzbeschwerden, mit z.B. nur Luftnot bei Belastung
- Patienten mit stark wechselnden, resistenten Blutdruckwerten trotz Einnahme von Medikamenten mit dringendem Verdacht auf Hypervolämie
- Patienten, die unter Blutdruckeinstellung fortdauernd innere Unruhe aufweisen, bei denen somit der Verdacht auf eine sympathikotone Gegenregulation besteht
- Patienten mit Zustand nach erfolgreicher Dilatation von Koronarstenosen, die bei Verdacht auf intermittierend entwickeltes Paniksyndrom weiterhin Beschwerden haben
- depressive Patienten, deren Erkrankung nicht endogen, sondern reaktiv depressiv ist, bei Hypertrophie des linken Herzens mit nächtlichen Schlafstörungen und konsekutivem Leistungseinbruch am Tage
- Patienten mit Angststörungen im weitesten Sinn, die mit einem hohen Sympathikotonus leben müssen
- bei Patienten, die tagsüber leistungsstark sind oder nur geringe Beschwerden haben aber nachts an einer Symptomatik leiden wie:
  - Herzklopfen
  - Schweißausbruch
  - mehrfaches nächtliches Aufwachen mit Luftnot und/oder Angina pectoris
  - nächtliches Aufwachen mit Gedankenklarheit
  - Patienten mit schwerer systolischer Herzinsuffizienz, die schwer einstellbar ist, mit nächtlicher Symptomatik
  - Luftnot.

Da die Symptomatologie sehr stark auch in der Nacht auftritt, muss bei der initialen Diagnostik die Nacht imitiert werden. Dies tun wir, indem wir die genaue EKG-Diagnostik mit unserem neuen Schleifen-EKG mit dem Anfluten von Blutvolumen verbinden. Wir schreiben somit das neue Schleifen-EKG in drei Varianten, nämlich vor Anheben der Beine, während des Hochhaltens und nach Wiederabsetzen der Beine (Volumen-EKG). Während die Beine erhoben sind, fließt wie in der Nacht vermehrt Blutvolumen ans Herz, nur eben schneller.

Das Herz wird quasi gezwungen, sofort auf das einfließende Volumen zu reagieren und verrät eine primäre oder sekundäre Compliance-Störung sofort. Bei geringen Störungen wird eine Angleichung an die Ausgangsschleifen in kurzer Zeit, z.B. in wenigen Minuten erreicht. Bei starken Störungen persistieren die Veränderungen und gehen erst nach Absetzen der Beine zurück. (Zur Diagnostik des Herz-Innendruck-Syndroms verweisen wir auf die Ausführungen über das neue Schleifen-EKG und das neue Volumen-EKG).

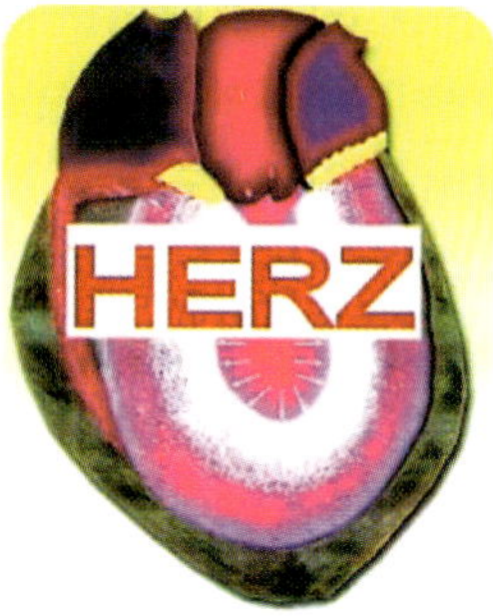

Das HERZ-Innendruck-Syndrom

Fragebogen für die Diagnose einer bisher verborgenen Koronaren Herzkrankheit und einer Herzinsuffizienz im Frühstadium

Name ______________ Vorname ______________ Tel. ______________ Geb. Datum ______________

Adresse ____

(Bei O ankreuzen, bei mehrfachen Möglichkeiten die schwerwiegendere – höhere Punktzahl – wählen oder Punkte mitteln! Bei Fehlanzeige nicht punkten!) Abschnittergebnis = ______

1. **Werden Sie nachts des Öfteren wach?**
(Nachtruhe ab 22.00 bis 23.00 Uhr, sonst sinngemäß antworten und bei O ankreuzen)
   a) Ja, gegen 1.00 bis 2.00 Uhr O — **6 Punkte** O
   b) Ja, gegen 3.00 bis 4.00 Uhr O — **4 Punkte** O
   c) Ja, gegen 5.00 bis 6.00 Uhr O — **2 Punkte** O
   d) Ja und zwar dauernd mit Schlafphasen dazwischen O — **8 Punkte** O

2. **Können Sie dann gleich wieder einschlafen?**
   a) Ja, sofort nach dem Wasserlassen O — **0 Punkte** O
   b) Nein, ich liege dann lange wach O — **2 Punkte** O
   c) Ich bin unruhig und muss aufstehen O — **4 Punkte** O
   d) Ich muss längere Zeit herumlaufen O — **6 Punkte** O
   e) Ich kann erst nach Stunden wieder einschlafen O — **8 Punkte** O

3. **Schwitzen Sie nachts?**
   a) Ja, schon seit langer Zeit O — **8 Punkte** O
   b) Ja, in letzter Zeit täglich O — **6 Punkte** O
   c) Immer wieder einmal O — **2 Punkte** O
   d) Ja, schon mal, wenn ich erkältet bin O — **0 Punkte** O

Bemerkung: in der beginnenden Menopause nur halbe Punkte

4. **Wie tritt der nächtliche Schweiß auf?**
   a) Am ganzen Körper O — **8 Punkte** O
   b) Im Gesichts-, Hals-, Nacken-Brustbereich O — **6 Punkte** O
   c) Nur im Nacken-, Hals- und Brustbereich O — **4 Punkte** O
   d) Nur in Nacken- und Halsbereich O — **2 Punkte** O

5. **Werden Sie mit Herzklopfen wach?**
   a) Ja, es klopft dann stundenlang, egal was ich mache O — **8 Punkte** O
   b) Ja, der Brustkorb vibriert oder es klopft bis in den Hals O — **6 Punkte** O
   c) Ja, das Herzklopfen geht erst nach dem Aufstehen weg O — **4 Punkte** O
   d) Ja, ich kann aber liegen bleiben und es hört bald wieder auf O — **2 Punkte** O

6. **Werden Sie mit Druck/Schmerz Im Brustbereich wach?**
   a) Ja, und der Druck hält stundenlang an O — **8 Punkte** O
   b) Ja, der Druck geht erst weg, wenn ich länger umhergehe O — **6 Punkte** O
   c) Ja, der Druck geht direkt nach dem Aufstehen weg O — **4 Punkte** O
   d) Ja, der Druck lässt aber schnell nach dem Aufsetzen nach O — **2 Punkte** O

7. **Werden Sie wach mit Ziehen in den linken Arm oder in den linken Unterkiefer oder schmerzt die linke Schulter scheinbar grundlos?**
   a) Ja, und die Schmerzen bleiben stundenlang bestehen O — **8 Punkte** O
   b) Ja, oft. Das Ziehen geht erst weg, wenn ich länger umhergehe O — **6 Punkte** O
   c) Ja, Besserung gleich beim Aufstehen O — **4 Punkte** O
   d) Ja, Besserung schon nach dem Aufsitzen O — **2 Punkte** O

8. **Werden Sie scheinbar aus dem Schlaf heraus ohne Grund hellwach mit besonders klarem Verstand und können gar nicht aufhören, sich Gedanken zu machen und könnten arbeiten oder Gedichte schreiben?**
   a) Ja, regelmäßig, ich dachte schon, dass sei bei mir normal geworden O **8 Punkte** O
   b) Ja, ich werde hellwach, aber so etwas von wach, daß ich nicht mehr einschlafen kann. (Ich schaue dann Astronauten TV) O **6 Punkte** O
   c) Immer mal wieder. Ich dachte bisher, die Gedanken wecken mich O **4 Punkte** O
   d) Gelegentlich, dann lese ich nachts z.B. ein Buch O **2 Punkte** O

9. **Haben Sie Luftnot**
   a) Ja, bei stärkerer körperlicher Belastung O **2 Punkte** O
   b) Ja, hin und wieder nachts O **4 Punkte** O
   c) Ja, regelmäßig nach längerem Liegen O **8 Punkte** O
   d) Nur bei anstrengenden Sportarten O **0 Punkte** O

10. **Können Sie auf der linken Seite schlafen?**
   a) Nein, in Linksseitenlage bekomme ich nach kürzester Zeit Herzbeschwerden O **8 Punkte** O
   b) Ich werde wach, sobald ich auf der linken Seite liege O **6 Punkte** O
   c) Ich liege nicht gerne links, das bekommt mir nicht O **4 Punkte** O
   d) Ich liege lieber rechts O **2 Punkte** O
   e) Ich kann auf jeder Seite liegen und wechsele z.B. auch häufig O **0 Punkte** O

11. **Müssen Sie dauernd husten?**
   a) Nur im Zusammenhang mit Erkältungen O **0 Punkte** O
   b) Ja, seit längerer Zeit, ich weiß auch nicht recht wieso O **2 Punkte** O
   c) Ja, beim Hinlegen oder gleich nach dem Hinlegen O **8 Punkte** O
   d) Ja, nach längerem Liegen O **6 Punkte** O

Summe der Punktzahlen
der Fragen 1. bis 11. =======

Gruppe 1: 1 bis 7 Punkte:
Jeder schläft mal schlecht, wenn der Alltag anstrengend war.

Gruppe 2: 7 bis 21 Punkte:
Es ist kein Luxus, wenn Sie sich um Ihre Gesundheit kümmern. Senden Sie uns eine Kopie Ihres Bogens ein, oder rufen Sie uns in der Ambulanz an.

Gruppe 3: 20 bis 39 Punkte:
Es ist gut, dass Sie sich um Ihre Gesundheit kümmern! Bei Ihnen liegt wahrscheinlich ein HERZ- Innendruck-Syndrom vor. Suchen Sie einen entsprechend kundigen Arzt auf oder rufen Sie uns an.

Gruppe 4: 40 bis 59 Punkte:
Es ist Zeit, dass Sie sich um Ihre Gesundheit kümmern! Mit an Sicherheit grenzender Wahrscheinlichkeit liegt bei Ihnen ein HERZ-Innendruck-Syndrom vor. Check-up erforderlich. Termin-Priorität!

Gruppe 5: 60 bis 88 Punkte:
Sie sind im höchsten Risikobereich des HERZ-Innendruck-Syndroms. Eine fachärztliche Abklärung ist unabdingbar! In unserer Klinik haben Sie bei Berufung auf die Gruppe 5 höchste Termin-Priorität. Lassen Sie es nicht anstehen!

Ich nehme folgende Medikamente ein: ....

....

Wenn sich die Symptomatik des Herz-Innendruck-Syndroms nicht auf Dauer beseitigen lässt, muss differentialdiagnostisch auch an einen drohenden Herzinfarkt gedacht werden!

Fallbeispiel für ein typisches Herz-Innendruck-Syndrom (H.R.)

Dieses Fallbeispiel stellt den typischen Fall eines Herz-Innendruck-Syndroms dar, wie es ausgeprägter nicht hätte sein können.

Seit 1 ½ Jahren hat die Patientin nachts nicht mehr durchgeschlafen. Sie wird regelmäßig zwischen 1.00 und 2.00 Uhr wach mit einer erheblich wechselhaften Symptomatik. Zum einen ist sie nur unruhig mit dem dringenden Drang aufstehen zu müssen. Zum anderen spürt sie ein heftiges Herzklopfen, das erst nach dem Aufstehen langsam zurückgeht. Ganz häufig aber entwickeln sich ein heftiger Schmerz und ein Druckgefühl im Herzbereich, das mit einer starken Angstentwicklung einhergeht und die Patientin hellwach macht. Die Erstickungsgefühle machen ihr tagsüber Angst.

Manchmal wird Frau H. auch nur wach aber mit einem besonders klaren Verstand, dass sie hätte arbeiten können oder Gedichte schreiben. Sie hat sich über die letzten 1 ½ Jahre hinweg so oft mit der Schlafunterbrechung gequält, dass sich die Patientin schon fast nicht mehr an ein normales Schlafverhalten erinnern kann. Parallel dazu empfindet sie Luftnot bei starker körperlicher Belastung. Wegen der nächtlichen Luftnot war sie medikamentös auf ein Theophyllin-Präparat zur Nacht eingestellt. Darüber hinaus glaubte die Ärzte an ein allergisches Geschehen mit asthmoider Komponente und die Patientin erhielt Präparate gegen Histamin. Zum Schluss entwickelte die Patientin panische Angst vor der Nacht und dem Schlafengehen. Die Medikamente blieben wirkungslos.

Bei uns wies die Patientin im Fragebogen zum Herz-Innendruck-Syndrom mit 36 Punkten einen hohen Score auf. Die Abklärung mit dem Echokardiogramm ergab eine hämodyna-

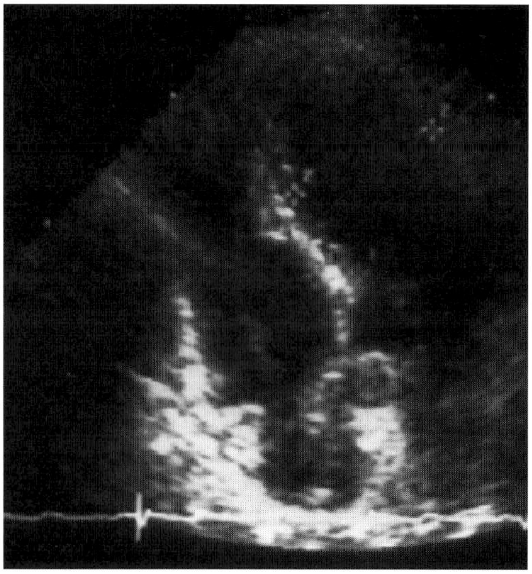

Abb. 25: Bild in der Diastole

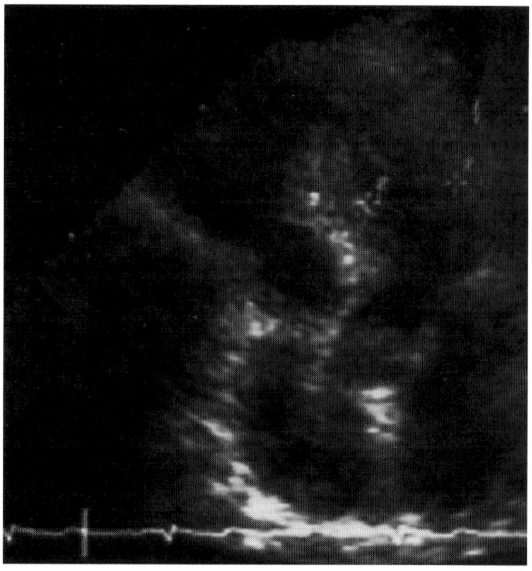

Abb. 26: Die Hyperkontraktilität ist besonders deutlich in der Systole.

misch relevante Undichtigkeit an der Mitralklappe mit einer Rückstromgeschwindigkeit in den Vorhof von 3,8 m/sec. Des Weiteren fand sich eine ganz erhebliche sympathikotone Aktivierung des Herzens mit einer ausgeprägten Hyperkontraktilität. Ein aus dem Echokardiogramm entwickelter klinikeigener Kontraktions-Index war mit 8,5 außerordentlich stark erhöht bei einem Normalwert von 2,5-2,8.

Der Doppel-Hämatokrit ergab einen venösen Wert von 44,2 und einen kapillaren von 40,7 %. Nach einem Aderlass von 123 ml spürte die Patientin augenblicklich eine deutliche Erleichterung im Lungenbereich und das Volumen-EKG ließ bereits eine Verminderung der Volumenbelastung erkennen. Nach dem Aderlass betrugen die entsprechenden Vergleichswerte des Doppel-Hämatokrits am nächsten Tag venös 41,6 und kapillar 41 %, woraus sich mit Hilfe eines klinikeigenen Programms eine Teilverdünnung von 71 ml im venösen Schenkel und eine Konzentrierung von 24 ml im kapillaren Bereich errechnen ließ. In der Summe betrug damit die Verdünnung nur 47 ml (71 minus 24). Bei ausgeglichenen Volumenverhältnissen hätte die Verdünnung 123 ml also genau die Menge des Aderlasses betragen müssen. Die Konzentrierung errechnet sich als Differenz der Menge des Aderlasses von 123 ml minus der berechneten effektiven Verdünnung von 47 ml in beiden Kreislaufschenkeln also 123 ml minus 47 ml = 76 ml. Damit wurden also beide – der venöse und der arterielle Schenkel zusammen – um 76 ml entlastet. Diese Entlastung hat bereits ausgereicht, um die Patientin in der ersten Nacht erstmalig wieder durchschlafen zu lassen. Dies wird verständlich vor dem Hintergrund des von uns so genannten „Hydraulischen Phänomens" des Herz-Innendruck-Syndroms.

Bei der Patientin kam folgender Mechanismus zur Auswirkung: nach Anheben der Beine kommt es zu einer Volumenanflutung im Herzen, die durch die Mitralinsuffizienz noch

Abb. 27 EKG-Shcleife der Patientin H.R. in der Frontalebene bei flach gelagerten Beinen mit terminal superiorer Orientierung als Ausdruck einer Links-Belastung

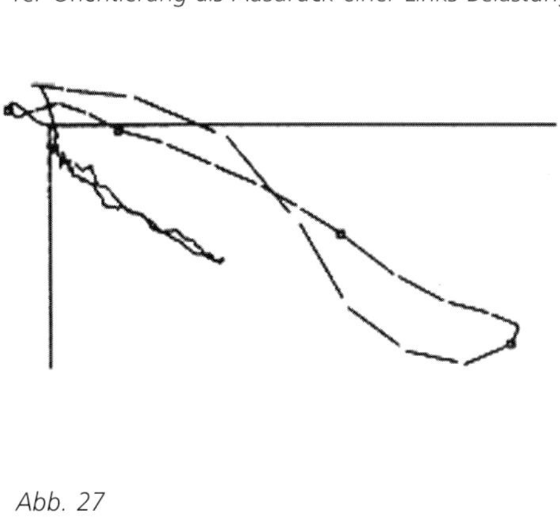

Abb. 27

Abb. 28 Nach anheben der Beine verändert das ins Herz strömende Volumen die EKG-Schleife in der Frontalebene ganz signifikant. Der terminale Schenkel kippt nach inferior und liegt jetzt auf der T-Schleife. Es liegt eine deutlich pathologische Volumenraktion vor.

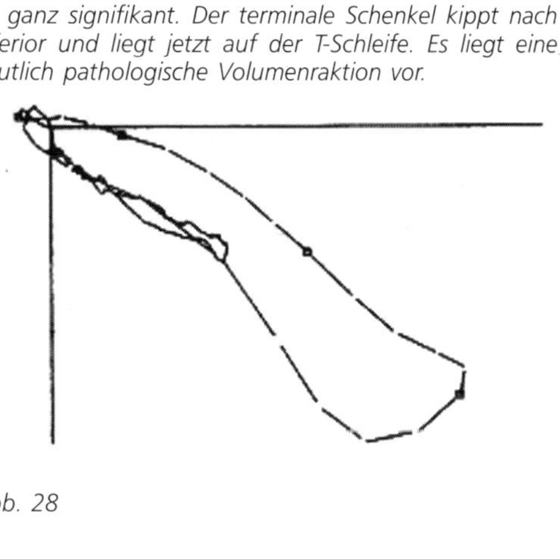

Abb. 28

deutlich verstärkt wird. Dieses vergrößerte Blutvolumen kann von dem hyperkontraktilen Herzen, das insgesamt angespannt und somit verkleinert ist,
nicht aufgenommen werden und übt von daher einen Druck auf die Innenschicht des Herzens aus. Dieser Druck auf die Innenschicht bewirkt eine mechanische Kompression auf die innere Herzmuskulatur, was automatisch mit einer Verminderung der Durchblutung einhergeht. Eine Ischämie am Herzen ruft aber regelmäßig,
genau so wie bei einem Herzinfarkt, den Sympathikus auf. Ein aktivierter Sympathikus verengt aber immer die Gefäße in der Peripherie. Dies führt hämodynamisch zu einer Zentralisation des Blutvolumens, dass sich nicht mehr in der Peripherie aufhält, sondern das aktuell zirkulierende Volumen vermehrt, so dass in der Folge mehr Blutvolumen auf die Herzinnenschicht drückt. Die zunehmende Kompression aktiviert den Sympathikus noch stärker und der aktivierte Sympathikus zieht die peripheren Gefäße wiederum verstärkt zu und vermehrt das zentrale Volumen. Diesen Circulus vitiosus bezeichnen wir als „Hydraulisches Phänomen" beim Herz-Innendruck-Syndrom und er hat bei der Patientin zu der zunehmenden nächtlichen Symptomatik geführt. Es kann nicht ausgeschlossen werden, dass das Beschwerdebild in der Nacht noch gelegentlich durch einen Koronarspasmus auf dem Boden des aktivierten Sympathikus verstärkt wurde. Eine andere Ursache für die nächtliche Angina pectoris, insbesondere eine sklerosierende koronare Herzkrankheit, konnte durch eine Koronarangiographie ausgeschlossen werden. Seit die Patientin regelmäßig
kleinere Aderlässe durchführen lässt, ist sie vollkommen frei von Beschwerden und benötigt keine medikamentöse Therapie mehr.

7. Die neue Volumen-Hypertonie, der pathophysiologische Hintergrund und Therapie

Die neue Volumen-Hypertonie ist eine nicht essenzielle Form der arteriellen Hypertonie. All zu oft wird bei hohem Blutdruck davon ausgegangen, dass die Gefäßanspannung ungeklärt und nicht direkt therapierbar sei. Bei dieser Form der Hypertonie ist die Ursache geklärt und besteht in einer zu starken Flüssigkeitsbelastung des Körpers und des Herzens. Anders als bei der essenziellen Hypertonie ist hier eine ursächliche Therapie möglich.
Mit der neuen „Volumen-Hypertonie" möchten wir an dieser Stelle erstmalig eine nicht essenzielle Form der arteriellen Hypertonie vorstellen, wie wir sie in Bad Nauheim in den letzten zwei Jahren beobachtet und erforscht haben.

a. Die bisher akzeptierten Formen der nicht essenziellen Formen der Hypertonie sind selten

Mit der schnell gestellten Diagnose „essenzielle Hypertonie" gibt die

Standard-Medizin die Partie um die Ursachenforschung eines neu aufgetretenen oder beobachteten überhöhten Blutdrucks in der Regel schon bei der ersten Beobachtung von hohen Blutdruckwerten noch quasi vor dem ersten Zug auf. Das hat sich so eingebürgert, weil Versuche, eine Ursache für einen hohen Blutdruck zu finden, fast immer frustran verlaufen. Selbst wenn eine Nierenarterienstenose vorlag (Goldblattmechanismus), ergab sich nach der Operation mit Erweiterung der Stenose und/oder Nephrektomie zur enttäuschenden Ernüchterung aller Beteiligten ganz selten eine Besserung. Und das Phäochromozytom sowie der Morbus Cushing sind so selten, dass sich die SUCHE nach einer Ursache IN DER REGEL NICHT ZU LOHNEN SCHEINT, wenn nicht ausgeprägte klinische Verdachtsmomente den Weg in ein diagnostisches Zentrum ebnen.

b. Eine routinemäßig gestellte Diagnose verführt zur Inaktivität

Man unterstellt mit der routinemäßig gestellten Diagnose, dass sich der Organismus des Patienten aus unerfindlichen Gründen in einer Anspannung befinde und darin verharre, ohne eigentlich einen Grund zu haben und dass seine Gefäße diesen Zustand der Anspannung übernommen haben und ihn nicht mehr loswerden. Eine Regulationsstörung der Baro-Rezeptoren vielleicht; das heißt man unterstellt, dass die Regulativen nicht mehr funktionieren. Das aber ist eine Annahme und kann im Einzelfall genau sowenig überprüft werden, wie es verführerisch ist, eine mystische Regulationsstörung zu unterstellen, um nicht kostenträchtig aktiv werden zu müssen mit einem fast immer frustrierenden Ausgang. Man kontert also mit Medikamenten, welche die Anspannung der Gefäße rückgängig machen sollen, wenn nötig mit Gewalt, in Form von immer stärker gefäßerweiternden Medikamenten, mit denen die Pharma-Industrie uns geradezu überschüttet.

Dabei bleibt fast immer eine ganz dringliche Frage auf der Strecke, nämlich die nach der Ursache der Blutdrucküberhöhung im Einzelfall; es ist die entscheidende Frage nach dem ganz individuellen WARUM.

c. Was reguliert den Sympathikus nach oben?

Warum entsteht oftmals plötzlich ein hoher Blutdruck, wenn ein Mensch „eigentlich" ein Leben lang einen niedrigen oder sogar „zu niedrigen" Blutdruck hatte? Und warum hat er diesen nicht schon vor vielen Jahren, sondern eben erst jetzt entwickelt? Bisher wird als Ursache dafür nur die Alterssklerose angeboten, die es zweifellos gibt, die aber keine diastolische Überhöhung des Blutdrucks macht, sondern mit einem hohen systolischen Blutdruck bei niedrigem zweiten Wert einher geht wie z.B. auch der hohe Blutdruck bei Hyperthyreose. Und warum spricht der eine

Patient schon auf kleine Dosen von gefäßerweiternden Mitteln wunderbar an, während bei anderen HÖCHSTE DOSEN WIRKUNGSLOS VERPUFFEN?

d. Die Ursache heißt Hypervolämie, ein zuviel an Volumen, entweder absolut oder relativ

Die Lösung aller dieser WARUM-Fragen ist für viele Patienten auch die Antwort auf die Frage nach dem geeigneten Therapieansatz. Sie heißt: Hypervolämie – ein ZUVIEL an zirkulierender Blutflüssigkeit. Manchmal ist sie auch verbunden mit einer Vermehrung der Viskosität, der Fließeigenschaft des Blutes, durch zuviel Eiweiß im Blut entweder als Hyperalbuminämie, als Hypergammaglobulinämie oder, was noch häufiger ist, mit der Vermehrung der roten Blutkörperchen, als Polyglobulie bekannt. Die Hypervolämie kann aber auch mit einer Blutverdünnung einhergehen, was für die Entwicklung einer Herzinsuffizienz kennzeichnend ist.
Zum Auftreten eines permanenten hohen Blutdruckes bei einer dieser Formen gehört aber nicht nur die Hypervolämie, Hyperalbuminämie, Hypergammaglobulinämie oder Polyglobulie, denn sonst müssten ja alle Patienten mit diesen Erscheinungsformen einen hohen Blutdruck aufweisen. Es muss eine weitere Komponente dazu kommen und das ist die verminderte Dehnbarkeit der Herzwände, eine Compliance-Störung bzw. diastolische Funktionsstörung des Herzens.

e. Die diastolische Funktionsstörung fristet ein Schattendasein neben der bekannten Schwester, der systolischen Funktionsstörung

Die diastolische Funktionsstörung des Herzens ist ein Stiefkind auch der erfahrenen Kardiologen. Kein Wunder also, dass auch das „Herz-Innendruck-Syndrom", das die Auswirkungen der Dehnbarkeits-Störungen auf den Sympathikus und damit auch auf den hohen Blutdruck demonstriert, relativ spät entdeckt wurde, nämlich erst 1998 in den Neuen Wicker Kliniken in Bad Nauheim. Und der Schlüssel zur Entdeckung der volumengesteuerten Hypertonie, war die Idee, die diastolische Funktionsstörung gedanklich mit der Volumenbelastung, also der einfachen Hypervolämie zu verquicken. Hypervolämien aller Art führen nämlich nach einer mehr oder weniger langen Laufzeit zu einer Hypertrophie des Herzens mit Verdickung der Herzwände und zur diastolischen Funktionsstörung.

f. Wie bewirkt die diastolische Funktionsstörung eine Aktivierung des Sympathikus?

Durch die Dehnungsschwäche des Herzens kommt es zu einer vermehrten Druckentwicklung auf den Innenraum des Herzens, der so stark werden kann, dass er die Durchblutung der Innenschicht unterbindet. Dieses Phänomen kann man sich gut verbildlichen, wenn man mit einem durchsichtigen Plastiklineal auf den Daumenballen drückt. Er wird weiß, weil das rote Blut heraus gedrückt wird; es liegt also eine Durchblutungsstörung vor. Während diese am Daumenballen völlig unkritisch ist, ist eine Durchblutungsstörung am inneren Herzen aber eine gefährliche Sache für den Organismus und dieser ruft den Notfall aus, wie er dies regelmäßig bei starken Gefährdungen tut. Im Notfall aber tritt der Sympathikus auf den Plan. Er verdrängt den für die Nacht und die Erholung zuständigen Vagus und macht dadurch die Nacht zum Tag. Diese Aktivierung geht dann mit allen Symptomen des aktivierten Sympathikus einher: Schweißbildung, Herzklopfen, starkem Herzschlag aber auch mit deutlich spürbaren Herzrhythmusstörungen bis zum Vorhofflimmern mit den teilweise erheblichen subjektiven Auswirkungen.

Manchmal aber bewirkt die Aktivierung nur eine besondere Form des Hellwachseins mit Gedankenklarheit mitten in der Nacht, und es wird dann überhaupt nicht an das Herz als Auslöser gedacht.

Fallbeispiel „Volumen-Hypertonie" (B.CH.) und oszillometrische Blutdruckmessung

Eine 65 Jahre alte Patientin mit arterieller Hypertonie kommt in unsere Klinik zur stationären Einstellung eines insbesondere diastolisch überhöhten Blutdrucks. Aus der Anamnese wird deutlich, dass die Patientin bereits vor 25 Jahren eine Unterleibsoperation hatte unter Mitnahme der Eierstöcke. Zwei Jahre nach der Operation später habe sie einen hohen Blutdruck entwickelt, der seither über viele Jahre hinweg medikamentös eingestellt werden musste.

Die Patientin nahm regelmäßig stark gefäßerweiternde Medikamente. Die Medikamentendosis hat sich im Laufe der Zeit immer weiter erhöht, weil insbesondere der diastolische, der zweite Blutdruckwert, nicht gesenkt werden konnte.

Wir haben festgestellt, dass die Blutdruck-Messungen mit einem automatisch und oszillometrisch messenden Gerät durchgeführt worden waren und haben dieses Gerät zunächst einmal mit einem sphygmometrisch messenden Gerät verglichen. Das Ergebnis kam einer mittleren Katastrophe gleich. Wir fanden sphygmometrisch einen im Durchschnitt 10 mm Hg niedrigeren diastolischen Wert **bei allen** Messungen.

Dieses Ergebnis unterstreicht die in der Augustausgabe 2001 des „Arzneimittel-Telegramms" geübte Kritik an den oszillometrisch messenden Blutdruckautomaten. Auf der anderen Seite sind die Blutdruckautomaten, insbesondere die am Handgelenk messenden, von unschätzbarem Wert, weil die Patienten viel öfter am Tag messen als mit der umständlichen Selbstmessung am Oberarm. Wir haben daher für diese Patienten eine Fülle von oszillometrisch messenden Handgelenksautomaten zur Verfügung und suchen das Gerät heraus,

das mit seiner Messcharakteristik dem einzelnen Patienten gerecht wird.
Für die Patientin muss angenommen werden, dass ein Großteil der überhöhten diastolischen Messergebnisse auf die falsche Charakteristik ihres Gerätes zurückgeführt werden muss. Es zeigte sich darüber hinaus mit Hilfe des diagnostischen Aderlasses·, dass die Patientin unter einer erheblichen Volumenbelastung stand, was sich auch im Volumen-EKG eindeutig zeigte. Diese Volumenbelastung konnte durch drei kleinere Aderlässe von je 60-80 ml komplett aufgehoben werden und anschließend hatte die Patientin ohne jegliche Medikation überhaupt keinen überhöhten Blutdruck mehr. Allerdings wurden flankierende naturkundliche Therapiemaßnahmen durchgeführt.
Bei uns wurden die Blutdruckwerte sowohl sphygmometrisch als auch mit dem angepassten Gerät oszillometrisch gemessen. Der Durchschnitt lag bei beiden mit 127 zu 80 im Normalbereich, ohne dass die Patientin Medikamente einnehmen musste. Insbesondere konnte durch Absetzen von Verapamil eine chronische Darmsymptomatik beseitigt werden. Nur an den ersten beiden Tagen wurden noch pathologische Blutdruckwerte gemessen mit 165/105 mm als Spitzenwert. Ab dem dritten Tag waren die Blutdruckwerte normalisiert und blieben es drei Wochen über.

Schlussfolgerung

Die oszillometrisch messenden Blutdruckgeräte, besonders die mit Messung am Handgelenk, sind für die praktische Blutdruckeinstellung im Prinzip eine große Hilfe, weil die Patienten 7 bis 10 Mal öfter den Blutdruck messen als mit den am Oberarm zu messenden sphygmometrischen Selbstmessgeräten.
Allerdings dürfen die Blutdruckautomaten nicht kritiklos Anwendung finden, sondern müssen für jeden Patienten angepasst werden. Dies liegt daran, dass unterschiedliche Gefäße ein unterschiedliches Schwingungsbild im Oszillographen haben. Es muss der mathematische Algorithmus gefunden werden, welcher der Charakteristik des Patienten entspricht. Dafür gibt es zur Zeit noch keine apparativen Hilfen, so dass die Geräte am Patienten selbst ausprobiert werden müssen. Bei dieser Patientin hat es sich gezeigt, dass nach Korrektur der Volumenbelastung überhaupt kein behandlungsbedürftiger Bluthochdruck mehr übrig geblieben ist, wobei die Patientin allerdings, wie oben erwähnt, flankierende naturheilkundliche Maßnahmen durchgeführt hat. Sie wird mit der Empfehlung entlassen, zur Prophylaxe sechswöchige Aderlässe von 60 ml durchführen zu lassen. Sollte sie bei den künftigen Aderlässen eine deutliche Befreiung im Thoraxbereich spüren, müsste man die Aderlässe auf einen Zeitabstand von vier Wochen reduzieren oder die Menge auf 80 ml erhöhen. Es wird der Patientin für den Fall einer Blutdruckerhöhung unter häuslichen Bedingungen ein medikamentöses Konzept für den hypertonen Notfall mitgegeben.

Eine gefäßerweiternde Medikation soll gegebenenfalls im Winter eingeleitet werden, wenn unter den kühleren Temperaturen wieder erhöhte Werte gemessen werden. Dann sollte ein sehr retardiertes Präparat in kleinen Dosierungen für die Nacht gegeben werden, z.B. Modip® 2,5 mg um 23.00 Uhr.

Zusammenfassung: Die "volumenbedingte Hypertonie" ist nach unseren Erfahrungen sehr häufig und muss von der essenziellen Hypertonie dringend abgegrenzt werden, da ihre Therapie nach ganz anderen Behandlungsprinzipien erfolgen muss. Im Vordergrund steht die Senkung des zirkulierenden Volumens und nicht das Prinzip der Gefäßerweiterung. Ein wichtiger anamnestischer Hinweis auf eine volumenbedingte Hypertonie bei Frauen ist das Auftreten der Hypertonie direkt nach der Menopause oder nach einer Eierstockoperation. Das überhöhte Volumen aktiviert den Sympathikus während der Nacht über das "Hydraulische Phänomen" * des Herz-Innendruck-Syndroms. Gefäßerweiternde Medikamente werden, wenn notwendig, kurz vor dem Einschlafen gegeben, um den Beginn des Circulus vitiosus des Hydraulischen Phänomens zu durchbrechen.

* Siehe Artikel: Das HERZ-Innendruck-Syndrom

8. Die neue Volumen-Therapie

Die Kompensationsmechanismen des menschlichen Körpers zur Therapie der Herzinsuffizienz sind auf den Tag hin ausgerichtet, weil das Herz am Tag arbeitsmäßig stärker gefordert wird. Zur Kompensation einer Herzschwäche wird das Herz durch eine allgemeine Volumenzunahme besser gefüllt. Ein besser gefülltes Herz kann effektiver arbeiten. Die aufgerufenen hormonellen Umstellungen sind aber relativ träge und schießen auch oft über das Ziel hinaus. Allemal kommt es daher in der Nacht zu einer Überfüllung des Herzens, weil nach Anheben der Beine ganz automatisch eine noch stärkere Herzfüllung resultiert. Es fehlt aber ein starkes Gegenregulativ, dass es ermöglichen könnte, die Volumen in der Nacht verschwinden zu lassen. Ganz im Gegenteil führt die Volumenüberbelastung sogar zu einem vermehrten Druck auf die Herz-Innenschicht, wenn wie so oft eine Dehnbarkeitsstörung des Herzens vorliegt*. Durch den vermehrten Druck auf die Herz-Innenschicht kommt es zu einer Aktivierung des Sympathikus, der die Gefäße verengt, einen hohen Blutdruck aufruft und somit die Belastung am Herzen zusätzlich erhöht. Mit Hilfe des neuen „Diagnostischen Aderlasses" kann die Volumensituation abgefragt und dann gegebenenfalls durch äußere

Aderlässe oder bei Kontraindikationen dafür medikamentös durch einen inneren Aderlass in der Nacht ausgeglichen werden.

Pathophysiologische Grundlagen

Es ist unstrittig wichtig, dass die physiologischen Regelkreise des Menschen zur Konstanthaltung lebenswichtiger Regelgrößen auch Kompensationsmechanismen für die drohende oder beginnende Herzinsuffizienz bereit halten. Ein Mechanismus, der zunächst gut funktioniert, aber nicht ohne Nebenwirkungen zu haben ist. Er kontrolliert und variiert gegebenenfalls die Volumenmenge des Blutes durch Zugabe von Flüssigkeit ins Blut oder durch Wegnahme von Flüssigkeit aus dem Blut. Er wird quasi vom Herzen dazu aufgefordert, vermehrt Volumen in das Blut aufzunehmen, wenn das Herz erkennt, dass es der Arbeitsbelastung des Tages nicht oder nicht mehr ganz gewachsen ist. Das Herz arbeitet nämlich weit ökonomischer, wenn es besser gefüllt ist und kann eine bessere Schlagarbeit mit einer vermehrten Herzfüllung leichter leisten, als durch eine höhere Herzfrequenz oder durch ein vermehrtes Zusammenziehen der Muskulatur. Der Mechanismus dieser Kompensation ist gut untersucht. Er heißt Frank-Starling-Mechanismus und kann wie folgt kurz zusammen gefasst werden: Das besser gefüllte Herz schlägt kräftiger und effizienter. Die bessere Füllung kann aber bei einer bestimmten Konstellation in der Nacht Probleme machen. Wenn nämlich eine verminderte Dehnbarkeit des Herzens vorliegt, kann eine größere Flüssigkeitsmenge nicht aufgefangen werden, sondern sie macht sich mit einem vermehrten Druck auf die Innenschicht bemerkbar. Das kann soweit gehen, dass eine Innen-Schicht-Ischämie auftritt, die zum Auslöser einer sympathikotonen Sofortreaktion führt, die den Patienten in der Regel weckt oder zu Schweißausbruch oder Herzklopfen oder anderen Reaktionen des Sympathikus führt. Die Kompensationsmechanismen greifen allerdings nur bis zu einer magischen Grenze der Herzfüllung und Herzerweiterung. Ist diese überschritten, wird das Herz zu weit, kann es ganz schnell vorbei sein mit der Herzkraft. So kann eine zu große Flüssigkeitsmenge das Herz unter Umständen sofort zur Dekompensation bringen. Diese magische Grenze ist die so genannten „Gefüge-Dilatation" der Herzmuskulatur. Man muss sich das so vorstellen, dass die kontraktilen Elemente über eine gewisse Dehnung der Muskulatur hinaus die Kraft zur Kontraktion verlieren. So kann es unter Umständen zum Auftreten einer dekompensierten Herzinsuffizienz kommen, die sich als akute Dilatation mit Linksherzversagen und Lungenödem manifestieren kann. Das Herz und die Kompensationsmechanismen stehen allerdings vor einem großen Problem. Für die Nacht wäre dieser Kompensationsmechanismus eigentlich gar nicht erforderlich. In der bei uns üblichen Schlafweise werden die Beine gegenüber der Tageshaltung angehoben, weil sie im Bett flach lagern, was zu einem vermehrten Anstrom von Flüssigkeit ans Herz führt. Beim Stehen oder Sitzen dagegen hängen die Beine nach unten und entziehen damit dem zirkulierenden Blutvolumen viel Flüssigkeit. Es wäre nur am Tag notwendig, dem Herzen mit Volumen zu helfen, wenn die körperliche Arbeit erledigt werden muss. Aber es geht nicht beides, eine Aktivierung am Tag und eine Deaktivierung für die Nacht. Dafür sind die zur Verfügung stehenden Mechanismen nicht flexibel genug und zu langwirkend. Es müssen z.B. zur Volumenvermehrung Hormonsysteme aktiviert werden. Das braucht Zeit und hält auch länger an. Das Herz kann also nur entweder dem Tag oder der Nacht dienen. Wem also soll es Rechnung tragen? Das Herz entscheidet sich allemal für die scheinbar wichtigere Aufgabe, für den Tag mit seiner Arbeitsbelastung und füllt dadurch das Herz am Tage besser auf. Man spricht auch von der Erhöhung der Vorlast des Herzens. Und dann kommt die Nacht mit den angehobenen Beinen und den zusätzlich einströmenden Flüssigkeitsmengen, die auf das Herz drücken.

Und jetzt erlebt das Herz in dem geschlossenen Kreislaufsystem etwas sehr Schlimmes: Es droht in dem anflutenden Volumen zu ersticken, das mit Macht auf die Innenschicht des Herzens drückt. Und dass Flüssigkeit in einem geschlossenen System einen riesigen Druck ausüben kann, weiß jeder, der schon einmal ein hydraulisches System gesehen und begriffen hat. Wir glauben sogar, das dieser Druck auf die Herz-Innenschicht so stark wird, dass eine relative Durchblutungsnot des Herzmuskels eintritt*. Damit erklären wir die sympathikotonen Reaktionen, die der Körper veranlasst mit typischen Symptomen wie Schweißausbruch, Herzklopfen, Herzrhythmusstörungen, verstärktes Herzschlagen (Palpitationen) und eine besondere Form des Hellwachseins, wie sie nur der Sympathikus machen kann. Die Aktivierung des Sympathikus kann soweit gehen, dass es zur Kontraktion von Gefäßen am Herzen kommt mit Prinz-Metal-Angina des Herzens oder zu nächtlichen Gefäßverkrampfungen im Hirnbereich mit zerebralen Durchblutungstörungen bis hin zu Schlaganfällen. Auch die echte Form der Angina pectoris (vera) kann durch die sympathikotonen Reaktionen auftreten, und so manche am Tag nicht feststellbare Koronarsklerose verrät sich durch den höheren Sauerstoffbedarf während der Nacht durch das Auftreten von typischen Schmerzen. Auch bei Patienten, bei denen ein Belastungs-EKG keinen pathologischen Befund erbracht hat, kann die sympathikotone Reaktion in der Nacht durchaus eine koronare Minderdurchblutung aufdecken. Die bessere Erkennung einer Mangeldurchblutung ist vermutlich auch dadurch verursacht, dass die Durchblutungsstörung der Innenschicht

* Siehe Artikel: Das Herz-Innendruck-Syndrom

die Ischämie der Stenose zusätzlich vermehrt, was zum Überschreiten der Schmerzgrenze führen kann.

Pathophysiologie der Therapiemöglichkeiten

Was hilft es uns denn nun in dieser Situation, die Hypervolämie zu beherrschen und in welcher Form kann die kompensatorische Hypervolämie diagnostiziert werden? Macht es Sinn, einen vom Organismus gewählten Kompensationsmechanismus zu unterlaufen?
Ja, es macht. Nicht jeder Kompensationsmechanismus führt auf Dauer zum Ziel. Der Frank-Starling-Mechanismus kann im Gegenteil bei Überreizung seiner Leistungsfähigkeit im Einzelfall ins plötzliche Lungenödem führen und das ohne rechte Vorwarnung. Was als Hilfe gedacht ist, stiftet falsche Sicherheit, die Gefahr wird nicht erkennbar. Bei weiter zunehmender Belastung, gewöhnlich in der Nacht, kommt der Zeitpunkt, in dem der Kompensationsmechanismus überreizt ist, die Linkskompensation bricht hervor aus ihrem Versteck und wird zur drohenden Gefahr für das Leben. Nach dem Gesagten wird klar, dass die beste Therapie in der möglichst schnellen Volumenreduktion bestehen muss. Wie sie gelingt oder versucht wird, ist je nach dem pathophysiologischen Denken und Wissen des oder der behandelnden Ärzte recht unterschiedlich. Die Details sollen hier nicht diskutiert werden. Es gibt nur wenige Kontraindikationen für einen direkten Aderlass. Selbst bei einer schweren Linksinsuffizienz wäre der Aderlass angezeigt und vor allem auch bei ganz niedrigen Blutdruckwerten, weil die Erholung des linken Herzen allemal den Blutdruck und über das zunehmende Herzminutenvolumen auch die Perfusion an den Kranzarterien erhöht. Der Engpass ist die Volumenausscheidung, die bei schwachem Betriebsdruck nicht über die Niere gelingt. Das hat dazu geführt, dass große Mengen an adrenergen Substanzen appliziert wurden mit der Gefahr einer profibrillatorischen Wirkung mit der möglichen Folge von Herzrhythmusstörungen bis hin zum Kammerflimmern.
Der sofortige Aderlass benötigt keine anderen Ausscheidungsmechanismen, er selbst ist die Ausscheidung. Der Ventrikelentlastung folgt die Kraftzunahme des Herzens auf den Fuß, weil die Gefüge-Dilatation zurück geführt wird. Man muss es einfach einmal gesehen haben, wie schnell sich ein entlastetes Herz erholt. Im Extremfall sehen die Überlebenden keinen Grund, nicht die Alltagsgeschäfte fortzusetzen und die unangenehme Episode einfach zu vergessen.

Was hat denn nun das akute Überleben des Einzelfalls mit der prophylaktischen Therapie zu tun?

Die dramatische Besserung im Einzelfall zeigt auf, dass eine Volumenentlastung

* Siehe Artikel: Der neue Doppel-Hämatokrit
** Siehe Artikel: Der neue Diagnostische Aderlass

dem Herzen in ganz außerordentlicher Weise helfen kann, wieder Kraft zu schöpfen. Aber das ist, wie wir jetzt wissen, nicht nur auf den extremen Notfall beschränkt, sondern wir können dem Herzen helfen, auch wenn es noch im Frühstadium der Herzinsuffizienz ist. Und das ist doch das eigentliche Ziel der ärztlichen Kunst: Helfen, bevor etwas passiert ist, bevor das Kind in den Brunnen gefallen ist.

Daraus entwickelt sich automatisch die Frage, wem kann geholfen werden und wie kann geholfen werden. In dieser Situation hilft uns die Methode des neuen Doppel-Hämatokrits, die es uns ermöglicht, zu überprüfen, wer von unseren Patienten vermutlich im Stadium der kompensatorischen Volumenvermehrung, also im Stadium einer frühen Herzinsuffizienz ist, und ob er wirklich von einer Volumenreduktion profitieren kann.

Der „neue Doppel-Hämatokrit"* wird im Rahmen des „neuen diagnostischen Aderlasses"** zweimal im Abstand von mindestens 24 Stunden (an heißen Tagen 48 Stunden) nach einem Aderlass durchgeführt. Dazu muss man wissen, dass nach einem Aderlass bei einem Gesunden, z.B. nach der Regelblutung einer gesunden jungen Frau, eine Verdünnung eintritt, die sich recht einfach vorher berechnen lässt. Man muss nur wissen, dass wir bei einem Aderlass Einfluss auf zwei Kompartimente nehmen, auf den venösen und den arteriellen Bereich. Diese beiden Bereiche grenzen einerseits im Lungenbereich und zum anderen im peripheren Bereich aller Organe aneinander. Im Lungenbereich findet die Konversion venös in arteriell, in den peripheren Kapillaren spielt sich die umgekehrte Konversion nämlich von arteriell in venös ab. Was keiner von uns geglaubt hätte ist, dass diese beiden Bereiche, in ihrer hämodynamischen Wirkung voneinander getrennt sind. Stellt man Fragen im venösen Bereich, wird nur der venöse Bereich antworten. Und umgekehrt, stellt man Fragen an den kapillaren Bereich, wird wiederum nur der arterielle Bereich antworten. Wie ist das zu verstehen?

Die hämodynamisch/rheologische Trennung des venösen und des arteriellen Gefäßsystems

Wir haben uns dieses Thema nicht ausgedacht, wir sind nur der Überbringer einer seltsamen Nachricht. Wenn ich einen Aderlass im venösen Bereich mache und bestimme danach den venösen Hämatokrit, um nach dem Verdünnungsprinzip das zirkulierende Volumen zu ermitteln, bekomme ich nur eine halbe Antwort. Nur die Antwort aus dem venösen Bereich. Will ich die ganze Antwort, brauche ich auch noch die Antwort aus dem arteriellen Bereich. Es errechnet sich nach dem Verdünnungsprinzip nämlich nur ein zirkulierendes Volumen von ca. 1,7 Liter im venösen Schenkel und nochmals ca. 1,7 Liter im arteriellen Schenkel.

Genug der Spekulationen. Wir müssen die zirkulierenden Volumina des venösen und arteriellen Schenkels addieren, wenn wir auch nur einen

halbwegs vernünftigen Wert erhalten wollen, wie wir ihn aus der Theorie kennen.
Und es ist auch Fakt, dass die Menge des Aderlasses sich unterschiedlich auf die beiden Blutsysteme arteriell und venös verteilt. Nicht jeder Aderlass, der im venösen System ausgeführt wird, verdünnt nur das venöse System. Manche verdünnen überwiegend das arterielle System oder führen dort zur Konzentrierung. Es konzentriert nach unserer Erfahrung der Schenkel, der am meisten entlastet worden ist, und es verdünnt der Schenkel, der am gesündesten ist. Das jedenfalls ist der Eindruck, den wir bisher haben. Aber wir sind Kliniker, keine Physiologen. Diese müssten sich dieses Themas erst noch annehmen.
Beispiel: Bei einer gesunden jungen Frau teilt sich ein Aderlass von 200 ml auf den venösen und den arteriellen Schenkel im Verhältnis 1:1 also 100:100 ml auf.
Dies ist als Normalfall zu betrachten. Die Regel heißt, dass immer dann ein Normalfall vorliegt, wenn nach einem Aderlass die Summe der Verdünnungen in ml im arteriellen und venösen Schenkel gleich der Menge des Aderlasses ist. Bei einem Patienten mit starker Rechts-Linksherzbelastung bei Hypervolämie kann es aber durchaus sein, dass beide Schenkel konzentrieren. Eine Konzentration liegt immer dann vor, wenn die Summe der Verdünnungen in ml deutlich unter der entnommenen Aderlass-Menge liegt. Eine Konzentration zeigt prinzipiell an, dass die Volumenentnahme angezeigt war und weitere Aderlässe im Prinzip notwendig sind. Wichtig ist, dass während des diagnostischen Aderlasses Volumenneutralität bestanden hat, dass z. B. der Patient keine Diuretika eingenommen und sich bezüglich des Natriumkonsums normal, das heißt wie gewohnt, verhalten hat.

Konzentrierungen nach Aderlass

Wir unterscheiden absolute und relative Konzentrierungen nach Aderlass. Bei den absoluten Konzentrierungen wird nicht nur die Menge des Aderlasses nicht aufgefüllt, sondern es kommt sogar zu einem Volumenrückgang unterhalb des Volumens nach Aderlass – Ausgangsvolumen minus Aderlass. Wir nennen dies eine absolute Konzentrierung, wie sie z.B. bei bereits manifester Herzinsuffizienz beim diagnostischen Aderlass gesehen wird. Absolute Konzentrierungen sind daran zu erkennen, dass sich die Hämatokrit-Werte in beiden Schenkeln nach dem Aderlass erhöht haben.
Die relativen Konzentrierungen sind weiter oben schon definiert. Sie liegen immer dann vor, wenn die Summen beider Verdünnungsvolumina in beiden Kompartimenten deutlich unter der Menge des Aderlasses liegen, jedoch in der Summe nicht negativ ist, das heißt nicht unter der Marke Ausgangsvolumen minus Aderlass liegt.

Verdünnung nach Aderlass

Eine Verdünnung nach Aderlass liegt dann vor, wenn die Summe der Verdünnungsvolumina in beiden Volumenschenkeln über der Höhe des Aderlasses liegt und keine Fakten vorliegen, die eine Verdünnung per se erwarten lassen, wie z.B. das Absetzen von Diuretika in zeitlichem Zusammenhang mit dem Aderlass oder die Besänftigung einer sympathikotonen Überaktivierung.

Echte Verdünnungen nach Aderlass müssen nachdenklich machen. Es könnte sich bei dem Ausgangsvolumen z.B. nicht um eine Verdünnung, sondern es könnte sich um eine echte Anämie gehandelt haben.

Durch die Abnahme ist eine Herzinsuffizienz ausgelöst worden. Weitere Aderlässe verbieten sich. Eine Diagnose und Therapie der Anämie ist angezeigt. Differentialdiagnostisch muss auch an eine koronare Herzkrankheit gedacht werden, die durch den Aderlass verschlechtert worden ist. Weitere Abklärungen sind erforderlich bis einschließlich einer Koronarangiographie, wenn die Klinik des Patienten es erfordert.

Volumenkonstanz nach Aderlass

Sie liegt dann vor, wenn nach dem Aderlass die Summe der Verdünnungen arteriell und venös genau gleich (5 Prozent Abweichung) der abgenommenen Menge ist. Diese Situation entspricht der bei kreislaufgesunden Menschen und wird z.B. normalerweise bei den jungen Frauen nach der Regelblutung gesehen. Diese stabilen Situationen sind von

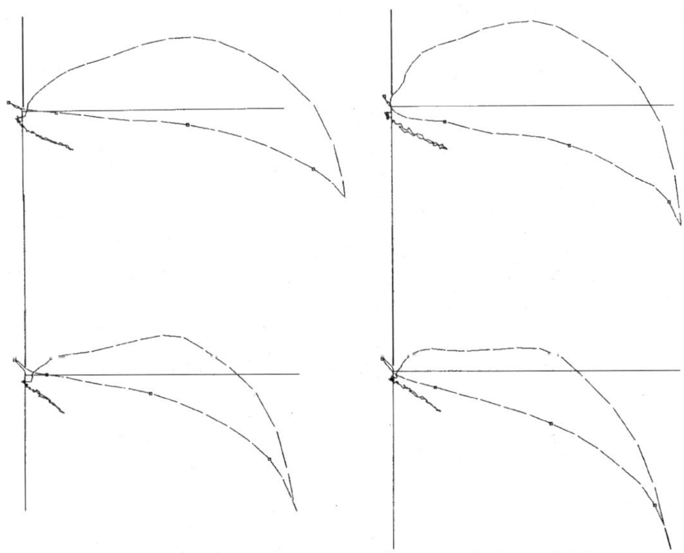

Abb. 29 – 32: Rückgang der Linksbelastung in der Frontalebene bei einer 62 Jahre alten Patientin mit exzessivem Stress. In der Frontalebene sieht man eine terminal superiore Orientierung (oben links), die sich nach Anheben der Beine (Bild oben rechts) noch verstärkt.

Bereits nach einem Tag nach Aderlass und Gabe von Modip® (2,5 mg zur Nacht) ist die superiore Orientierung deutlich rückläufig und ebenso die Linksauslenkung.

Abb. unten links: Keine Verstärkung der superioren Orientierung nach Anheben der Beine mehr.

wissenschaftlicher Bedeutung bei der Erstellung von Formeln für den Normalfall des zirkulierenden Volumens. Dabei gilt der Grundsatz, dass das zirkulierende Volumen (ZV) nur dann als richtig errechnet angesehen werden kann, wenn bei kreislaufgesunden Personen die Summe der mit Hilfe des ZV errechneten Verdünnungsvolumen in beiden Volumenschenkeln innerhalb einer 5 Prozent Schwankung der Menge des Aderlasses entspricht. Die Volumenkonstanz als Ausdruck des Normalfalls hat eine essenzielle Bedeutung bei der Weiterentwicklung der Volumenbetrachtungen insgesamt. Sie stellt die Basishypothese des diagnostischen Aderlasses dar, die unsere Arbeiten in Rahmen der neuen Volumen-Therapie entscheidend befruchtet hat.

Beispiel zur Therapie einer Patientin mit einer Volumen-Hypertonie

Eine 62 Jahre alte Patientin leidet seit der Menopause unter einem hohen Blutdruck mit Werten bis 220 zu 95 mm Hg. Sie wird seit einiger Zeit mit Nitrendipin versorgt, hat darüber aber weiterhin stark schwankende Blutdruckwerte und vor allen Dingen beidseits Unterschenkelödeme. Diese sind unter dem warmen Wetter so ausgeprägt, dass die Patientin das Gefühl hat, die Unterschenkel würden platzen. Aus diesem Grunde sucht sie unsere Ambulanz auf. Im Schleifen-EKG wird eine deutliche Linksbelastung gesehen mit starker Betonung der superioren Potentiale. Nach Anheben der Beine verstärkt sich die superiore Orientierung und die Linksauslenkung nimmt ab.

Hier besteht der Verdacht auf eine Volumen-Hypertonie, da eine starke Volumenreaktion mit dem anamnestischen Hinweis gepaart ist, dass sich der hohe Blutdruck nach einer Eierstockoperation vor 20 Jahren entwickelt hat. Es wird ein relativ hoher Hämatokrit gefunden, der kapillar 45,2 und venös 45,9 beträgt. Nach einem Aderlass von 143 ml verdünnt die Patientin adäquat auf 42,2 kapillar und 42,7 venös.

Der Aderlass entspricht damit der Verdünnung, was anzeigt, dass in diesem Fall ein einziger Aderlass genügt hat, um die Volumenverhältnisse zu normalisieren.

Die Schleifen in den frontalen Ebenen drei Tage später zeigen einen sehr deutlichen Rückgang der superioren Orientierung und der Blutdruck war mit 130 zu 80 mm HG normalisiert. Es besteht die Hoffnung, dass die Blutvolumen-Therapie alleine ausreicht, um den Blutdruck auf Dauer normal zu halten.

9. Die Hypervolämie als krankmachendes Agens, das den Sympathikus überhöht und mögliche neue Therapieansätze

Hier wird geklärt, welcher Patient auf Diuretika anspricht und wel-

cher nicht, und es wird die Ursache für die Wirksamkeit der Entwässerungstherapie bei hohem Blutdruck geklärt. Die Diuretika wirken direkt über die Drosselung des Blutvolumens.
Diese Druckminderung auf den Herz-Innendruck reduziert im Ergebnis den erhöhten Sympathikus (Krankheitsursache) oder führt ihn voll ins Gleichgewicht zurück.

Zur Ätiologie der Hypervolämie

Es ist bekannt, dass Patienten mit überhöhtem Sympathikotonus zu hohem Blutdruck neigen, welcher der Behandlung bedarf. Man weiß auch, dass bei manchen Patienten entwässernde Medikamente den Blutdruck gut senken können. Es herrscht aber noch weitgehend Unklarheit darüber, welche Patienten denn nun auf Diuretika ansprechen und welche nicht. Auch ist die Ursache für die Wirksamkeit der Diuretika bei hohem Blutdruck eigentlich nicht geklärt. Es wird angenommen, dass Natrium-Ionen die Empfindlichkeit der Barorezeptoren, die den Blutdruck bestimmenden, steigern können. Bei erhöhter Präsens von Natrium-Ionen, so die Annahme, sei auch mit empfindlicheren Rezeptoren zu rechnen. Ein vermehrtes Ansprechen der Rezeptoren bedinge eine stärkere Kontraktion der Gefäße und eine vermehrte Gefäßspannung erhöhe den Blutdruck. Dieses Konzept baute auf der epidemiologischen Beobachtung auf, dass nach dem Zweiten Weltkrieg der Salzverbrauch und der hohe Blutdruck parallel anstiegen und wurde bisher einfach fortgeschrieben, wohl auch in Ermangelung anderer Konzepte. Wer jemals eine „Wasservergiftung" erlebt hat, z.B. wenn Patienten ganz wenig essen, aber viel natriumarmes oder fast natriumfreies Wasser trinken und dann bei stark erniedrigten Natriumwerten einen exzessiven Hypertonus entwickeln, weiß, dass dieses Konzept nicht unbedingt trägt.

Nicht das Salz, sondern ein zu großes Blutvolumen aktiviert den Sympathikus und erhöht somit den Blutdruck

Es ist nicht das Salz und die Sensibilität der Barorezeptoren, die den erhöhten Blutdruck bestimmen, sondern es ist das zu große Blutvolumen, das über Nacht den Sympathikus aktiviert, wie es im Artikel „Herz-Innendruck-Syndrom" beschrieben ist.

Kann eine Hypervolämie allein die Ursache für den Hypertonus sein?

Bei den Patienten mit Vergiftung durch natriumarmes Wasser kommt es zum Anstieg des Blutdrucks allein durch das Volumen, das bei Hyponatriämie aus Mangel an Natrium nicht ausgeschieden werden kann und den Körper belastet. Das legt den Verdacht nahe, dass manchmal allein die

Hypervolämie die Ursache für den Hypertonus sein könnte. Dann müsste aber ein Mechanismus gefunden werden, der erklärt, wie eine Hypervolämie eine persistierende Erhöhung des Sympathikus unterhält, die nun mal Voraussetzung für die arterielle Hypertonie ist.

Das Herz-Innendruck-Syndrom erklärt den Mechanismus

Diesen Mechanismus haben wir in dem von uns so genannten „Bad Nauheimer Herz-Innendruck-Syndrom" gefunden. Dabei führt ein Missverhältnis zwischen der Aufnahmefähigkeit des Herzens für Flüssigkeit und dem einströmenden Blutvolumen zu einer Druckerhöhung im Herz-Inneren und diese bewirkt durch direkten mechanischen Druck eine Durchblutungsstörung der inneren Herzschicht, also eine Herz-Innenschicht-Ischämie. Dass aber eine Herzmuskelischämie den Sympathikus aufruft, weiß jeder, der einen Patienten mit Herzinfarkt gesehen hat, bei dem die Anti-Stress-Therapie ein wichtiges therapeutisches Regime darstellt.
Die Diuretika wirken nach diesem neuen Prinzip nicht über die Desensibilisierung der Barorezeptoren durch Natriumverlust sondern direkt über die Drosselung des Volumens. Dies wirkt druckmindernd auf den Herz-Innendruck und damit entlastend auf die Herzinnenschicht, wodurch die Ischämie und mit ihr der erhöhte Sympathikus reduziert oder ganz beseitigt wird.

Wir haben durch das neue „Volumen-EKG" die Möglichkeit, den Rückgang des Volumendruckes auf das Herz zu beobachten und zu dokumentieren

Das neue Volumen-EKG funktioniert durch den Vergleich der Aufzeichnungen des EKGs in Flachlagerung der Beine mit dem nach Anheben der Beine, wobei die EKG-Information anschaulich als Schleifen in den drei Ebenen frontal, horizontal und sagittal nach eigenem Programm vektoriell dargestellt wird. Während im Normalfall das Anheben der Beine nur einen sehr kurzen Einfluss auf die EKG-Schleifen hat, steigert sich ein verstärkter Innendruck beständig und bewirkt persistierende Veränderungen, die sogar von einem Laien erkennbar sind.
Bei richtiger Therapie sind diese Veränderungen rückläufig, bis sich die Schleifen vor dem Anheben der Beine und danach nicht mehr unterscheiden. Eine solche Form der Hypertonie wäre dann keine „essenzielle Hypertonie" sondern eine sekundäre Form, die nach der neuen Lesart dann vielleicht zu schnell als „essenziell" bezeichnet wäre, was wohl immer noch die Regel ist.

Therapie bei Sympathikuserhöhung durch Hypervolämie

Zunächst einmal gibt es prinzipiell verschiedene Möglichkeiten, das Blutvolumen nicht mehr auf das Herz drücken zu lassen. Die eine ist die Entfer-

nung des Volumens z.B. durch einen Aderlass oder durch ein diuretisch wirkendes Medikament. Dies definieren wir als einen „äußeren Aderlass", weil sich die Auswirkung nach außen bemerkbar macht. Es wird in dem einen Fall des „äußeren Aderlasses" Blut nach außen oder nach Gabe eines Diuretikums Flüssigkeit nach außen (Urin) abgegeben.
Die andere Möglichkeit ist der „innere Aderlass". Wahrscheinlich entspricht diese Form der Therapie eher der heutigen Denkungsweise, welche die Gabe von Medikamenten bevorzugt.

Der Aderlass nach außen, der „äußere Aderlass" und seine pathophysiologischen Varianten

Der Aderlass in der ursprünglichen Form als Blutentnahme spielt in der heutigen Therapie eigentlich keine entscheidende Rolle mehr. Zu tief sitzt das Vorurteil, mit mittelalterlichen Methoden auf einen Patienten los zu gehen, wenn man einen Aderlass in Erwägung zieht. Und doch gibt es kein besseres Instrument, um schnell und frei von Nebenwirkungen einen volumenbedingten Hochdruck zu behandeln oder eine Herzinsuffizienz schnell zu therapieren. Diese Methode hat darüber hinaus den Vorteil, dass auch noch diagnostische Erkenntnisse zu erhalten sind, wenn man den „Doppel-Hämatokrit"* vor und nach dem Aderlass bestimmt, im Sinne des diagnostischen Aderlasses.
Die wahrscheinlich bekanntere und damit zurzeit beliebtere Variante dürfte die Gabe eines Entwässerungsmittels sein, das eine Volumenreduktion durch Wasserausscheidung bewirkt. Der Nachteil der diuretischen Therapie ist aber, dass ein konzentrierteres Blut zurück bleibt. Das kann unter Umständen deletär sein, wenn schon eine Hämatokrit-Erhöhung vorliegt, z.B. weil es sich um einen Patienten handelt, bei dem die Blutbildung immer forciert ist. Dennoch ist die Diurese ein brauchbares Instrument, das hier keineswegs verteufelt werden sollte. Ob auch diagnostische Erkenntnisse aus der Reaktion des Hämatokrits nach einer diuretischen Therapie zu ziehen sein könnten wie bei dem neuen diagnostischen Aderlass, kann noch nicht beantwortet werden, weil wir diesbezüglich noch nicht nachgedacht haben. Es wäre indes vorstellbar, dass ein Diuretikum dann besonders gut wirkt, wenn eine besonders große Wasseransammlung im Körper vorliegt. Es wäre aber auch das Gegenteil denkbar, dass nämlich das gesündere Herz ein Diuretikum besser nutzen kann als ein krankes. Diese Fragestellung lässt sich mit Hilfe des neuen Doppel-Hämatokrits* leicht lösen.

Der Aderlass nach innen und seine medikamentösen Varianten

Beim Aderlass „nach innen" handelt es sich um eine passagere Form des Aderlasses, die ganz bewusst dann

* Der neue Doppel-Hämatokrit siehe Beschreibung Seite 122.

gewählt wird, wenn eine Hypovolämie am Tage vermieden werden soll, wie wir sie z.B. bei der Herzinsuffizienz haben, die durch die medikamentöse Einstellung mit niedrigem Blutdruck am Tage einher geht. In der Nacht aber soll eine Entlastung erfolgen, um der sympathikotonen Überreaktion Einhalt zu bieten.

Welche Medikamente haben sich bewährt?

Als Medikamente stehen dafür alle gefäßerweiternden Substanzen zur Verfügung wie z.B. die retardierten Formen der Kalziumantagonisten vom nicht Verapamil-Typ. Die ACE-Hemmer und die Nitratderivate insbesondere die retardierte Form des Molsidomin. Diese Präparate erweitern den venösen und teilweise auch den arteriellen Pool und lassen das Blut, wenn die Substanzen vor dem Schlafengehen genommen werden, für die Nacht verschwinden. Das Herz hat also eine friedvolle Nacht ohne Druck auf die Innenschicht, und der Mensch fühlt sich am nächsten Tag wohl. Den retardierten Präparaten ist deswegen der Vorzug zu geben, weil schnell anflutende, gefäßerweiternde Formulierungen den Sympathikus auf Grund der aggressiven Peaks reizen.

10. Das neue Programm gegen Schlaganfall *„Nimm Herz und Hirn selbst in die Hand"*

wurde geschaffen, um auch Ihnen zu helfen, die wichtige Frage zu beantworten: Was kann ich tun, um mich selbst vor einem Schlaganfall so gut wie möglich zu schützen?

Die Funktion des Herzens, die Zusammensetzung des Blutes und das Wohlergehen des Gehirns sind viel stärker und unmittelbarer miteinander verknüpft als angenommen. Probleme des Herzens muss das Gehirn mit ausbaden. Dies gilt auch bezüglich der Fließfähigkeit des Blutes, bei zu viel Blutmenge, Blutflüssigkeitsdruck, Unterzuckerung als auch bei Schwermetall- und Giftbelastung, nicht ausgeschiedenen Stoffwechselprodukten sowie Gefäßspasmen, die durch eine Sympathikus-Aktivierung eine Herz-Kreislauferkrankung hervorrufen können.

Weswegen bedarf es eigentlich eines eigenen Programms gegen den Schlaganfall? Ist es denn nicht selbstverständlich, werden Sie sich fragen, dass man geschützt und auf der sicheren Seite ist, wenn das Cholesterin niedrig ist oder mit Medikamenten gesenkt wird oder wenn man sogar noch das Aspirin® nimmt, um das Blut zu verdünnen?

Nein, nein, nein und abermals nein, es ist meistens nicht genug und andererseits auch vielleicht nicht immer günstig, denn auch cholesterinsenkende Medikamente können krankmachen, wenn man sie nicht verträgt. Und dass Aspirin das Blut verdünnt, ist ein Ammenmärchen, das aus der medizinisch-babylonischen Sprachverwirrung stammt. Offensichtlich macht es bei flüchtiger Betrachtung Probleme, zwischen der Viskosität, also der Fließfähigkeit des Blutes und der Gerinnung bzw. der Gerinnungsfähigkeit des Blutes zu unterscheiden. Der Begriff „dünnes Blut" unterstellt aber eine gute Beweglichkeit, eine geringe Zähflüssigkeit. Darauf aber hat Aspirin®, wenn man genau hinschaut, primär gar keinen Einfluss. Und das ist auch das Problem des Schlaganfalls: Wir haben die Mittel, ihn zu besiegen, aber es wird zur Zeit oft nicht genau genug hingeschaut.

Der Text, der jetzt folgt, ist eine vielleicht nicht ganz leichte Kost. Er ist für den geschrieben, **dem seine körperliche Unversehrtheit so viel wert ist, dass er genauer hinschauen möchte,** zumal es um sein Leben, zumindest aber um seine Lebensqualität gehen könnte. Es ist nicht für den geschrieben, der tatenlos das Schicksal oder den Zufall walten lassen möchte, auch nicht für den Voreingenommenen und schon gar nicht für den, der nicht gewohnt ist, selbstständig und eigenverantwortlich zu denken. Aber der Wissensdurstige, der Mitdenker und der kritisch Denkende, die werden ihre Freude und eventuell einen unendlichen Nutzen haben. Es geht um viel, es geht um alles, es geht um die Lebensqualität auch und gerade auch in den späteren Lebensjahren.

Nur wer den Gegner kennt, hat eine Chance

Es gehört zu den ganz schlimmen Dingen im Leben, wenn ganz plötzlich die körperliche und zum Teil auch geistige Unversehrtheit abhanden kommt, wenn man sich nicht mehr selbst helfen kann und auf andere angewiesen ist. Etwas Wertvolleres als unseren Kopf haben wir nun mal nicht. Was beim Schlaganfall so hart trifft, ist die Tatsache, dass das Geschehen in der Regel plötzlich eintritt, dass sich der Mensch total machtlos fühlt und auch keinerlei Möglichkeiten hat, sich in irgend einer Weise zu wehren. Gerade der ältere Mensch hat dann auch nicht mehr die Kraft und Ausdauer, den Kampf mit diesem heimtückischen Gegner aufzunehmen, um das Schicksal noch einmal zu wenden. Bei keiner der großen Geißeln der Menschen ist das sich rechtzeitige Kümmern, die Prävention, so wichtig und angezeigt, und bei keiner können die frühzeitigen Maßnahmen auf der anderen Seite so erfolgreich sein, wenn man sich wirklich dieser Thematik annimmt. Während bei vielen Themenkreisen eine Abhilfe nur mit einem enormen Aufwand zu haben ist, lohnt es sich heute, sich um die so zentralen Themen wie Herz und Hirn selbst zu kümmern, weil man vieles selbst erreichen kann. Es gilt das Motto: Nimm Herz und Hirn selbst in die Hand. Das soll nicht heißen, dass sich nicht einer findet, der in Teilbereichen kompetent helfen kann, das ist ja selbstverständlich und auch dringend erforderlich. Aber bei wichtigen Dingen sollte man auch selbst agieren. Man sollte die Regie nicht aus der Hand geben und sollte die ganz wichtigen Dinge selbst mit entscheiden. Dazu muss man informiert sein. Seien Sie es!

Zu den Ursachen des Schlaganfalles

Herz und Hirn, die Funktion des Herzens und das Wohlergehen des Gehirns sind auf das engste miteinander verknüpft. Wenn das Herz Probleme hat, muss es das Hirn ausbaden.

a) Herzleistung und Hirnfunktion

Wenn das Herz rast, gibt das Hirn Schwindel an. Wenn es zu langsam schlägt auch. In beiden Fällen ist die Herzleistung, das Herzminutenvolumen reduziert, das Hirn muss mit weniger Sauerstoff auskommen, was es nicht kann, jedenfalls nicht lange.

b) Die Fließfähigkeit des Blutes und die Hirnfunktion

Das Hirn ist auch davon abhängig, von welcher Qualität das Blut ist, das es bekommt. Dabei ist der schon genannte Sauerstoff nur eine Größe. Ganz entscheidend auch ist die Fließfähigkeit des Blutes. So kann es für die Ernährung des Gehirns entscheidend sein, ob es sich z.B. um das wirklich dünne Blut der jungen Frau handelt, die ihr Blut durch die Regelblutungen immer wieder auffrischt und dünn hält oder um das in der Tat angedickte, zähflüssige Blut eines Rauchers oder eines Patienten mit einer Eisenstoffwechselstörung.

c) Schädigungen des Gehirns durch Blutklumpen und Bröckchen

Das Blut kann auch gröbere Verunreinigungen enthalten wie z.B. einen Blutbrocken, einen Embolus, welcher die Transportwege zu Gehirnteilen blockieren kann. Dann kann es ernst werden, weil hinter der Verstopfung eine Unterversorgung eintritt und sich ein Infarkt ausbilden kann.

d) Schädigung des Gehirns durch Gefäßspasmus der Hirngefäße

Nicht immer liegt eine Verstopfung vor, wenn das Blut nicht mehr fließen kann. Manchmal kommt es auch im Hirn wie am Herzen zum Zusammenziehen der Blutgefäße, zu einem Spasmus, der die Versorgung schlagartig lahm legen kann. Ein solches Problem macht z.B. der hohe Blutdruck, wenn insbeson-dere der diastolische Wert überhöht ist. Eine diastolische Erhöhung besagt nämlich, dass der Druck in den Hirngefäßen sehr hoch ist und damit die Gefäße sehr eng. Dann kann nicht genügend Blut durch. Auch Menschen, die nicht an Hypertonus leiden, können bei starkem Stress, also bei einer hohen sympathikotonen Aktivierung, einen Spasmus in den Hirngefäßen entwickeln.

e) Schädigung des Gehirns durch zuviel Blutflüssigkeitsdruck und direkte Einblutung

Hier liegt die größte Gefahr für das Hirn und für das Überleben. Und hier ist auch die Therapie am schwierigsten. Die Hirnblutungen zu vermeiden, ist unser dringendes Anliegen. Die Gefahr entsteht vor allem dadurch, dass nicht nur ein hoher Blutdruck vorhanden ist, sondern die betroffenen Patienten haben auch viel Blutvolumen. Die Therapie muss, wie weiter unten ausgeführt, vor allem in der Reduktion der Blutmenge bestehen. Unserer Ansicht nach sind alle diejenigen gefährdet, die schon morgens vor dem Aufstehen einen überhöhten Blutdruck haben und bei denen der Tag-Nacht-Rhythmus im Blutdruckprofil aufgehoben ist.

f) Schädigung durch Verkalkung der äußeren und inneren hirnversorgenden arteriellen Gefäße

Wenn die zuführenden arteriellen Halsarterien verengt sind, kann die Durchblutung wesentlicher Hirnareale problematisch werden. Allerdings haben die neueren Untersuchungstechniken die Diagnostik in letzter Zeit sehr erleichtert. Eine frühzeitige Operation im Bereich der Halsschlagadern kann gut helfen, ist aber auch heute noch nicht ohne Risiko.
Operationen an den inneren Hirnarterien sind nach wie vor so gut wie unmöglich und werden nur im Einzelfall bei besonders bedrohlichen Erkrankungen wie z.B. einem Aneurysma (Gefäßaussackung) einer Hirnarterie mit relativ hohem Risiko durchgeführt.

g) Schädigung des Gehirns durch Unterzuckerung

Es kommen aber auch dann nicht genug Nährstoffe am Hirn an, wenn sie das Blut einfach nicht in ausreichender Konzentration enthält. So kann das Hirn sehr stark unter einer Unterzuckerung leiden, wenn z.B. Insulin gespritzt worden ist, ohne adäquat zu essen, oder wenn relativ zuviel zuckersenkende Tabletten eingenommen wurden.

h) Schädigung durch Schwermetalle (wie Eisen- und Kupfer) oder Gifte

Wenn das Blut Gifte enthält, leidet das Gehirn wegen seiner starken Durchblutung auch mehr als andere Organe. Ganz fatal kann sich z.B. eine angeborene oder erworbene Eisen-Stoffwechsel-Störung bemerkbar machen. Es wird dann nicht nur Eisen in das Hirngewebe eingelagert, was stark schädigend wirkt, sondern es kommt durch den hohen Eisengehalt auch zur überstürzten Blutbildung, was eine Zähflüssigkeit, eine hohe Viskosität, und schlechte Beweglichkeit des Blutes bewirkt.
Bei den Giften für das Gehirn ist in erster Linie der Alkohol anzusprechen. Diese Geißel der Menschheit macht vor keinem Organ Halt, insbesondere ist aber das Gehirn mit seinen empfindlichen Strukturen gefährdet. Allerdings sind direkte Schlaganfälle keine typischen Auswirkungen des Alkohols.

i) Schädigung durch Einlagerung von Stoffwechselprodukten

Wenn der Organismus zuviel und ungewöhnliche Stoffe, z.B. Eiweißstoffe, Paraproteine, produziert, kann es zur

Einlagerung dieser Stoffe im gesamten Körper kommen, was sich im Hirn besonders schwer auswirkt. Früher war man gegen solche Einlagerungen machtlos. Heute kann man durch Plasmaseparation * die pathologischen Stoffe entfernen, ohne dabei die roten Blutkörperchen mit zu verlieren.

zu a) Herzleistung und Hirnfunktion

Es ist unstrittig, dass eine gute Hirnleistung an einen guten Kreislauf gekoppelt ist. Und es kann zu enormen Problemen des Gehirns führen, wenn der Kreislauf stockt, weil das Herz rast oder zu langsam schlägt. So kann ein Mensch stark in seinen Hirnleistungen nachlassen, wenn das Herz ernsthafte Probleme wie Herzrhythmusstörungen hat. Nach einem Herzstillstand, kann es mehrere Wochen dauern, bis die Funktion des Gehirns wieder zurückkehrt. Das Hirn ist auch empfindlicher als das Herz. Während sich das Herz unter Umständen leicht wiederbeleben lässt, ist das Hirn meistens der limitierende Faktor. Es braucht auch viel länger, bis es wieder normal funktioniert. Und so ist alles, was die Herzfunktion beeinflusst, auch wichtig, wenn wir vom Hirn und seiner Funktion sprechen. Und dann werden wir vom Kreislauf zu sprechen haben, denn das Herz ist seinerseits eingebunden in ein gewaltiges, groß- und kleinkalibriges Kanalsystem, das seine eigenen Gesetzmäßigkeiten hat und dessen Regulation dem Vegetativen Nervensystem unterliegt. In diesem Kreislauf ist das Herz eine abhängige Größe. Und damit auch das Hirn. Auf dieses Thema werden wir bei der Behandlung des hohen Blutdrucks noch zu sprechen kommen.

zu b) Die Fließfähigkeit des Blutes und die Hirnfunktion

Der Fließfähigkeit des Blutes, also der Viskosität, wird auch heutzutage noch viel zu wenig Aufmerksamkeit geschenkt. Man verhält sich so, als würde es keinen Unterschied machen, ob ein Pumpsystem Zuckerwasser mit ganz geringer Viskosität oder Honig mit ganz großer Viskosität zu transportieren hätte. Das ist aber ein großer Unterschied, und der Honig wird naturgemäß bei gleich ausgelegter Pumpe ganz einfach langsamer fließen müssen. Ebenso wird die Sauerstoffversorgung des Gehirns darunter leiden, wenn das Blut zähflüssig ist, z.B. weil große Mengen an roten Blutkörperchen vorhanden sind, die wie Mehl in der Milch wirken und die Viskosität quasi bis zu der des Teiges erhöhen. Die hohe Viskosität kann zwar von einem starken Herzen eine Zeit lang überspielt werden, der langsame Fluss des vermehrt viskösen Blutes drosselt aber die Sauerstoffzufuhr und führt nicht zuletzt auch durch die Minderversorgung des Endothels, der Tapetenauskleidung der Gefäße, zu Gefäß-

* Siehe „Die einfache Plasmaseparation" Seite 157.

schäden mit nachfolgender Arteriosklerose. Eine vermehrte Viskosität kann aber auch entstehen, wenn zuviel Eiweiß im Blut ist. Das kann bei einer quantitativen Erhöhung der normalen Eiweiße im Blut anfangen und reicht bis zur enormen Eiweißzunahme mit Herz- und Hirnbelastung beim Plasmazytom mit Paraproteinbildung. Und dann kann die Therapie auch nicht nur in der Gabe von Aspirin® bestehen, sondern es muss eine echte Verdünnung des Blutes eingeleitet werden, wie sie nur durch anhaltende kleinere Aderlässe über einen längeren Zeitraum gelingt. Wobei Aspirin® in diesen Fällen durchaus nicht falsch sein muss, es ist nur nicht ausreichend. Es ist deswegen auch angezeigt, weil vermehrte Blutdicke eben auch die Gerinnung insgesamt erhöht, schon durch die längeren Transitzeiten.

zu c) Schädigungen des Gehirns durch Blutklumpen und Bröckchen

Die Hauptfrage in der Therapie und Diagnostik ist, wann und warum sich Blutklümpchen bilden und wie größere Emboli entstehen. Blutklümpchen bestehen aus Gerinnungsmaterial also aus Blut und aktivierten Blutplättchen. Sie bilden sich oft bei einem Stau in dem Sammelbecken vor dem linken Herzen, in dem linken Vorhof also, bei einer Herzrhythmusstörung, die als absolute Arrhythmie bei Vorhofflimmern bezeichnet wird. Sie bilden sich, weil der Vorhof sich durch ein Fibrillieren im gesamten Vorhofbereich nicht mehr kräftig genug zusammenzieht, was er beim Normalrhythmus tut, und dadurch der geordnete Ausfluss fehlt. Es bleiben z.B. bestimmte Blutanteile als kleine Turbulenzen zurück, in denen sich die Gerinnung aktiviert, weil die Inaktivierung der Gerinnungsfaktoren durch die Leber ausbleibt. Es verhält sich quasi wie stehendes Blut, das auch gerinnt. Das ist eine der häufigsten Gründe für ein defektes Gehirn im fortgeschrittenen Alter: Emboli aus dem linken Vorhof werden ins Hirn geschleudert. Und da ist eine umfassende Therapie von ganz ausschlaggebender Bedeutung. Auch da genügt das viel gepriesene Aspirin® nicht. Wir haben bei Vorhofflimmern unter Aspirin® allein so viele Schlaganfälle erlebt, dass wir vor dieser alleinigen Therapie warnen müssen. Das kann jahrelang gut gehen, wenn es aber dann eintritt ist es immer zu früh. Als Alternative wird die Marcumar®-Therapie mit relativ hohen Dosierungen durchgeführt. Dazu können wir uns deswegen nicht entschließen, weil die hoch dosierte Therapie mit Marcumar® selbst eine so hohe Nebenwirkungsquote bis hin zur Hirnblutung hat, dass der Gewinn klein erscheint. Aber mit der Kombinationstherapie der beiden, der Kombination von kleinen Mengen von Marcumar® mit ca. 100 oder 50 mg Aspirin® haben wir ausgezeichnete Erfahrungen gemacht. Keiner unserer Patienten hat unter dieser Kombinationstherapie einen zerebralen Schaden erlitten, während alle Patienten mit Vorhofflimmern ohne Marcumar®

teilweise ganz erhebliche Schäden erlitten haben. Eine hochdosierte Marcumarisierung lehnen wir wegen der Gefahr der Hirnblutung gerade beim älteren Patienten ab.
Ursächlich ist beim Vorhofflimmern immer an die Überfunktion der Schilddrüse zu denken. Aber auch viele andere Konstellationen können zu Vorhofflimmern führen. Immer ist dabei eine vermehrte Druckentwicklung im Herzen zu finden, die durch das Vegetative Nervensystem bei Stress-Reizen vermittelt sein kann oder durch zuviel Volumen, wie sie bei Herzinsuffizienz auftritt. Auch hier wirkt sich eine überhöhte Viskosität schädlich aus. Seltener werden Thromben, sesshafte Gerinnungsbrocken, bei einem Infarkt an den infarzierten und entzündeten Wandabschnitten gebildet und lösen sich von dort und kommen als Emboli in die Blutbahn. Auch hier empfiehlt sich eine strenge medikamentöse Prophylaxe der eben beschriebenen Art. Gebilde aus Gerinnungsmaterial und Bakterien können sich auch an den Herzklappen lösen, wenn diese entzündet sind im Rahmen einer Herzklappenentzündung (Endokarditis), die nicht selten einer Halsinfektion folgt oder sich bei vorgeschädigten Klappen nach einem grippalen Infekt aufpfropfen kann. Der Verdacht muss entstehen, wenn nach einem Infekt das Fieber nicht aufhört. Hier bedarf es des Spezialisten, der die Klappen im Ultraschall sichtbar machen kann. Ganz selten stammen die Brocken auch aus dem venösen Flussbett, wenn sie es schaffen, durch die manchmal durchgängige Scheidewand des rechten Vorhofes nach links zu wandern, wozu bestimmte Druckverhältnisse notwendig sind. Selten, aber immer wieder vorkommend, sind Myxome, gallertige Tumore, die bevorzugt in den Vorhöfen sitzen und sowohl den Kreislauf erschweren als auch für das Ausschwemmen von Emboli verantwortlich sind, wenn Gewebeteile abreißen und mit der Blutbahn auch in das Hirn gelangen können.

zu d) Schädigung des Gehirns durch Gefäßspasmus der Hirngefäße

Die Schädigung des Gehirns durch einen zu hohen diastolischen Druck, also durch zu enge Gefäße, ist wohl die häufigste Schädigung des Hirns bei hohem Blutdruck. Wir haben den Eindruck, dass es besonders die sensiblen Menschen sind, die von dieser Form der Hirnschädigung heimgesucht werden, obgleich sie ganz häufig ganz viele und stark blutdrucksenkende Medikamente einnehmen.
Wir haben den Verdacht, dass sich bei diesen Patienten der Sympathikus und die starken Medikamente einen erbitterten Kampf liefern mit ungutem Ausgang. Es sind nämlich gerade die stark gefäßerweiternden Medikamente, die den Sympathikus herausfordern müssen, weil er, der Sympathikus, den Teil des Vegetativen Nervensystems darstellt, der für die Engstellung der Gefäße verantwortlich ist. Eine starke Gefäßerweiterung provo-

ziert den Sympathikus ähnlich wie ein Flugzeug, das in Reichweite der Radarschirme in einen feindlichen Luftraum eindringt. Es zieht sofort die gesamte Flugabwehr auf sich und sieht sich unmittelbar einer starken Bedrohung ausgesetzt. So geht der Sympathikus auf diese Provokation hin hoch und zieht die Gefäße noch stärker zu. Folglich werden die Medikamente weiter erhöht, ein ständiges Fingerhakeln mit dem „Herren der Gefäßweite" ist vom Zaun gebrochen mit einem unguten Jojo-Effekt. Einmal ist der Sympathikus stärker und einmal sind es die Medikamente. Und irgendwann einmal dominiert der Herr im Haus und zieht so stark zu, dass das Hirn nicht mehr genug versorgt wird. Es sind eben gerade nicht die stark gefäßwirksamen Medikamente, die der chronisch Hochdruckkranke braucht. Der Sensible braucht vielleicht gar keine aus dieser Gruppe, sondern vielleicht nur sanft wirksame Beta-Blocker vom Typ des Bisoprolol, oder er braucht eine Volumenreduktion, damit der Sympathikus nicht auch noch nachts über das Herz-Innendruck-Syndrom* weiter angestachelt wird. Oder er braucht einen zentralen Dämpfer wie die Imidazol-Rezeptorenblocker Cynt® oder Physiotens®. Dabei muss der Grundsatz sein, je sensibler der Patient, um so weniger Medikamente!

* Siehe Artikel „Herz-Innendruck-Syndrom" Seite 65.

zu e) Schädigung des Gehirns durch Blutflüssigkeitsdruck oder direkte Einblutung

Eine ganz wesentliche Ursache für die zu Recht so gefürchtete Hirnblutung ist der hohe Blutdruck. Aber es liegt bei der Hirnblutung eine ganz besondere Form des hohen Blutdrucks vor, die wir Volumen-Hypertonie nennen. Es kann nämlich nur dann zu Blutungen kommen, zum Beispiel auch zu Nasenbluten, wenn durch Flüssigkeit ein starker Druck ausgeübt wird. Dieser Flüssigkeitsdruck führt zunächst einmal zur Dehnung der Gefäße und auch zu einer Druckentwicklung auf die Gehirnschichten. Die Patienten beschreiben in der Regel ein Druckgefühl im Kopfbereich, das nicht selten einher geht mit einem leichten Schwindelgefühl, das sich nicht selten im Liegen verstärkt. Leider spricht die Volumen-Hypertonie schlecht auf die üblichen Medikamente gegen hohen Blutdruck an. Insbesondere können die gefäßerweiternden Mittel verhältnismäßig wenig ausrichten. Das liegt daran, dass eine große Flüssigkeitsmenge nur durch einen überhöhten Blutdruck zu bewältigen ist. Medikamente müssen quasi vom Körper abgefangen und in ihrer Wirkung annulliert werden, weil er es sich bei der vorhandenen Volumenbelastung nicht leisten kann, den Druck abfallen zu lassen. Die Regelkreise stemmen sich sozusagen gegen den Abfall des Drucks, weil ein Kollaps droht, wenn viel Flüssigkeit bewegt werden muss und die Kraft fehlt, weil kein Druck entwickelt werden kann.

Ein sehr gutes Erkennungsmerkmal für die Volumen-Hypertonie ist der Blutdruck frühmorgens **vor** dem Aufstehen. Während der normale Blutdruck, aber auch der Anspannungs-Hochdruck, frühmorgens niedrige Werte aufweist, findet sich bei der Volumen-Hypertonie gerade morgens vor dem Aufstehen ein überhöhter Druck. Das kann ganz extrem sein. Wenn z.B. der Druck im Liegen 195/115 mm Hg misst, kann der sofort nach dem Aufstehen gemessene durchaus nur 140/80 mm Hg betragen. Diese Konstellation ist ein untrügliches Zeichen für eine Volumen-Hypertonie und bedarf einer speziellen Therapie, die zur Entlastung des Blut-Volumens führen muss. Am besten und schnellsten lässt sich diese Entlastung durch Aderlässe durchführen. Wir führen den Aderlass am liebsten als „diagnostischen Aderlass" durch, wie dieses Verfahren von uns genannt wird. Das Verfahren bedient sich der Tatsache, dass sich ein Zuviel von Blutflüssigkeit auch negativ auf das Herz auswirkt und eine Entnahme auch eine Entlastung des Herzens bedeutet. Diese Entlastung wirkt sich positiv auf die Herzkraft aus, was zu einer besseren Diurese und zu einer relativen oder absoluten Zunahme des Hämatokrit-Wertes 24 Stunden nach Aderlass führt. Dabei wird zunächst der Hämatokrit kapillar und venös vor oder beim diagnostischen Aderlass abgenommen und mit den Werten 24 Stunden später verglichen. Mit Hilfe eines kleinen Programms werden die Verdünnung oder Konzentrierung in ml im venösen und arteriellen Schenkel getrennt bestimmt. Das Herz wurde entlastet, wenn die Berechnung eine absolute oder relative Konzentrierung ergibt. Das Herz wurde nicht entlastet, wenn die Summe der Verdünnungen in ml in beiden Schenkeln den Wert des Aderlasses in ml übersteigt. Wir haben ein Basic-Programm zur Berechnung der Verdünnung oder Konzentrierung entwickelt, dass sich relativ leicht auf einen kleinen, programmierbaren Taschenrechner adaptieren und bedienen lässt.

Man berechnet die Verdünnung bzw. Konzentrierung nach Aderlass nach folgenden Kriterien:

Das effektive Verdünnungsvolumen in einem der beiden Volumenareale ist gleich der Differenz des entsprechenden Hämatokrits vor und 24 Stunden nach Aderlass multipliziert mit der Menge des Aderlasses in ml, dividiert durch den Wert des Hämatokrits vor Aderlass, der um den Hämatokrit-Wert gemindert ist, der sich bei Normalverdünnung ergeben hätte.

Der Hämatokrit bei Normalverdünnung ergibt sich, wenn man den Hämatokrit vor Aderlass um den Quotienten vermindert, der entsteht, wenn man das Produkt des Hämatokrits vor Aderlass mit der entnommenen Aderlassmenge in ml durch das zirkulierende Volumen dividiert.

Solange die Berechnung eine absolute (negatives Vorzeichen) oder eine relative Konzentrierung ergibt, solange

ist eine Hypervolämie mit negativer Druckentwicklung vorhanden und solange sollte die Aderlass-Therapie fortgesetzt werden*. Erst danach ist eine diuretische Therapie angesagt, weil sich eine zu frühe Entwässerungstherapie wegen der Verdickung des Blutes hämodynamisch negativ bemerkbar machen könnte.
Es ist auch für den Behandelnden ein gutes Gefühl, sicher zu wissen, dass der Patient nach dieser Therapie der Hypervolämie keine Hirnblutung mehr bekommen kann. Oftmals, quasi als Nebeneffekt, geht auch der hohe Blutdruck ganz erheblich zurück oder lässt sich unvergleichbar leichter einstellen.
Natürlich sollte noch geklärt werden, wie die Hypervolämie entstanden ist, und es sollte der Versuch unternommen werden, die Ursache anzugehen. Aber oft unterhält sich eine Hypervolämie selbst, indem sie über das HERZ-Innendruck-Syndrom** den hohen Blutdruck über den Sympathikus stimuliert, der seinerseits die Hypervolämie durch das Auslösen einer Herzinsuffizienz auf den Weg bringt. Wenn die Hypervolämie nicht wieder kommt, waren die diagnostischen Aderlässe Diagnose und Therapie zugleich. Und das ist nicht selten so.

* Eine Konzentrierung liegt vor, wenn der Aderlass deutlich größer ist als die Summe der effektiven Verdünnungsvolumen kapillar und venös
** Siehe Artikel „Das Herz-Innendruck-Syndrom"

zu f) Hirnschädigung durch Verkalkung der äußeren und inneren hirnversorgenden arteriellen Gefäße

Früher war es ein erhebliches diagnostisches Problem abzuklären, ob die außerhalb des Kopfes gelegenen zuführenden Arterien intakt sind, die das Hirn versorgen. Man war auf langwierige Verfahren angewiesen, bei denen durch Röntgenverfahren und mit Kontrastmittel der Verlauf der Gefäße dargestellt werden musste. Das war nicht immer angenehm. Und so war es ein großer Fortschritt, als mit dem Aufkommen der Dopplerverfahren die Untersuchungen einfacher wurden. Aber erst jetzt kann man die große Halsschlagader (Carotis communis), die innere Halsschlagader (arteria carotis interna), die äußere Halsschlagader (arteria carotis externa) und die Vertebralarterien problemlos mit Ultraschall, auch mit Doppler (Geschwindigkeitsmessungen der Strömungen) und Farbdoppler (Darstellung der Strömungsgeschwindigkeiten in Farbe) darstellen und die Untersuchung leicht reproduzieren. Über die Darstellung der Frequenzgehalte (Frequenzanalyse) lassen sich auch wesentliche zusätzliche Charakteristika für differentialdiagnostische Überlegungen gewinnen.
Damit ist ein früher schwieriges Thema leichter zu handhaben. Nicht einfach ist dagegen die Entscheidung, ob bei einer diagnostizierten Verengung (Stenose) in den genannten Gefäßen eine Gefäßerweiterung (Dilatation) oder

eine Operation erfolgen sollte oder ob der konservativen Behandlung wie z.B. einer Blutverdünnung oder/und einer Beeinflussung der Gerinnung der Vorzug zu geben ist. Neuerdings ist es möglich, wie im kardiologischen Bereich, nach der Dilatation eine Gefäßstütze setzen zu lassen, was dem Wiederverschluss entgegen wirken soll. Es ist unstrittig, dass hochgradige Stenosen in den Halsschlagadern ein hohes Risiko für einen Schlaganfall darstellen können. Manchmal allerdings kompensiert der Körper enge Stellen durch die Ausbildung neuer Gefäße, so dass auch höhergradige Verengungen oder sogar Verschlüsse erstaunlich gut toleriert werden.

Gegen die Verkalkung der inneren, direkten Hirngefäße ist auch heute noch kein Kraut gewachsen. Allenfalls kann man eine bestehende Arteriosklerose durch eine Kombination aus ASS (Acetylsalicylsäure = Aspirin®) mit kleinen Dosen von Marcumar (1/2 Tablette täglich) aufhalten.

zu g) Schädigung des Gehirns durch Unterzuckerung

Das Gehirn ist hochgradig empfindlich auf Unterzuckerung. Wenn es nicht besonders geschützt ist, können Unterzuckerungen zu erheblichen Schädigungen des Gehirns führen. Dieses Thema berührt vornehmlich die Patienten, die Insulin spritzen ohne adäquat zu essen. Aber auch diejenigen, die, vielleicht auch ohne es zu wissen, eine nächtliche Unterzuckerung erleiden, weil sie noch am Abend, wenn unter Umständen gar nicht mehr viel gegessen wird, Tabletten gegen Zucker einnehmen. Dabei handelt es sich vornehmlich um Sulfonylharnstoff-Präparate aus der Reihe des Glibenclamid, z.B. Euglucon® oder andere wie Amaryl®.

Auf eine nächtliche Unterzuckerung machen in der Regel hohe Zuckerwerte morgens aufmerksam. Dann müssen Zuckeruntersuchungen des Nachturins klären, ob dieser zuckerfrei ist. Dies wäre ein wichtiger Hinweis für eine nächtliche Unterzuckerung. Hinweise können auch nächtliche Stichproben geben, wenn der Patient bei gelegentlichem nächtlichen Wachwerden selbst den Zuckerspiegel im Blut bestimmt z.B. mit dem handlichen One-Touch®-Gerät.

Unerkannte Unterzuckerungen, auch am Tage, sind viel häufiger als angenommen und müssen manchmal nahezu kriminalistisch gesucht werden. Typisch wäre z.B., wenn das jahrelang praktizierte Rasieren nach dem Frühstück nicht mehr gelingt, falls die Tabletten beim Frühstück eingenommen worden sind. Die Leitschiene muss bei der Diabetes-Einstellung sein, dass Unterzuckerungen dringend vermieden werden müssen. Das Interesse ist aber oft, aus verständlichen Gründen, auf eine möglichst straffe Einstellung gerichtet, weil zu Recht neurologische Schädigungen und Gefäßkomplikationen durch hohe Zuckerwerte vermieden werden sollen. Es gibt aber eine Achillesferse der Zuckereinstellung, die fast unvermeidbar erscheint. Der Zucker wird unter Nicht-Alltagsbedingungen eingestellt. Im Alltag wird dann weitgehend mehr muskulär gearbeitet und folglich mehr Zucker verbraucht, und schon ist die Unterzuckerung da. Unterzuckerungen nach klinischen Aufenthalten sind von daher leider nicht die Ausnahme.

zu h) Hirnschädigung durch Schwermetalle (wie Eisen- und Kupfer) oder Gifte

Es wird einfach nicht daran gedacht. Auch bei neurologischen Ausfällen, die typischerweise mit extrapyramidalen Schädigungen wie Gangstörungen einher gehen, wird oft nicht an Schwermetallvergiftungen gedacht, wie sie bei Kupfer- oder Eisenstoffwechselstörungen auftreten können. Dabei sind anamnestisch schon viele Hinweise zu erhalten, weil diese Erkrankungen oft erblich sind. Z.B. finden sich Lebererkrankungen beim Vater, die immer auf Alkohol geschoben wurden, obgleich mit Sicherheit kein Alkoholkonsum vorlag, was nicht geglaubt wurde. Oder es wird von nicht geklärten neurologischen Störungen bei Geschwistern oder auch bei den Eltern berichtet. Wenn man daran denkt, ist die Diagnose schon fast gestellt. Allerdings muss beim Morbus Wilson, bei der Kupferstoffwechselerkrankung, angemerkt werden, dass der Kayser-Fleicher-Ring in der Cornea, der gewöhnlich als Erkennungsmerkmal gelernt wird, nicht wirklich zuverlässig ist, weil er zu selten vorkommt. Auch das Coeruloplasmin, schön wenn daran überhaupt gedacht wird, ist nicht aussagekräftig genug. Manchmal muss es wirklich der Provokationstest mit Penicillamin (Metalcaptase®) sein mit Untersuchung des Anstiegs von Kupfer im Urin. Da tut man sich bei der Eisenstoffwechselstörung schon leichter. Wenn der Hämatokrit hoch ist und man findet ein hohes Ferritin, ist der Verdacht eigentlich schon ausgesprochen. Wenn dann noch die Genanalyse Mutationen der Allele C282Y oder H63D aufzeigt, ist die Hämochromatose hochgradig sicher bewiesen. Auch dann bedarf es noch einer großen Geduld, bis der Schaden begrenzt ist, aber es kann endlich ursächlich therapiert werden. Das fängt bei der eisenfreien Diät an und muss mit Aderlässen intensiv unterstützt werden. Beim Morbus Wilson muss die Therapie mit Penicillamin konsequent durchgehalten werden, was bei guter Führung den Erfolg bringt.

Was alles zu den Giften gezählt werden muss, die sich negativ auf die Hirnfunktion auswirken können, lässt sich heute noch nicht sicher sagen. In Anbetracht zunehmender degenerativer Hirnerkrankungen bei Zunahme der Umweltgifte lassen sich aber Zusammenhänge erahnen oder könnten sich vielleicht schon bald als neue Erkenntnisse der Forschung darstellen lassen. Hirnschädigungen, allerdings wohl keine direkten Infarkte oder ganz lokale Hirnschädigungen, sind aber zweifelsfrei bei Alkoholeinfluss anzunehmen, da der Alkohol wohl kein Organ verschont.

zu i) Schädigung durch Einlagerung von Stoffwechselprodukten

Das ist eine Thematik, die auch hier nur unvollkommen dargestellt werden kann. Zu groß ist das Gebiet und zu komplex, als dass es an dieser Stelle schon heute befriedigend abgehandelt werden könnte. Da bedarf es des speziell geschult Forschenden. Vielleicht hier nur soviel: Eiweiß-Elektrophoresen sollten immer auch im Bild dargestellt beurteilt werden. Es genügt nicht, die Fraktionen zu kennen. Es lassen sich so frühzeitig Gradienten erkennen, hinter denen sich Paraproteine verbergen können, die heute über Plasmapheresen oder Plasmaseparationen entfernt werden können, bevor Ablagerungen im Hirn stattgefunden haben. Vielleicht wird die Forschung an den degenerativen Hirnsyndromen wie z.B. der Alzheimer-Erkrankung mehr Licht ins Dunkel bringen.

Welches der angesprochenen Probleme das Ihre ist, werden Sie vielleicht schon jetzt vermuten können. Ein einfaches Hilfsmittel stellt die Blutdruckmessung dar, die heute in jeden Haushalt gehört und insbesondere in der Form der Handgelenksmessungen sehr einfach und komfortabel in der Handhabung geworden sind, wobei die neueren, auch recht preiswerten Geräte, durchaus einem hohen Anspruch genügen. Damit sind erstaunlicherweise auch die Apparate gemeint, die ganz preiswert in den Handelsketten angeboten werden.

Eine Blutdruckmessung morgens im Liegen, vor dem Aufstehen und vor der Medikamenteneinnahme sollte vorgenommen werden. Dieser Wert muss niedrig sein. Ist dieser Wert überhöht, kann eine Gefährdung bestehen, die in der Nacht eine Hirnblutung hervorrufen kann, das Schlimmste, was passieren kann. Ist dieser Wert niedrig, z.B. 105/60 mm Hg oder auch noch 120/80 mm Hg, ist es unbedenklich. Sollte der Blutdruck nach der Medikamenteneinnahme hoch gehen oder sollte sich danach das subjektive Wohlbefinden verschlechtern, muss neu nachgedacht werden. Man sollte keine Ruhe geben, bis das Problem **wirklich zufriedenstellend** gelöst ist.

Man muss sich dann den Hämatokrit genauer ansehen. Mit der Aussage: „normal" sollte man nicht zufrieden sein. Für wen normal? Für Jan Ulrich, wenn er in den Zwanzigern einen Weltrekord radeln will, ausgestattet mit einem optimal trainierten Herzen. Oder für die junge Frau, die dank ihrer Regelblutungen in aller Welt optimal dünnes Blut haben wird oder normal für den Herzkranken, der eine geringe Herzbelastung und damit ebenfalls dünnes Blut haben sollte. Und im übrigen ist der Normalbereich in unterschiedlichen

Laboratorien ganz unterschiedlich definiert. Nein, um mitdenken zu können, brauchen wir den Zahlenwert. Wenn dieser über 44 Prozent ist oder beim Mann unter 40 Prozent, muss im Prinzip schon die Skepsis einsetzen. Niedrige Werte können allerdings gut sein, sie können aber auch durch eine Verdünnung im Sinne einer Herzinsuffizienz hohe Werte sein, die durch Herzinsuffizienz quasi künstlich verdünnt sind. Dann hat der Träger vielleicht zuviel Blutvolumen und ist dann eben doch gefährdet im Sinne einer Hirnblutung. Richtig stark überhöhte Werte allerdings, die sind fast immer hoch pathologisch und bedürfen der ständigen Therapie. Lassen Sie sich da kein X für ein U vormachen.
Es würde diesen Rahmen sprengen, weit streuend die notwendigen Einzeluntersuchungen zu beschreiben. Schön wäre es, wenn in ihrer nahen Umgebung der „Doppel-Hämatokrit" oder noch besser der „Diagnostische Aderlass" schon praktiziert wird. Wir bemühen uns um die Verbreitung unserer Erkenntnisse, aber es wird schon noch etwas dauern, bis die Informationen alle erreicht haben, die sich darauf einstellen wollen.

11. Neuentwicklungen auf dem Gebiet der EKG-Diagnostik

Das neue Schleifen-EKG und Volumen-EKG

Das EKG, das wir alle jeden Tag erneut schreiben, hat sich im Laufe der vielen Jahre der klinischen Anwendung einerseits mehr als bewährt. Wie sonst könnte man z.B. einen akuten Herzinfarkt sichern oder die Lokalisation finden?
Andererseits sind wir im klinischen Alltag nicht selten enttäuscht, dass relevante Befunde, wie sie mühelos z.B. bei der Echokardiographie erhoben werden können, im EKG unter Umständen gar nicht gesehen werden wie Hypertrophien der rechten Kammer, aber auch der linken oder die Hyperkontraktilität. Man könnte meinen, dass hier einfach die Grenzen der Leistungsfähigkeit der Elektrokardiographie erreicht seien. Das ist aber keineswegs der Fall, es sind nur die Grenzen der Anschaulichkeit dieser Form der EKG-Darstellung erreicht.
Das konventionell EKG ist wegen seiner skalaren Darstellung nicht anschaulich genug, nicht grafisch genug, um zu vermitteln, dass es ein räumliches Gebilde wiedergeben will. Bessere Darstellungsmöglichkeiten hatte man damals nicht, als das konventionelle EKG, welches in den frühen Jahren des vergangenen Jahrhunderts entwickelt wurde. Es würde ein Superhirn benötigen, den dreidimen-

sionalen Informationsgehalt zu analysieren, das wirklich keiner hat.
Aber brauchen wir in Anbetracht neuerer Entwicklungen wie z.B. der Echokardiographie, das EKG wirklich noch dringend oder gar eine Weiterentwicklung? Lohnen sich denn überhaupt noch Bemühungen, auf diesem antiquierten diagnostischen Feld? Diese Frage kann mit einem „NEIN" beantworten, wer mit Hilfe des EKGs nur einen groben Überblick erwartet bezüglich z.B. Rhythmusstörungen, Leitungsstörungen, schwerster Linkshypertrophien und abgelaufener oder frischer Infarkte. Sie muss mit einem lauten „JA" beantwortet werden, wenn die Ansprüche größer sind. Wer die Möglichkeit der Verlaufsbeobachtung will, der braucht genaue Methoden, die schon kleinere Veränderungen deutlich aufzeigen und warnen, wenn der beschrittene Weg womöglich falsch oder vielleicht jetzt nicht mehr richtig sein könnte. Wir sind mit einer einfachen Abbildung der räumlichen Schleifen in drei Ebenen, insbesondere in der Beurteilung des Verlaufes einer Herzerkrankung er-

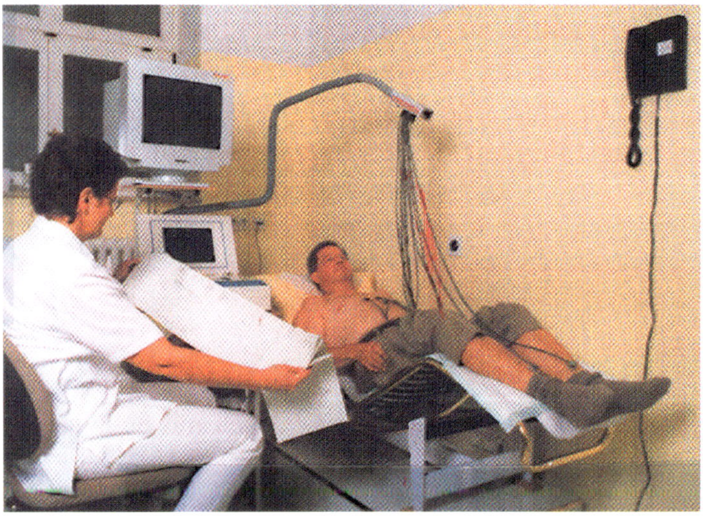

Abb. 33: Liegeposition Beine unten

heblich weitergekommen. Wir projizieren mathematisch die räumliche Schleife auf die drei Hauptebenen vor und nach Beginn der Entlastungstherapie für das Herz und „sehen" das Nachlassen der Linksherzbelastung.
Durch das Schreiben der EKG-Schleifen vor und nach Anheben der Beine sind wir unbekannten Linksherzbelastungen auf die Spur gekommen und nennen das Vorgehen „Volumen-EKG". Es ist unglaublich, was dieser einfache Schritt an Zusatzinformationen liefert. Das neue Volumen-EKG war letztlich der Wegbereiter für ein von uns neu definiertes Krankheitsbild, das **Herz-Innendruck-Syndrom.** Dies zeigt auf, dass manche Herzen unter dem einströmenden Blutvolumen im Liegen, also besonders in der Nacht, leiden, weil sie z.B. hypertrophiert, hyperkontraktil oder koronarkrank sind. Wer höhere Ansprüche stellt, der wird sich über die neuen diagnostischen Möglichkeiten des Schleifen-EKGs vor und nach therapeutischen Maßnahmen oder vor und nach Anheben der Beine in verschiedenen Ebenen vor Freude nicht fassen können.

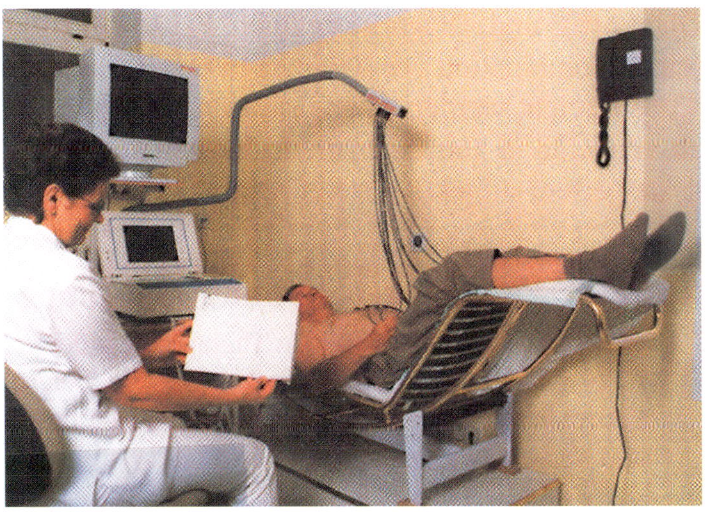

Abb. 34: Liegeposition Beine oben

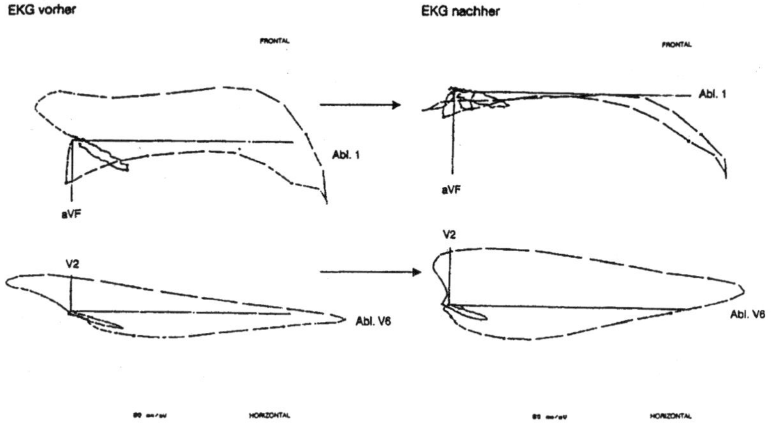

Abb. 35: Patientin mit arterieller Hypertonie in der Menopause bei Gabe von Schilddrüsenhormonen. Deutliche Zeichen der Linksherzbelastung in den beiden linken Schleifen. Weitgehende Normalisierung des Blutdrucks und der Schleifen in der Frontal- und Horizontalebene nach Reduktion der Hormone und zehntägiger ganzheitlicher Therapie.

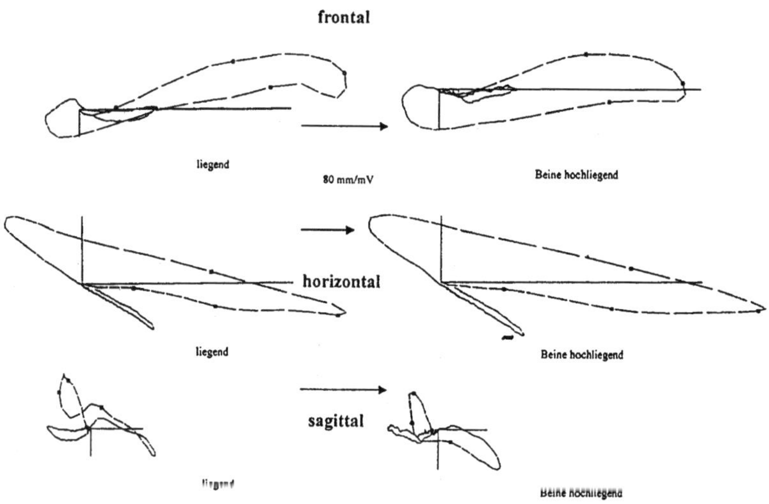

Abb. 36: Volumenbelastung eines 73jährigen. Schleifenveränderungen nach Anheben der Beine (links nach rechts) als Ausdruck einer Hypervolämie bei latenter Herzinsuffizienz vor Therapie. Klinisch: anhaltender Husten
Echo: Septum 14/17, Quer 53/38
Kontraktilitätsstörungen in der Spitze, Mitralregurgitation 4m/sec.

Therapievorschlag: Entwässerung unter Kontrolle des Hämatokrits und der Schleifenreaktion nach Anheben der Beine.

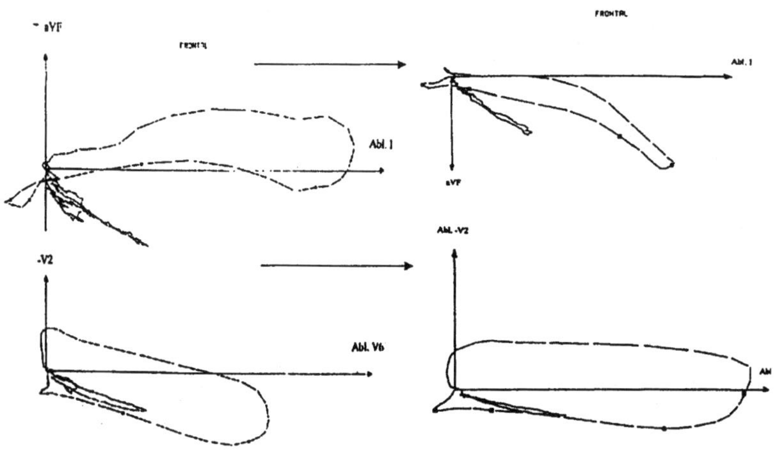

Abb. 37: Ausgeprägte Linksherzbelastung links mit pathologischer Verlagerung der Schleifen nach oben und vorne. Deutlicher Rückgang 3 Tage nach Beginn der besänftigenden ganzheitlicher Therapie. Das Beispiel lehrt, dass man streng zwischen Linksbelastung und Hypertrophie unterscheiden muss.

Die Diskussion über das neue Schleifen-EKG und seine Geschichte

Verschiedentlich wird behauptet, das „Schleifen-EKG" gäbe es schon seit mehr als 30 Jahren. Wir möchten deshalb die Historie zur Klarstellung noch einmal kurz umreißen:

- Die erste vektorkardiographische, dreidimensionale Darstellung wurde 1938 von Schellong inauguriert.
- Danach kamen ganz unterschiedliche Registriersysteme auf, von denen das Frank'sche System ab 1956 dominierte.
- Alle diese Systeme – auch das Frank'sche System – hatten aber den großen Nachteil, dass die Ableitungen oder Berechnung der rechts/links Auslenkung aus dem Brustbereich erfolgten. Dieses gilt auch für die heute existierenden Programme anderer Hersteller.
- Damit hat man aber auf die Frontalebene verzichtet, die – wegen der Einfachheit der Ableitung – am besten reproduzierbar ist. Und außerdem kann die Frontalebene wertvolle Zusatzinformationen für eine sensiblere Diagnostik liefern. Dies wurde nicht ausgeschöpft.
- Das Frank'sche System, in der Form wie es existiert, hat der Weiterentwicklung der Vektorkardiographie eher geschadet. Es ist zum Beispiel nicht möglich, mit dem Frank'schen System eine Rechtsherzbelastung zu finden, selbst bei einer ausgeprägten Mitralstenose nicht.
- In den NEUEN WICKER KLINIKEN Bad Nauheim wird die Vollständigkeit der Information des konventionellen Systems mit der Anschaulichkeit der vektoriellen Darstellung verbunden und damit eine neue, bisher nicht gekannte diagnostische Aussagefähigkeit und Qualität erreicht.
- Das neue Schleifen-EKG wurde in schätzungsweise 40.000 Fällen mit wesentlich besserem diagnostischen Ergebnis und präziseren Befundungen angewandt, als dies mit dem bisher immer noch allgemein üblichen EKG von 1929 möglich ist.
- Wir nennen unsere Form der Darstellung das neue Schleifen-EKG, weil die Auswertung ohne spezielle mathematisch/physikalische Vorkenntnisse möglich ist und von der einfachen Mustererkennung, der Variation der Schleife, lebt.
- Unser EKG trägt die Bezeichnung „Das neue Schleifen-EKG" und besitzt als einziges die Software und das technische Know-how mittels der die in diesem Buch dargestellten exakten Diagnosen und Befunderhebungen möglich sind.

Was kann das neue Schleifen-EKG leisten?

- Die Wanddicke des Herzens kann sehr genau eingeschätzt werden, wenn eine chronische Linksbelastung vorliegt.
- Es zeigt, dass das Kapitel der linksventrikulären Hypertrophie gänzlich umgeschrieben werden muss. Wir

haben im konventionellen System nicht genug zwischen Hypertrophie und Belastung unterschieden.

- Große und auch kleinere abgelaufene Infarkte können noch nach Jahren nachgewiesen und damit das Risikoprofil des Patienten erkannt werden.
- Therapeutische Erfolge können schon nach kurzer Behandlungszeit bewiesen und ein Therapieversagen ausgeschlossen oder erkannt werden.
- Schwer erkennbare supraventrikuläre Rhythmusstörungen können über unterschiedliche Ventrikelfüllung und daraus resultierende Konfigurationsänderung in der Frontalebene erkannt werden.
- Mit einer Volumenbelastung gepaart kann nicht nur eine **diastolische Herzinsuffizienz** sondern auch das **Herz-Innendruck-Syndrom** diagnostiziert werden.
- Prophylaxe erhält einen neuen Stellenwert in der Kardiologie. Es lohnt sich, frühzeitig ein neues Schleifen-EKG schreiben zu lassen, weil der Verlauf viel aussagt.

Was ist das Besondere an dem neuen Schleifen-EKG als diagnostisches Werkzeug?

Frage: Es gab ja schon einige vektorkardiographische Systeme. Was bringt denn ihr „neues Schleifen-EKG" Neues?

Antwort: Zum einen wird es Zeit, dass das vektorkardiographische System zurückkehrt, weil es in seiner Anschaulichkeit dem konventionellen System hoch überlegen ist. Zum anderen wiederholen wir die Fehler der bisherigen vektorkardiographischen Systeme nicht, die auf die Frontalebene bzw. auf die rechts/links Auslenkung der Frontalebene verzichtet haben. Daran sind diese Systeme gescheitert.

Frage: Dann liegen die Vorteile des neuen Schleifen-EKG's in der Aufnahme der rechts/links Auslenkung aus der Frontalebene?

Antwort: Das stimmt. Dadurch verfügt das neue Schleifen-EKG über eine Qualität, die es bisher bei keinem anderen vektorkardiographischen EKG-System gibt.

Frage: Wie können sie dies für eine präzisere und aussagefähigere und in der praktischen Arbeit bessere Diagnostik und Therapiekontrolle einsetzen?

Antwort: Es hat sich gezeigt, dass gerade in der Frontalebene die Variabilität des neuen EKG's sehr viel stärker zu Buche schlägt als in der Horizontalebene.

Frage: Und dies führt zu präziseren Diagnosen?

Antwort: In der Tat, da das neue Volumen-EKG häufig nur in der Frontalebene Veränderungen anzeigt. Wer die Frontalebene als diagnostisches Element nicht zur Verfügung hat, dem stehen auch nicht diese feineren diagnostischen Aussagen aus dieser Ebene zur Verfügung. Die bisherigen vektorkardiographischen Systeme haben durch die Anlehnung an Frank auf die Variabilität der recht/links Ausrichtung zwischen der Horizontalebene und Frontalebene verzichtet. Diese kann aber bei bestimmten EKG-Bildern ganz erheblich sein, wie zum Beispiel beim linksanterioren Hemiblock.

Frage: Wie geht dies genau vor sich?

Antwort: Das Herz macht bei unterschiedlichen Belastungen Drehbewegungen, die zu Veränderungen sowohl rechts und links als auch oben und unten führen. Diese erlauben Rückschlüsse auf die Herzbelastung.

Frage: Ist in der verbesserten Schleifen-Diagnostik eine verbesserte EDV-Aufbereitung enthalten?

Antwort: Natürlich, das ist der Schwerpunkt. Keiner könnte einen digitalen Datenbrei mit seinem Gehirn aufbereiten. Ein Computer kann daraus ein anschauliches Gemälde machen, das jeder versteht.

Frage: Und dies machen sie mit ihrer neuen Software?

Antwort: Genau dies machen wir und zwar mit einem unvorstellbaren diagnostischen Erfolg bei minimalem Aufwand. Diese Software wurde neu geschaffen und laufend weiterentwickelt.

Die Leistungsfähigkeit des neuen Schleifen-EKGs

Aus dem Inhalt:

1. Große und kleinere abgelaufene Infarkte können noch nach Jahren nachgewiesen und das Risikoprofil des Patienten erkannt werden.
2. Die EKG-Schleife ermöglicht eine genauere Lokalisationsdiagnostik beim Herzinfarkt.
3. Therapeutische Erfolge können schon nach kurzer Zeit bewiesen, Therapieversagen erkannt werden.
4. Linksschenkelblöcke sind oft unerkannte Infarzierungen, was sich zeigen lässt.
5. Supraventrikuläre Rhytmusstörungen können über unterschiedliche Ventrikelfüllung und daraus resultierende Konfigurationsänderungen der Schleifen erkannt werden.

Beispiele aus dem Klinikalltag

Die Leistungsfähigkeit des neuen Schleifen-EKGs lässt sich am besten an einigen Beispielen aufzeigen:

1. **Große und auch kleinere abgelaufene Infarkte können noch nach Jahren nachgewiesen und damit das Risikoprofil des Patienten erkannt werden.** Linksventrikuläre Hypertrophien werden wesentlich besser erkannt und im konventionellen EKG oft übersehen.

Es stellt sich ein 57jähriger Patient (E. S.) zur Routineuntersuchung bei unspezifischen thorakalen Beschwerden in unserer Ambulanz mit einer diastolischen Druckerhöhung auf 105 mmHg ohne Medikation vor. Im konventionellen EKG wurden bisher keine Auffälligkeiten gefunden (Abb. 38). Das neue Schleifen-EKG allerdings deckt eine abgelaufene Infarzierung im Spitzenbereich mit Beteiligung der Vorderwand auf sowie eine deutliche linksventrikuläre Hypertrophie (Abb. 39). Und zwar fehlt in der Horizontalebene initial sowohl die Rechtsauslenkung als auch die anteriore Bewegung.

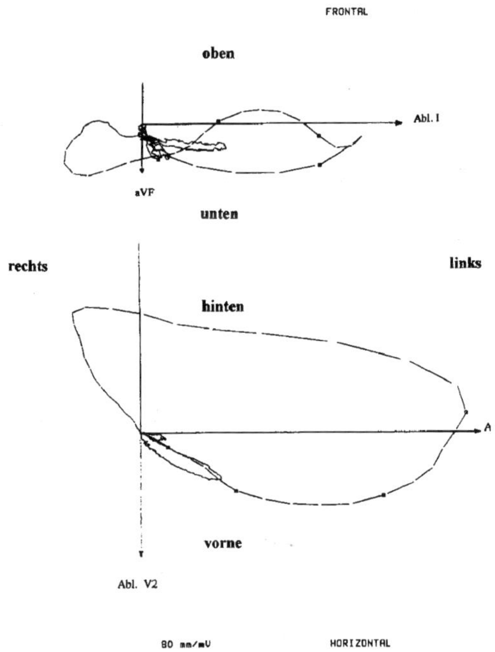

Abb. 39: Die Schleife in der Horizontalebene weist initial einen erheblichen Defekt auf. Es fehlt die anfängliche Rechts- und Vorwärtsbewegung als Ausdruck eines abgelaufenen Vorderwand- und Spitzeninfarkts. Im übrigen findet sich eine Ausziehung der Schleife nach links vorne als Ausdruck einer Linksbelastung, die bei längerer Laufzeit schon zu einer beträchtlichen linksventrikulären Hypertrophie geführt haben kann.

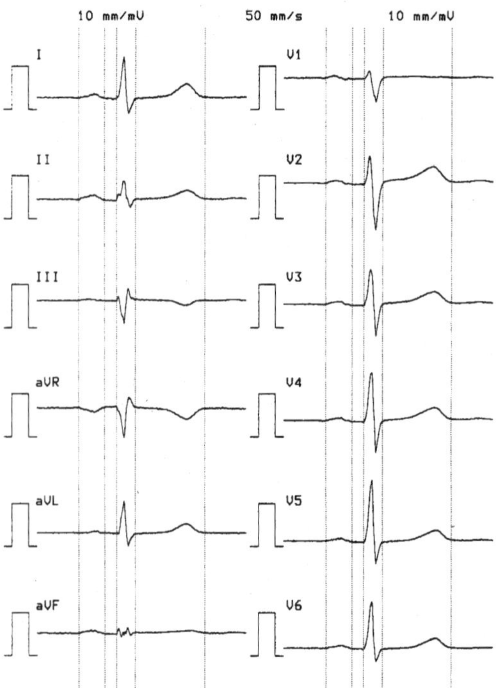

Abb. 38: Sinusrhythmus, Frequenz 74/min, Linkstyp, kein sicherer pathologischer Befund

Darüber hinaus ist die Schleife nach links und vorne ausgezogen und hat andererseits eine posterior rechte Betonung als Ausdruck einer Linksbelastung, die bei längerem Bestehen eine deutliche Linkshypertrophie bewirken kann. Und so fand sich auch im Echokardiogramm (Abb. 40) eine Aortenwurzelerweiterung auf 35 mm, eine diastolische Septumdicke von 16 mm, eine systolische von 21 mm und vor allem auch eine deutlich verminderte Kontraktilität im Spitzenbereich mit Übergang auf die Vorderwand. Bei

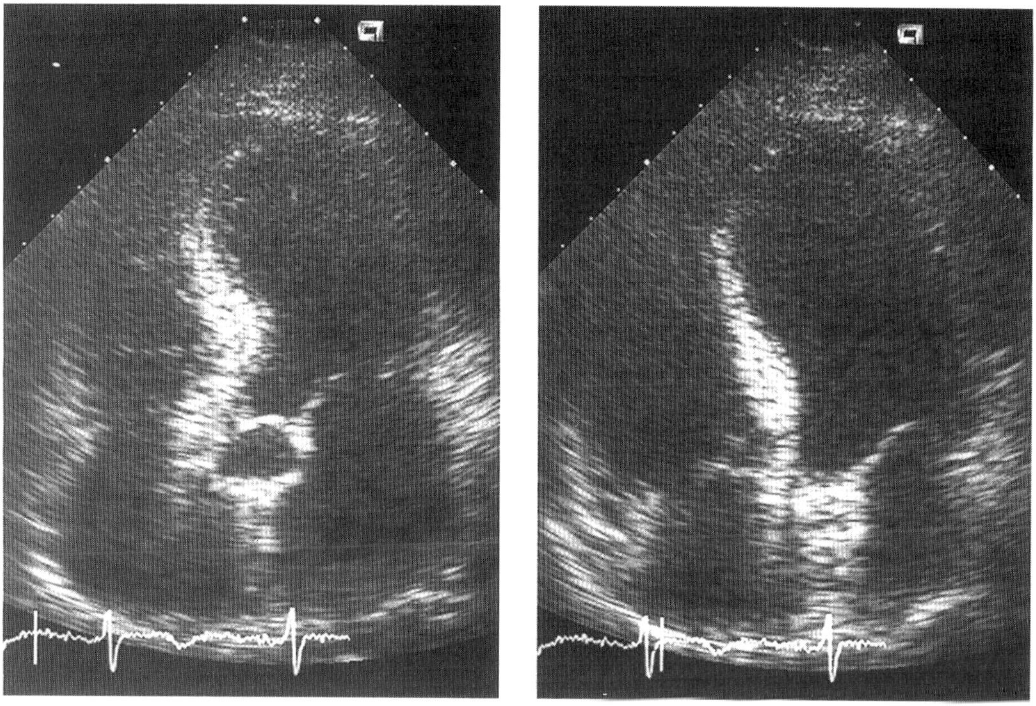

Abb. 40: Echokardiographische Darstellung der Systole a) und Diastole b) des Patienten. Im Spitzenbereich findet sich sowohl in der Diastole als auch in der Systole eine Zone mit deutlich verminderter Kontraktilität, die auf die Vorderwand übergeht. Das Septum ist verdickt und misst diastolisch 16,1 mm, systolisch 21 mm, der Querdurchmesser diastolisch 53 mm und systolisch 43 mm. Ausgeprägte linksventrikuläre Hypertropie.

hohem Risikoprofil liegt bei dem Patienten eine dringende Behandlungsbedürftigkeit vor. Im konventionellen EKG wäre dies übersehen worden.

2. Die EKG-Schleife ermöglicht eine genauere Lokalisierungsdiagnostik beim Herzinfarkt

Während die Lokalisationsdiagnostik bei frischen Infarkten durch die aktuellen ST-Streckenerhöhungen gelingt, kann diese bei abgelaufenen Infarzierungen viel schwieriger sein. Das gezeigte Beispiel eines 54-jährigen Patienten stellte eine ausgedehnte Infarzierung dar, die sich bei Lyse-Therapie in nur wenigen Stunden abgespielt hat. Während das konventionelle EKG 18 Tage nach dem Infarkt (Abb. 41) nur den „Hinterwandinfarkt" erkennen lässt, spricht das Schleifen-EKG (Abb. 42) für eine Kombination eine diaphragmalen Infarktes mit einem strikt posterioren Anteil und einem Seitenwandinfarkt.

Die genaue Lokalisationsdiagnostik ist für das weitere Vorgehen aber ganz entscheidend. Während ein diaphragmaler Infarkt für sich allein einen distalen Verschluss einer klei-

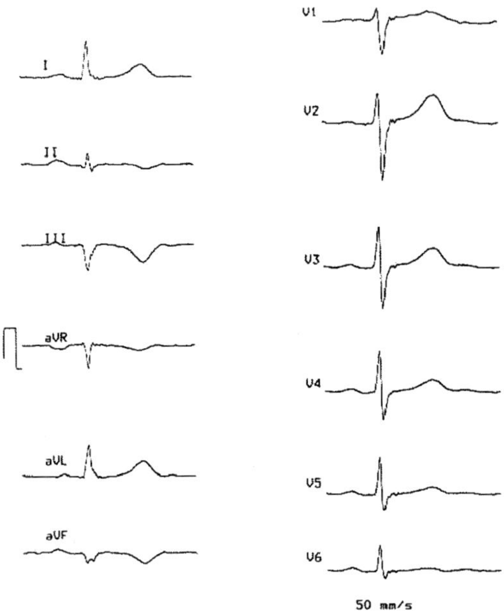

Abb. 41: Sinusrhythmus, Linkstyp, Frequenz 64/min. Zustand nach abgelaufenem Hinterwandinfarkt (18 Tage alt) im Folgestadium

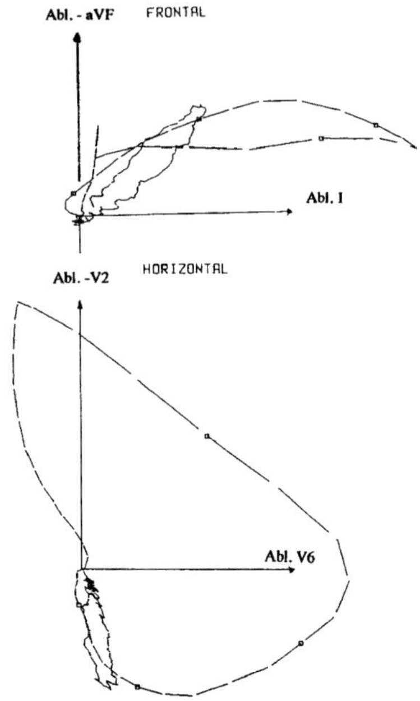

Abb. 42: In der Frontalebene ist sowohl der wegführende Schenkel (= 5 msec Marken) als auch der rückführende Anteil im superioren Bereich gelegen, als Ausdruck der Infarzierung inferior (diaphragmal). In der Horizontalebene ist die anteriore Betonung gleich am Anfang der Schleife ein Beweis für die posteriore Beteiligung. Die zu geringe Auslenkung nach links spricht für die Beteiligung der Seitenwand

nen rechten Kranzarterie wahrscheinlich macht oder für einen ganz peripheren Infarkt der linken Kranzarterie quasi erst nach dem Umbiegen um die Spitze in den unteren Bereich spricht, muss die im Schleifen-EKG wahrscheinliche große Ausdehnung einen Rechtsversorgungstyp betreffen, mit relevanter Bedrohung bei eventuellem Wiederverschluss. Im vorliegenden Beispiel zeigte sich denn auch eine filiforme Stenose im mittleren Anteil der rechten

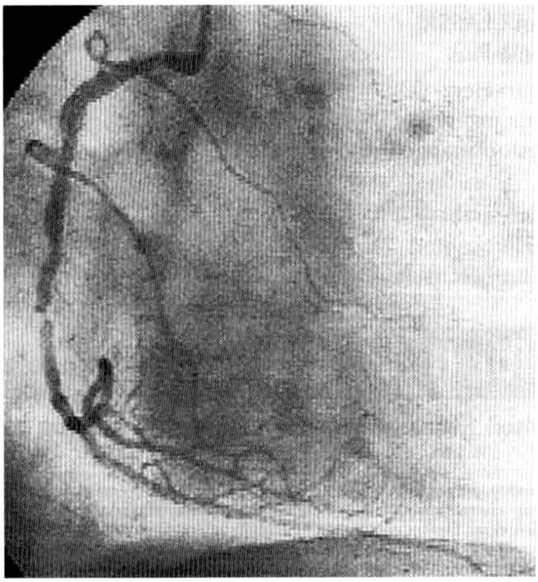

Abb. 43: Starke rechte Kranzarterie , die im mittleren Anteil eine ca. 30 %ige Stenose aufweist, gefolgt von einer filiformen Einengung, die für die Infarzierung verantwortlich war. Bei Rechtsversorgungstyp wird auch die posteriore sowie die seitliche Wand von den posterioren Ästen versorgt.

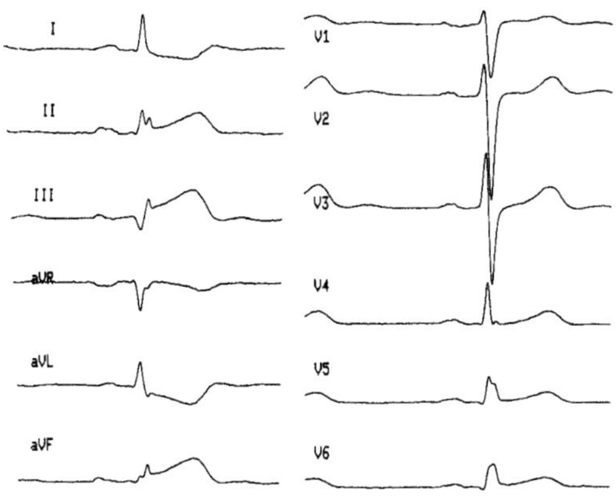

Abb. 44: Aktuelles EKG ca. 1 Stunde nach Beginn der Schmerzsymptome. Pathologische ST-Streckenhebungen in den Abteilungen II, III, aVF, V5 und V6. Pathologische Senkungen in I, aVL und angedeutet in V2. Deutliche Verklumpung der QRS-Komplexe durch Leistungsstörungen und erniedrigte R-Amplituden in V5 und V6.

Kranzarterie bei Rechtsversorgungstyp (Abb. 43) mit der dringenden Indikation zur Dilatation mit oder ohne Stent-Applikation. Das aktuelle EKG vom Infarkttag (Abb. 44) bestätigt die durch das neue Schleifen-EKG gefundenen Lokalisationen als inferior, posterior und lateral mit einer recht guten Übereinstimmung zur Schleifen-EKG-Diagnose.

3. Therapeutische Erfolge können durch das neue Schleifen-EKG bereits nach kurzer Behandlungszeit bewiesen und Therapieversager ausgeschlossen oder erkannt werden.

Die Verlaufsbeobachtung während einer Therapie hat sich mit dem neuen Schleifen-EKG als außerordentlich erfolgversprechend erwiesen.

H. R.

Eine 63-jährige selbständige Patientin leidet seit über fünf Jahren an Durchschlafstörungen. Sie wird regelmäßig nachts um drei Uhr wach und kann dann nur schwer wieder einschlafen.

Parallel dazu ist die Leistungsfähigkeit stark zurückgegangen, und es droht die Aufgabe der Selbständigkeit.

Auffallend war ein relativ überhöhter Hämatokrit von kapillar 43,5 Prozent und venös 45,7 Prozent mit relativer Überhöhung des venösen Wertes um 2,2 Prozentpunkte. Dies spricht nach unserer Erfahrung für eine erhebliche innere Anspannung. Nach einem Aderlass von 89 ml war diese Differenz bereits verschwunden und der venöse und kapillare Wert fast identisch mit 42,3/42,5 Prozent.

Das subjektive Befinden hat sich nach dem ersten Aderlass bereits deutlich verbessert, und die Patientin hat in der Nacht danach erstmalig nach zwei Jahren wieder durchgeschlafen.

Die Berechnung des Verhaltens des zirkulierenden Volumens über die Hämatokritwerte ergab nach unseren Formeln eine Konzentrierung um fast 50 ml, was anzeigt, dass die effektive Volumenentlastung des Herzens bereits zu dessen Kräftigung und Verbesserung der Ausscheidung geführt hat. Dies ist aber auch zugleich der Indikator für die Notwendigkeit eines weiteren Aderlasses, den wir mit 65 ml durchgeführt haben. Das Schleifen-EKG in Ruhe und nach Volumenbelastung vor und nach der Therapie

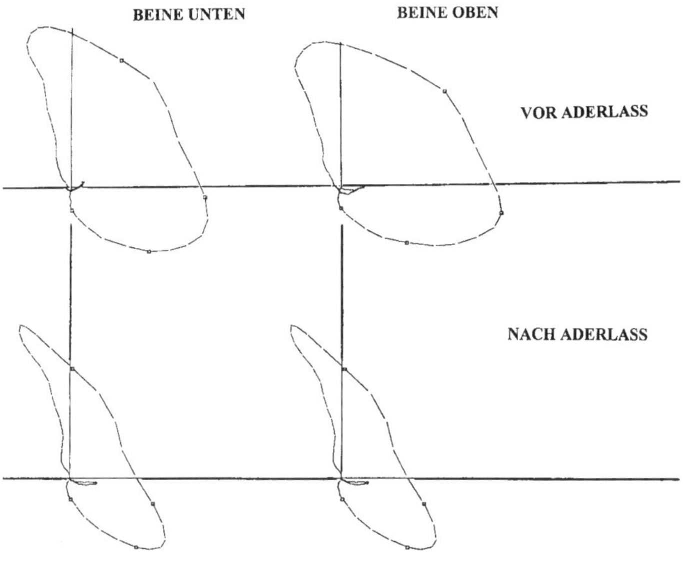

Abb. 45:
Pat. H. R. hatte stark wechselhafte Blutdruckwerte und litt unter Durchschlafstörungen und starkem Nachlassen der gesamten Leistungsfähigkeit. Durch zwei kleinere Aderlässe normalisierte sich der Blutdruck und insbesondere auch das Leistungsvermögen. Die beiden oberen Schleifen zeigen die Horizontalebene bei flach gelagerten Beinen links und nach angehobenen Beinen rechts. Es kommt zu einer deutlichen Volumenvermehrung der Schleife als Ausdruck einer pathologischen Volumenbelastung. Drei Tage später, nach Aderlasstherapie, deutlicher Rückgang der Linksbelastung in den Schleifen und keine Volumenbelastung mehr nach Anheben der Beine. Durchgreifender Erfolg innerhalb von drei Tagen durch Aderlass-Therapie.

ist in der Abbildung 45 dargestellt. Es ist deutlich erkennbar, dass sowohl die Linksbelastung in Ruhe stark gebessert ist, als auch die Volumenbelastung mit einer jetzt nicht mehr erkennbaren Veränderung nach Anheben der Beine.

Nach einem klinischen Aufenthalt von nur drei Tagen ist damit eine dramatische Wende in der Gesundheitsentwicklung eingetreten. Die Patientin äußert sich am Ende optimistisch und schaffensfroh und wird ihre berufliche Tätigkeit fortsetzen können. In drei Monaten soll eine 14-tägige Konsolidierungstherapie in unserer Klinik stattfinden, da sie erst zu dieser Zeit beruflich abkömmlich ist.

R. X.

Eine 75-jährige Patientin klagt seit zwei Jahren über rezidivierende Bronchitiden, so dass von einem Nachlassen der Abwehr gesprochen wurde und Therapien zur Immunstimulation eingeleitet wurden. Parallel dazu war eine Störung des Schlafes in Form einer Durchschlafstörung auffällig mit regelmäßigem Wachwerden gegen vier Uhr morgens. Die Patientin empfand einen Rückgang des Schlafbedürfnisses und sah dies bei fortschreitendem Alter als normal an.

Der Beginn der Symptomatik war zeitlich mit der Erkrankung einer nahen Angehörigen zu korrelieren, was der Patientin selbst allerdings nicht aufgefallen war. Bei der Untersuchung stand eine ausgeprägte Hyperkontraktilität im Vordergrund, mit einem hauseigenen Kontraktilitäts-Index von 5,6 (Normalwert zwischen 2,5 u. 2,8). Auffällig war eine relative Überhöhung des venösen Hämatokrits ge-

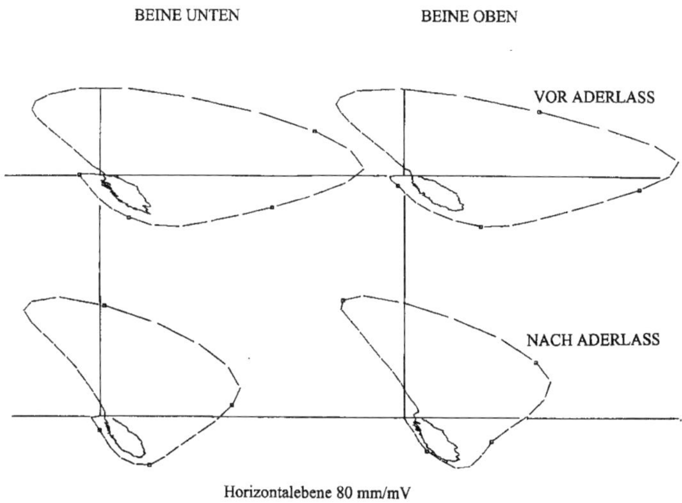

Abb. 46:

genüber dem kapillaren um 2,5 Prozent. Das Schleifen-EKG deckte eine erhebliche Linksbelastung auf mit Verschiebung der Schleife nach oben in der Frontalebene. Nach diuretischer Therapie kam es bereits zu einer deutlichen Verbesserung des subjektiven Befindens. Aber erst nach einem Aderlass von 75 ml spürte die Patientin eine deutliche Befreiung und ein Nachlassen des Drucks im Herz-Lungen-Bereich. Gleichzeitig (Abb. 46) gingen die Linksherzbelastungszeichen in dem Schleifen-EKG zurück.

Am auffälligsten für die Patientin selbst war jedoch, dass die Fröhlichkeit zu-

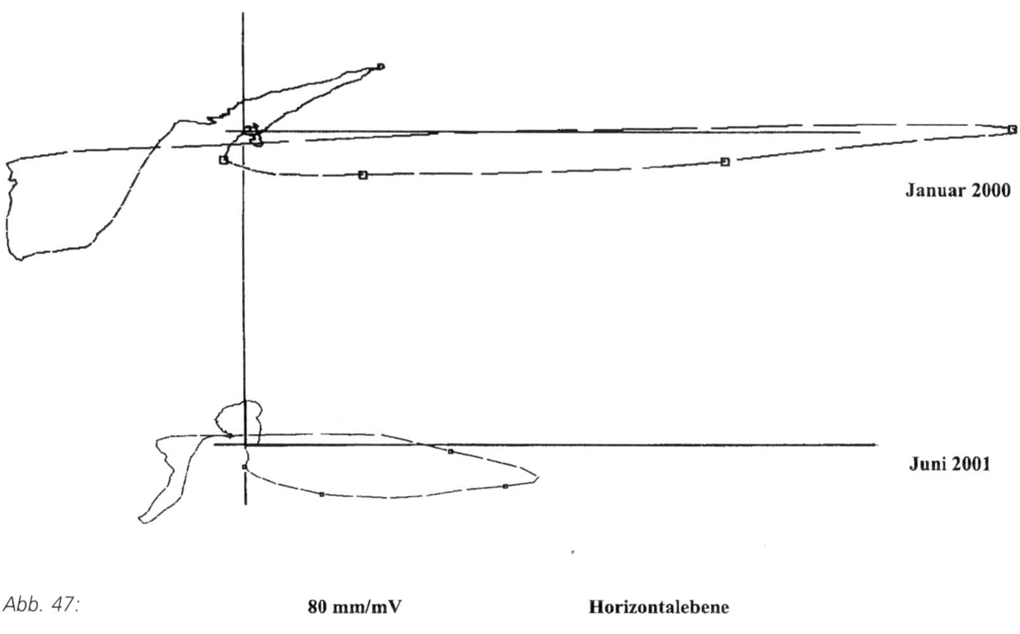

Abb. 47:

rückkehrte, die sie ihr ganzes Leben lang begleitet hatte und ihr in den letzten zwei Jahren abhanden gekommen war. Es entspricht unserer Erfahrung, dass Herzen mit Hyperkontraktilität das sauerstoffreiche Blut aus den Lungen am Einfluss in das Herz behindern, so dass die Patienten einen permanenten Lungenstau haben. Dies führt zu den von der Patientin so bedrohlich empfundenen Infektionen in den Bronchien im Sinne einer Stauungsbronchitis. Auch in diesem Fall ist eine fast komplette Normalisierung des Schlafverhaltens eingetreten mit einem Durchschlafen bis sechs Uhr morgens bei Beginn der Nachtruhe um 22 Uhr. Mit keiner der bisher bekannten Methoden wäre diese Diagnostik und Therapie möglich und beweisbar gewesen.

Eine 59-jährige Patientin mit Zustand nach rekonstruierter Mitralklappe und deutlicher postoperativer Regurgitation kam mit einer schweren Linksherzinsuffizienz. Der linke Ventrikel war im Januar 2000 deutlich erweitert mit 67 mm im Querdurchmesser. Nach 1 ½ Jahren intensiver ambulanter Betreuung beträgt die Ventrikelweite jetzt 57 mm diastolisch, systolisch ist es zu einer Änderung von 47 auf 44 mm gekommen. Der linke Vorhof, der deutlich erweitert war, ist bereits verkleinert. Deutlicher Rückgang auch der Regurgitation an der Mitralklappe. Die deutliche Verbesserung ist beim Vergleich der Schleifen vom Januar 2000 (Abb. 47 oben) und Juni 2001 ganz klar zu sehen (Abb. 47 unten). Der Maßstab ist unverändert.

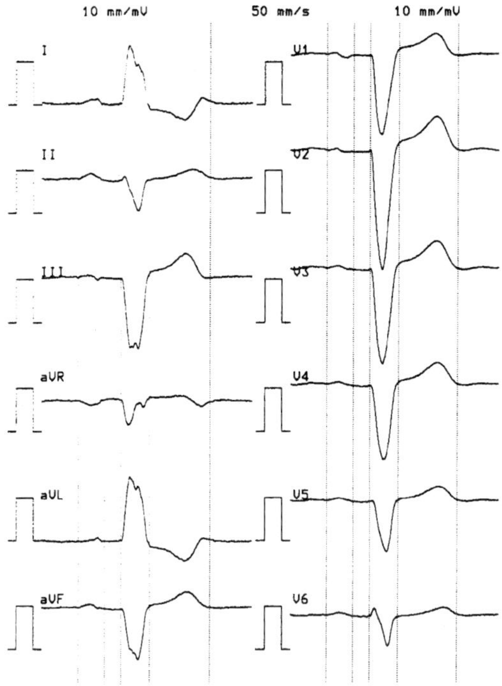

Abb. 48:
Sinusrhythmus, Frequenz 74/min, überdrehter Linkstyp bei Linksschenkelblock

4. Linksschenkelblöcke sind häufig unerkannte Infarzierungen. Das neue Schleifen-EKG kann eine wesentliche Hilfe bei der Diagnostik sein.

a) Eine rüstige 74-jährige Patientin stellt sich in der Ambulanz vor. Seit zehn Jahren ist ein Linksschenkelblock bekannt. Vor elf Jahren gab es ein thorakales Schmerzereignis, keine Abklärung danach. Das konventionelle EKG (Abb. 48) zeigt das Bild eines etwas atypischen Linksschenkelblocks mit überdrehtem Linkstyp. Im Schleifen-EKG (Abb. 49 und 50) spricht der

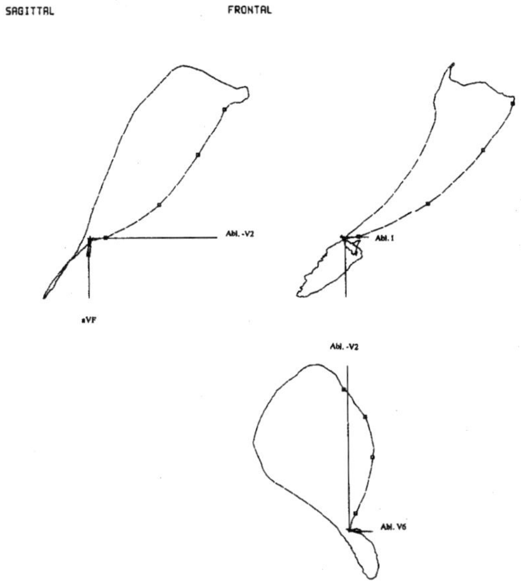

Abb. 49: Schleifen-EKG ohne Volumenbelastung. 74 Jahre alte, rüstige Patientin. Seit zehn Jahren ist ein Linksschenkelblock bekannt. Vor elf Jahren war ein thorakales Schmerzereignis, keine Abklärung.
Der Verlust der nach anterioren und nach rechts gerichteten und die Minimalisierung der linken Anteile sprechen für eine ausgedehnte Infarzierung der gesamten Spitze, Vorder- sowie Seitenwand. Es liegt kein Linksschenkelblock vor, sondern ein intraventrikulärer Block nach ausgedehnter Infarzierung.

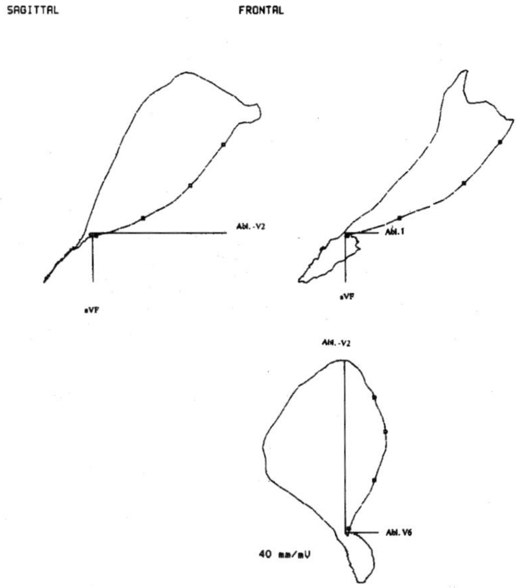

Abb. 50: Durch Anheben der Beine wird kurzfristig eine Volumenbelastung erreicht. Die Schleife reagiert pathologisch und bewegt sich nach links sowohl in der Frontal- als auch in der Horizontalebene. Es wird sogar wieder ein kleiner anteriorer Anteil sichtbar. Die Schleife in der Sagittalebene wird kürzer und voluminöser. Damit ist eine deutliche Compliance-Störung des Herzens bewiesen. Die Volumenreaktion stützt die Annahme einer ausgedehnten Infarzierung.

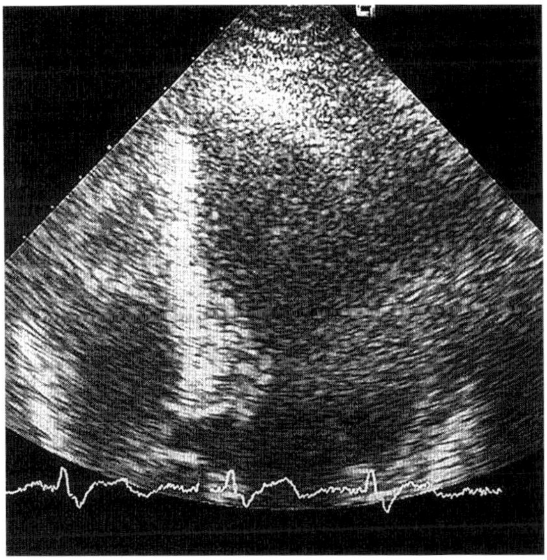

Verlust der nach anterioren und nach rechts gerichteten und die Minimalisierung der linken Anteile für eine ausgedehnte Infarzierung der gesamten Spitzen, Vorder- sowie Seitenwand. Es liegt kein Linksschenkelblock vor, sondern ein intraventrikulärer Block nach ausgedehnter Infarzierung. Durch Anheben der Beine der Patientin im Liegen wird kurzfristig eine Volumenbelastung erreicht. Die Schleife (Abb. 50) reagiert sofort pathologisch und bewegt

Abb. 51: Bei ausgedehnter Infarzierung im Bereich der Spitze und der Vorderseitenwand wird echokardiographisch eine ausgeprägte kompensatorische Septumhypertrophie gesehen, mit einer diastolischen Septumdicke von 21 mm und einer systolischen von 25 mm. Der Kompensationsmechanismus lässt eine noch ausreichende Auswurffraktion zu.

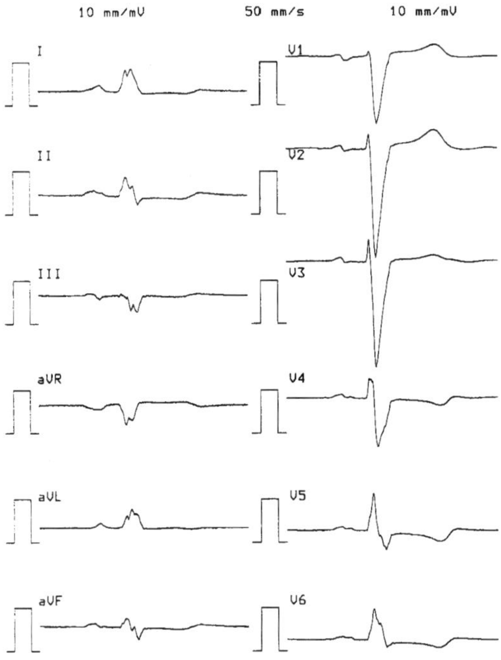

Abb. 52: 63jährige Patientin mit seit fünf Jahren bekanntem Linksschenkelblock. Im konventionellen EKG findet sich ein Sinusrhythmus, Frequenz 90/min. Linkstyp. Konfiguration wie bei Linksschenkelblock, polymorphe VES.

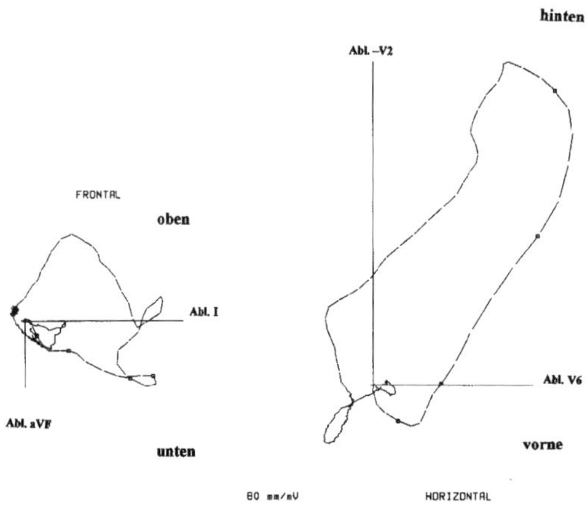

Abb. 53: Im Schleifen-EKG fehlt die initiale Rechtsauslenkung wie bei Spitzenwandinfarkt oder Schenkelblock. Dorsal ausgelenkte Schleife mit nur geringer Linksauslenkung. Kein midloop-delay, somit kein Schenkelblock, sondern Seitenwandinfarkt und Vorderwandspitzeninfarkt.

sich nach links, sowohl in der Frontalals auch in der Horizontalebene. Es wird sogar wieder ein kleiner anteriorer Anteil sichtbar.

Die Schleife in der Sagittalebene wird kürzer und voluminöser. Damit ist eine deutliche Compliance-Störung des Herzens bewiesen. Die Volumenreaktion stützt die Annahme einer ausgedehnten Infarzierung. Im Echocardiogramm wird eine ausgedehnte Infarzierung im Bereich der Spitze (Abb. 51) sowie eine ausgeprägte, kompensatorische Dicke von 21 mm und einer systolischen von 25 mm sichtbar. Der Kompensationmechanismus lässt eine noch ausreichende Auswurffraktion zu.

b) 63-jährige Patientin mit seit fünf Jahren bekanntem Linksschenkelblock. Im konventionellen EKG (Abb. 52) findet sich ein Sinusrhythmus, Frequenz 90/ min. Linkstyp. Konfiguration wie bei Linksschenkelblock. Seit fünf Jahren zunehmende belastungsabhängige Luftnot und belastungsunabhängiges Herzrasen. Im Schleifen-EKG (Abb. 53) fehlt die initiale Rechtsauslenkung wie bei Spitzenwandinfarkt oder Schenkelblock. Dorsal ausgelenkte Schleife mit nur geringer Linksauslenkung. Kein midloop-delay, somit kein Schenkelblock, sondern Seitenwandinfarkt und Vorderwandspitzeninfarkt. Echocardiographisch sieht man einen organisierten Thrombus im Herzspitzenbereich. Der linke Ventrikel ist dilatiert mit einem Querdurchmesser von 70 mm, Kontraktionsstörung der Seitenwand. Ejektionsfraktion ca. 30 Prozent.

5. Supraventrikuläre Rhythmusstörungen können über unterschiedliche Ventrikelfüllungen und daraus resultierenden Konfigurationsänderungen erkannt werden.

Bei einer 67-jährigen Patientin (Abb. 54 a) entwickelt sich nach Partnerverlust eine Schilddrüsenüberfunktion und in deren Gefolge treten Herzrhythmusstörungen auf. Im EKG wechseln die P-Konfigurationen pausenlos obgleich der Rhythmus regelmäßig erscheint.

Im Schleifen-EKG finden sich stark wechselnde Konfigurationen, was als sehr pathologisch gelten muss, da die Schleifen in der Frontalebene sonst sehr konstant konfiguriert sind.

Unter Therapie (Abb. 54 b + c) geht die Streuung der Schleifenvariabilität zurück.

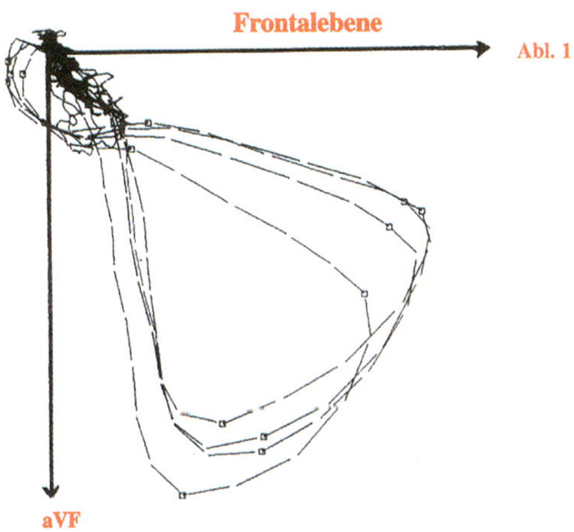

Abb. 54 a: Bei einer 67jährigen Patientin entwickelt sich nach Partnerverlust eine Schilddrüsenüberfunktion, in deren Gefolge Herzrhythmusstörungen auftreten. Im EKG wechseln die P-Konfigurationen fast regelmäßig, obgleich der Rhythmus regelmäßig erscheint. Im Schleifen-EKG finden sich stark wechselnde Konfigurationen, was als sehr pathologisch gelten muss, da die Schleifen in der Frontalebene sonst sehr konstant konfiguriert sind.

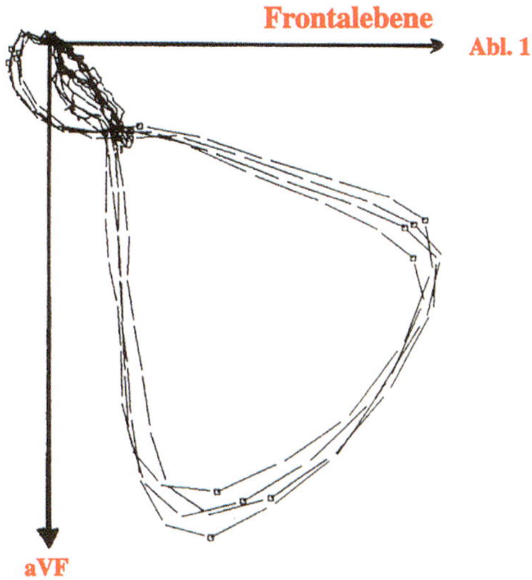

Abb. 54 b: Den therapeutischen Effekt einer gering dosierten Beta-Blocker-Therapie mit Bisoprolol erkennt man am Rückgang der Streuung und damit der Variabilität der EKG-Schleifen in der Frontalebene. Andere Beta-Blocker, die in der Regel gerne zur Behandlung von supraventrikulären Rhythmusstörungen eingesetzt werden wie z.B. Sotalol, haben sich bei uns nicht bewährt, da sie über eine sympathikotone Aktivierung eine Hyperkontraktilität des Herzens bewirken mit nachlassender Herzleistung.

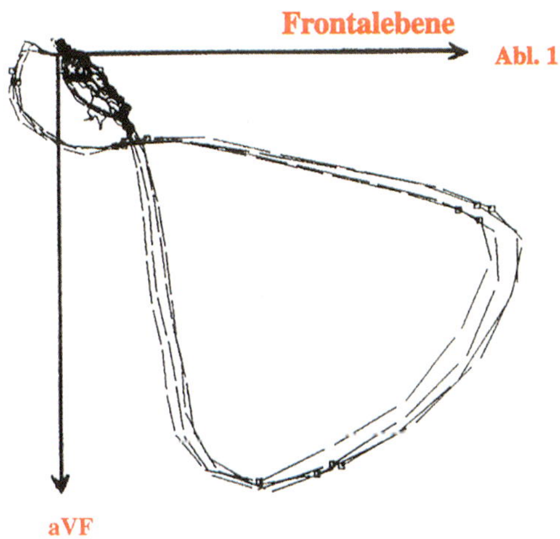

Abb. 54 c: Die Regulationssysteme des Körpers können somit auf eine Beta-Blockade ganz unterschiedlich reagieren und manchmal sind Beta-Blocker gänzlich wirkungslos.
Wir erreichen einen Rückgang der Variabilität der Schleifen aber auch regelmäßig durch ayurvedische Ölbehandlungen. Hier wurden mittels Shirodaras (Ölstirngüsse) die Variabilität der Schleifen durch Ölbehandlungen weiter reduziert, das heißt, dass der Sympathikus noch stärker gesenkt wurde.

12. In der Entwicklung: EDV unterstützte Auswertung des neuen Schleifen- und Volumen-EKGs per E-Mail

Wir sind zur Zeit dabei, effiziente EKG-Untersuchungsverfahren des neuen Schleifen- und Volumen-EKG allen Interessierten zugänglich zu machen.

Wir entwickeln zur Zeit eine EKG-Einheit, die den praktischen Arzt in die Lage versetzt, an unseren EKG-Entwicklungen über E-Mail teilzunehmen. Das heißt, der Arzt irgendwo in Deutschland wird in die Lage versetzt, mit einem einfachen Aufnahmegerät in seiner Praxis EKG-Aufnahmen zu machen und dieselben zum Ausdruck und zur Auswertung zwecks Befundung zu uns zu senden.

Damit kann die Ärzteschaft in der Bundesrepublik – und darüber hinaus – in die Lage versetzt werden, sich einer ganzheitlichen Kardiologie mittels Fernauswertung zu bedienen.

Dies gilt insbesondere für das neue Volumen-EKG, das über eine bisher nicht geübte Form der Herzbelastung entscheidende Informationen und Impulse für eine ganzheitlichere Herztherapie liefern kann.

Hiermit kann auch den Patienten geholfen werden, bei denen durch eine Herzkrankheit der Sympathikus in der Nacht aktiviert wird, der den Schlaf in der Nacht und die Leistung am Tag dringend benötigt.

Auch der vom Sekunden-Herztod bedrohte Patient kann mit diesem Verfahren unter gewissen Bedingungen entdeckt werden.

13. Der neue Doppel-Hämatokrit, eine große Hilfe in Diagnostik und Therapie

Eigentlich kann es so etwas ja gar nicht geben. Aber letztlich gab es ihn dann doch, den systematischen Unterschied zwischen dem arteriellen (kapillaren) und venösen Hämatokrit beim gleichen Menschen. Angefangen hatte es damit, dass die Damen im Labor nicht jedes Mal die Venen malträtieren wollten, wenn der Hämatokrit während einer Einstellung auf Diuretika zur Verlaufskontrolle wieder einmal gemacht werden sollte. Aus der vorschnellen Kritik für das sonst so tadellose Labor ergab sich eine Diskussion, die natürlich die Fehlerquellen der Methoden einschloss, aber zur Überraschung auch zur Aussage eines namhaften Physiologen führte, er könne sich bei einer Herzinsuffizienz sehr wohl einen unterschiedlichen Hämatokrit in dem Sinne vorstellen, dass der venöse Schenkel zuerst verdünnt werde. Wir konnten es nicht verstehen und haben dieses Phänomen, ehrlich gesagt, auch heute noch nicht verstanden. Um nicht methodischen Fehlern aufzusitzen, haben wir sogar die alte Hämatokrit-Zentrifuge reaktiviert und Vierfachwerte zum Standard gemacht. Jetzt wissen wir es genau: es gibt diesen Unterschied, und er kann frappant sein. Heute ist die Methode bei uns im klinischen Alltag etabliert und sei hier erstmalig vorgestellt. Soweit unsere bisherigen Ergebnisse:

Der neue Doppel-Hämatokrit dient:

- der Erkennung einer Herzinsuffizienz durch Nachweis einer Verdünnung im venösen Schenkel im Frühstadium beider Schenkel nach langer bestehender Herzinsuffizienz.
- der Diagnose einer zu starken Entwässerungstherapie durch den Nachweis einer Konzentrierung im venösen Schenkel, nach lang anhaltend zu starker Therapie auch in beiden Blutkreisläufen, mit Dominanz im venösen.
- der Diagnose einer Polyglobulie, einer zu starken Blutbildung, ohne dass eine Herzschwäche vorliegt, wenn beide Werte hoch sind, z.B. 47 Prozent und 47 Prozent.
- der Erkennung einer bereits lange bestehenden kritischen Blutverdickung nach diuretischer Therapie (z.B. wegen einer Herzinsuffizienz) dadurch, dass der venöse Schenkel beginnt, sich erneut zu verdünnen. Wir bezeichnen dieses Phänomen als „wiederkehrende Herzinsuffizienz" und führen das erneute Auftreten der Herzinsuffizienz auf eine Arbeitsüberlastung des Herzens bei Widerstandserhöhung in den Gefäßen bei Bluteindickung zurück.
- der Erkennung eines Durchgangsstadiums in Richtung „wiederkehrende Herzinsuffizienz" bei klinisch erneuter Verschlechterung nach anfänglicher Besserung bei einem laufenden Eindickungsvorgang des Blutes.
- der Abgrenzung einer Blutarmut vor einer Herzinsuffizienz. Wenn beide Werte (venös und arteriell) bei kompensierter Herzkrankheit niedrig sind, spricht dies für eine Blutarmut bei kompensierter Herzkrankheit oder Hypervolämie (z.B. bei Niereninsuffizienz), wenn keine Diuretikagaben das Bild verschleiern. Extrem niedrige venöse Werte können eine Anämie vortäuschen. Der arterielle Hämatokrit klärt die Situation dann auf.

Beispiel:

Bei einem arteriellen Hämatokrit-Wert von 47 Prozent und einem venösen von 40 Prozent bei einem Patienten mit einer bisher nicht bekannten pulmonalen Hypertonie, war der Doppel-Hämatokrit auslösend für die weitere Diagnostik und Diagnosestellung. Es konnte mittels einer vorsichtig angewandten diuretischen Therapie (einer Kombination von Triamteren und Thiaziden), eine Annäherung der Werte auf arteriell 46 Prozent und venös 43 Prozent erreicht werden. Ein zusätzlich vorgenommener Aderlass brachte eine Angleichung von arteriell 39 Prozent zu venös 38 Prozent mit einer dramatischen Besserung der Leistungsfähigkeit des Patienten und auch deutlich gesteigertem subjektivem Befinden.

Bisherige Konsequenzen und Empfehlungen:

- Bei einer stark entwässernden Therapie liegt der venöse Wert weit über dem kapillaren.
- Eine weiter anhaltende, zu starke Therapie, bewirkt den Anstieg auch der kapillaren Hämatokritwerte, und die Patienten werden regelmäßig symptomatisch im Sinne einer körperlichen Schwächung eventuell mit Schwindel und Verwirrtheitszuständen.
- Eine Viskositätssteigerung geht in höheren Hämatokrit-Bereichen (über 45/46 Prozent) mit einer exponentiellen Steigerung der Herzarbeit einher. Der Gewinn an Sauerstoff ist dagegen nur linear. Ein höherer Hämatokrit sollte nicht in Kauf genommen werden. Muss das Herz weiter entlastet werden, ist dies mit kleinen (!) Aderlässen unter Kontrolle des Doppel-Hämatokrits angezeigt.
- Herzpatienten können somit über eine nicht ständig kontrollierte und nicht subtil angepasste Entwässerungstherapie „krank therapiert" werden.

Schematische Approximation der Zunahme der Herzbelastung bei ansteigenden Hämatokrit-Werten zur Abschätzung der Veränderung nach Aderlass mit einfachem Berechnungsprogramm (Basic) Abb. 55.
Die Abschätzung der Herzbelastung wird als Produkt des errechneten zirkulierenden Volumens und dem Hämatokrit bestimmt, wobei dem Hämatokrit ein Exponent zugeordnet wird, der durch das oben stehende Programm bestimmt wird. Der Exponent steigt vom Hämatokrit 30 Prozent bis zum Hämatokrit 67 Prozent linear an und wird unter und bei 37 Prozent auf 1 gesetzt. Das Maximum des Exponenten KM (bei Hämatokrit 67) kann nach den klinischen Gegebenheiten variiert werden. Der Exponent beträgt maximal 3 (z.B. bei adrenenger Stimulation bei Herzinsuffizienz und diastolisch betontem Hypertonus), beim gesunden Sportler mit vagaler Abstimmung liegt er nach unseren bisherigen Erfahrungen bei ca. 1,8 bis 1,5. Je nach den klinischen Gegebenheiten hat der Hämatokrit-Wert eine völlig andere Bedeutung. Während ein Wert von 50 Prozent beim Sportler noch keine negative Herzbelastung mit sich bringt, kann dieser Hämatokrit-Wert bei einem Patienten mit Herzinsuffizienz eine fatale Herzbelastung bewirken.

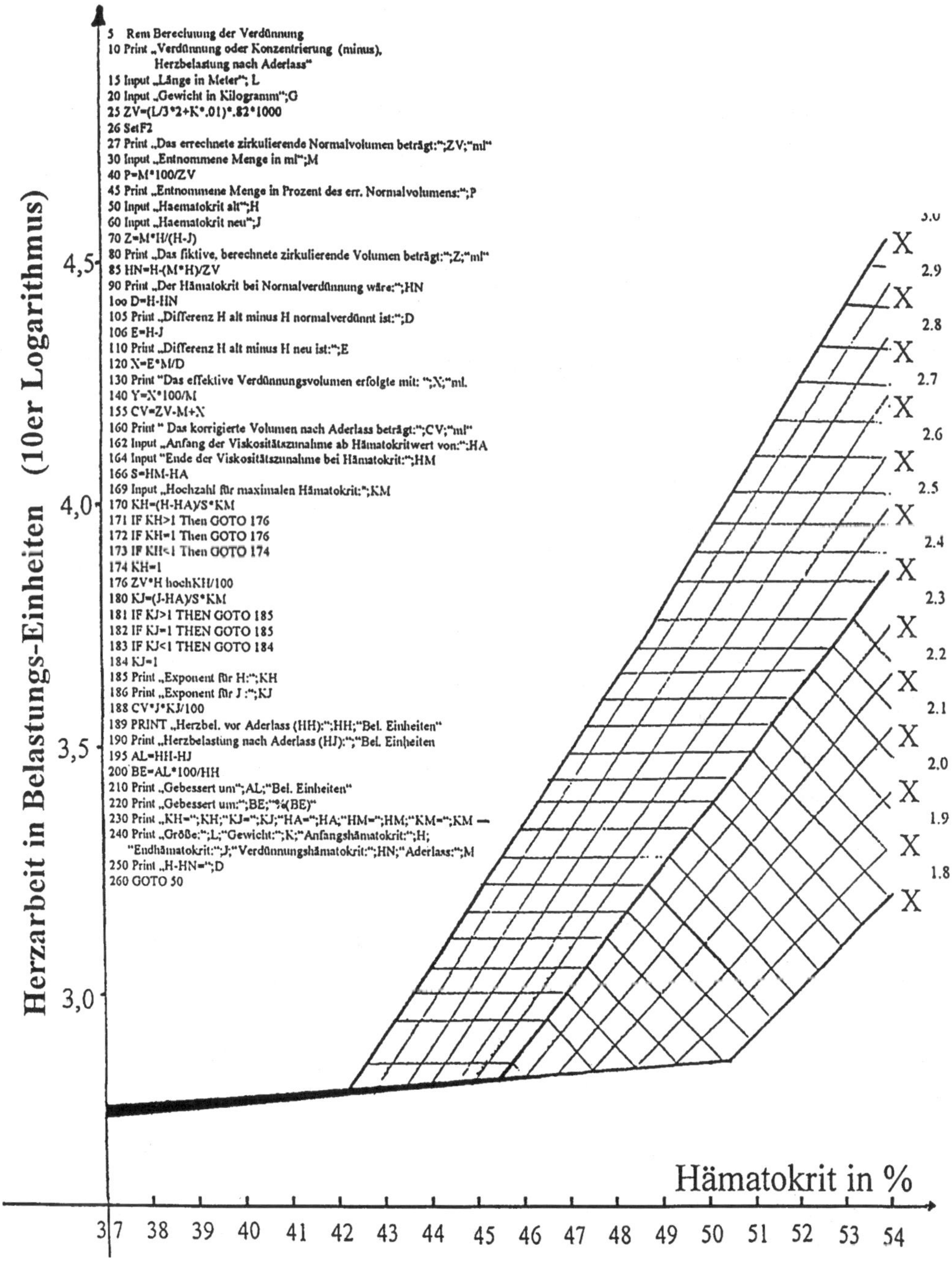
5 Rem Berechnung der Verdünnung
10 Print „Verdünnung oder Konzentrierung (minus), Herzbelastung nach Aderlass“
15 Input „Länge in Meter“; L
20 Input „Gewicht in Kilogramm“;G
25 ZV=(L/3*2+K*.01)*.82*1000
26 SetF2
27 Print „Das errechnete zirkulierende Normalvolumen beträgt:“;ZV;“ml“
30 Input „Entnommene Menge in ml“;M
40 P=M*100/ZV
45 Print „Entnommene Menge in Prozent des err. Normalvolumens:“;P
50 Input „Haematokrit alt“;H
60 Input „Haematokrit neu“;J
70 Z=M*H/(H-J)
80 Print „Das fiktive, berechnete zirkulierende Volumen beträgt:“;Z;“ml“
85 HN=H-(M*H)/ZV
90 Print „Der Hämatokrit bei Normalverdünnung wäre:“;HN
100 D=H-HN
105 Print „Differenz H alt minus H normalverdünnt ist:“;D
106 E=H-J
110 Print „Differenz H alt minus H neu ist:“;E
120 X=E*M/D
130 Print “Das effektive Verdünnungsvolumen erfolgte mit: “;X;“ml.
140 Y=X*100/M
155 CV=ZV-M+X
160 Print “ Das korrigierte Volumen nach Aderlass beträgt:“;CV;“ml“
162 Input „Anfang der Viskositätszunahme ab Hämatokritwert von:“:HA
164 Input “Ende der Viskositätszunahme bei Hämatokrit:“;HM
166 S=HM-HA
169 Input „Hochzahl für maximalen Hämatokrit:“;KM
170 KH=(H-HA)/S*KM
171 IF KH>1 Then GOTO 176
172 IF KH=1 Then GOTO 176
173 IF KH<1 Then GOTO 174
174 KH=1
176 ZV*H hochKH/100
180 KJ=(J-HA)/S*KM
181 IF KJ>1 THEN GOTO 185
182 IF KJ=1 THEN GOTO 185
183 IF KJ<1 THEN GOTO 184
184 KJ=1
185 Print „Exponent für H:“;KH
186 Print „Exponent für J :“;KJ
188 CV*J*KJ/100
189 PRINT „Herzbel. vor Aderlass (HH):“;HH;“Bel. Einheiten“
190 Print „Herzbelastung nach Aderlass (HJ):“;“Bel. Einheiten
195 AL=HH-HJ
200 BE=AL*100/HH
210 Print „Gebessert um“;AL;“Bel. Einheiten“
220 Print „Gebessert um:“;BE;“%(BE)“
230 Print „KH=“;KH;“KJ=“;KJ;“HA=“;HA;“HM=“;HM;“KM=“;KM
240 Print „Größe:“;L;“Gewicht:“;K;“Anfangshämatokrit:“;H; “Endhämatokrit:“;J;“Verdünnungshämatokrit:“;HN;“Aderlass:“;M
250 Print „H-HN=“;D
260 GOTO 50
Herzarbeit in Belastungs-Einheiten (10er Logarithmus)
4,5
4,0
3,5
3,0
2.9
2.8
2.7
2.6
2.5
2.4
2.3
2.2
2.1
2.0
1.9
1.8
Hämatokrit in %
37 38 39 40 41 42 43 44 45 46 47 48 49 50 51 52 53 54

Abb. 55:

14. Die modernsten Techniken haben uns zu neuen diagnostischen Methoden inspiriert

Der Sequoia von Acuson

Im Zentrum unserer bildgebenden Herz- und Ganzkörper-Diagnostik stehen 2 Sequoia von Acuson, zwei der besten Ultraschallgeräte der Welt

Diese Geräte bieten:

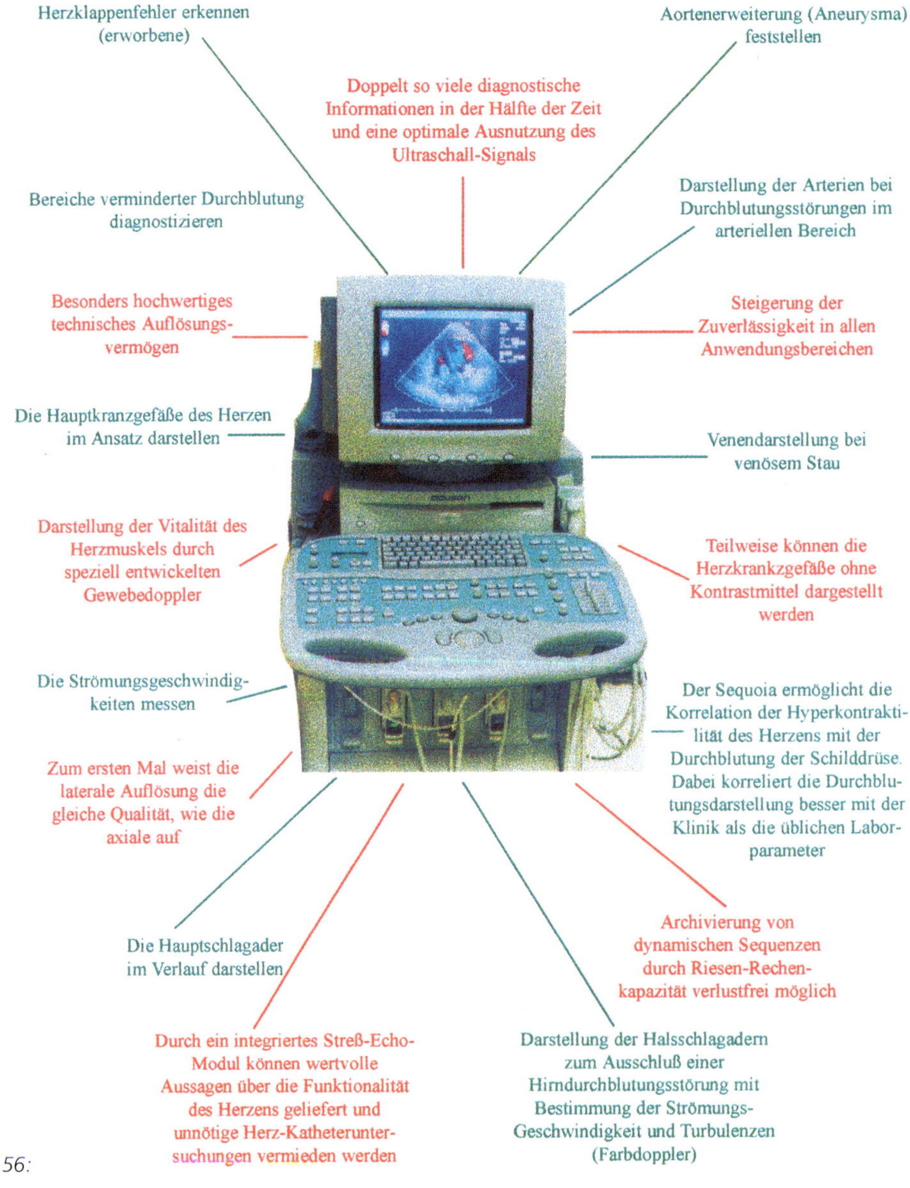

Abb. 56:

Der Sequoia von Acuson
Ausschnitte aus dem Diagnosespektrum

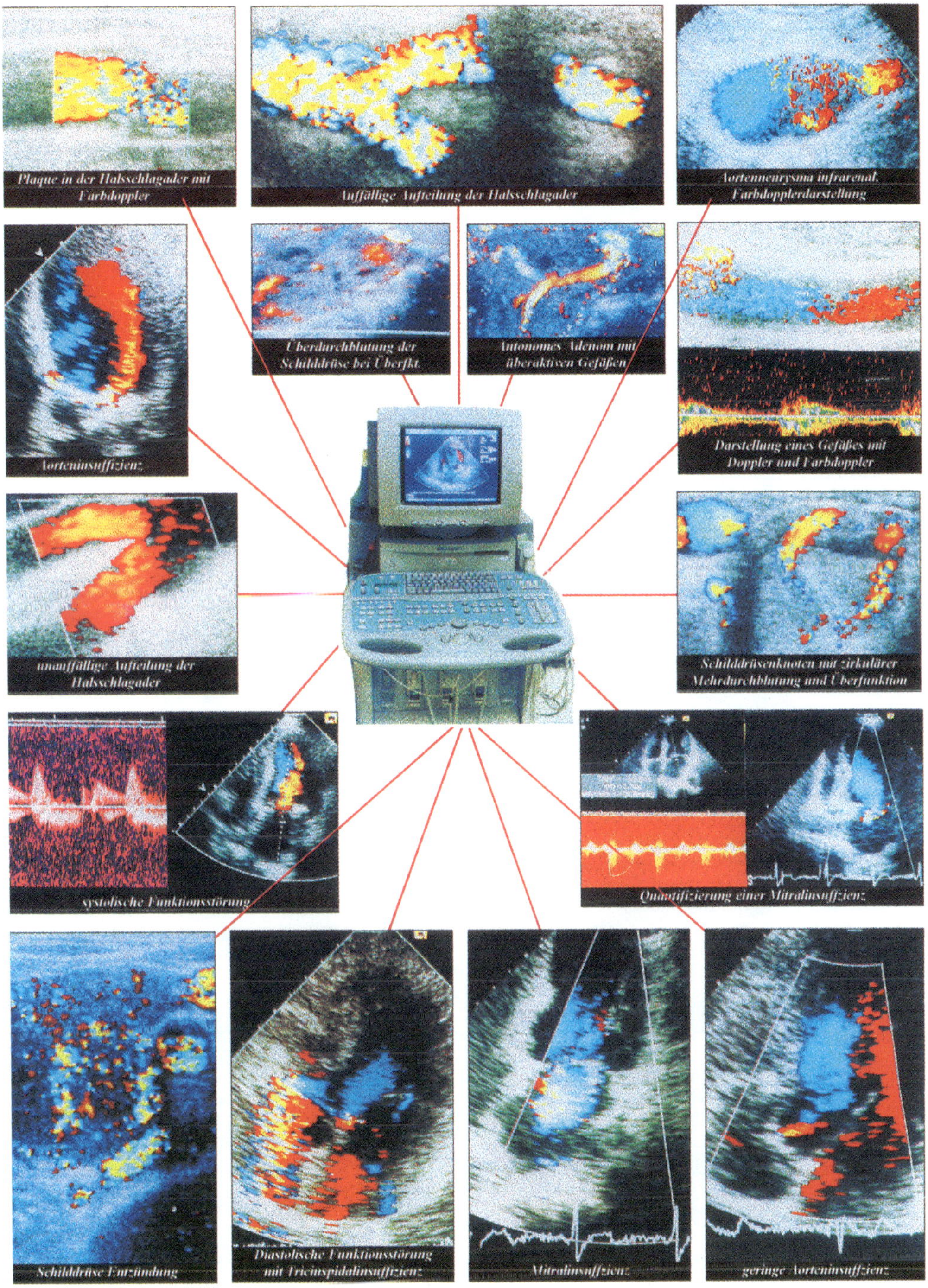

Abb. 57:

15. Erkenntnisse zur Frühdiagnose einer Schilddrüsenüberaktivierung

Wir hatten lange schon festgestellt, dass über die Hyperkontraktilität des Herzens ein besserer Zugang zur Überfunktion der Schilddrüse zu finden war, als über die üblichen Schilddrüsenparameter im Labor. Dies ging so weit, dass wir die zukünftige Entwicklung einer Überfunktion der Schilddrüse voraussagten, die erst zwei bis drei Jahre später durch die Laborparameter bewiesen werden konnte. In dieser Zwischenzeit wäre man dem Patienten nicht gerecht geworden, weil man die Symptomatik nicht richtig, nämlich im Sinne einer Hyperthyreose, hätte deuten können. Die Hyperkontraktilität des Herzens bei der Hyperthyreose ist daher in unserer Klinik eine führende Größe zur Diagnosefindung geworden. Der klinische Alltag zeigt uns bei genauer Beobachtung in vielen Fällen eine starke Verknüpfung von Schilddrüse und Herz. Während wir bisher nur die Hyperkontraktilität des Herzens als mögliche Auswirkung einer Schilddrüsenüberfunktion allein beobachten konnten, weist die verbesserte Durchblutungsdarstellung der modernsten Gerätegeneration einen neuen Weg. Wir finden eine Aktivierung der Schilddrüse mit vermehrter Durchblutung lange bevor die Laborparameter pathologisch werden.

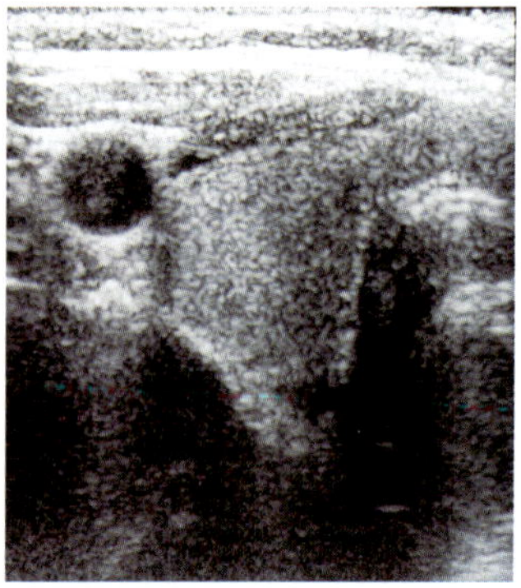

Abb. 58: Normale Schilddrüse Darstellung der Schilddrüse in schwarz-weiß wie bisher im Ultraschall allgemein üblich

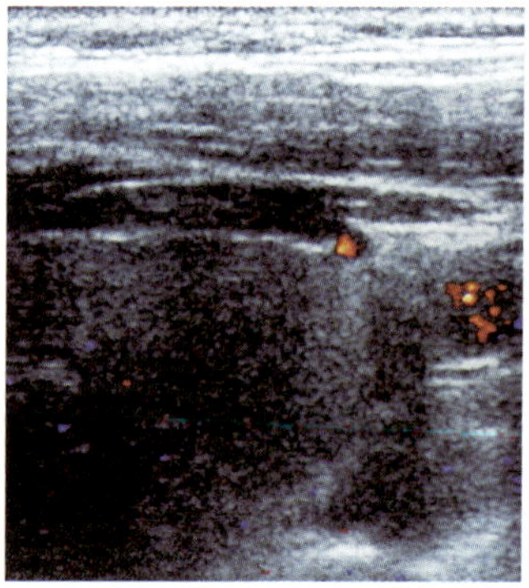

Abb. 60: Schilddrüse mit Gefäßdarstellung bei Normalbefund mit unserem Ultraschallgerät Sequoia. Es wird ein vermehrt durchblutetes Areal sichtbar bei Hypertrophie des Herzens

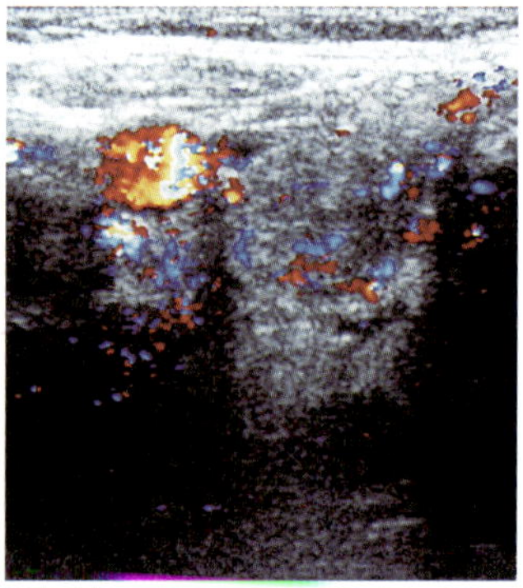

Abb. 59: Gleiches Bild wie ganz oben mit Gefäßdarstellung. Es wird ein heißer Knoten sichtbar. Der Laborbefund weist dies noch nicht aus (wahrscheinlich erst nach Jahren)

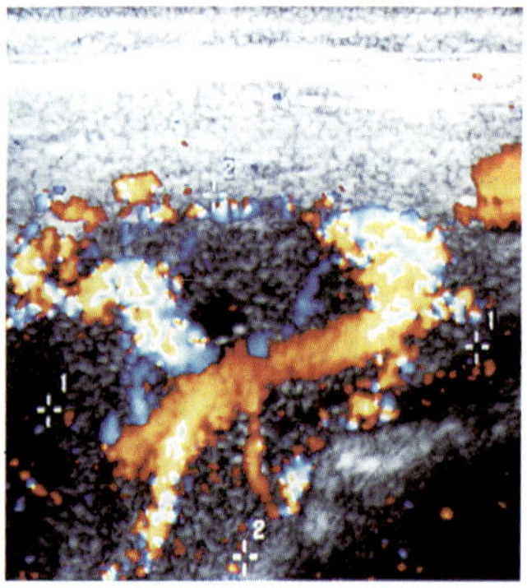

Abb. 61: Bei dieser Intensität weisen mittlerweile auch die Laborparameter auf die Schilddrüsenerkrankungen hin. – Schwere Hyperthyreose

Verbessertes Auflösungsvermögen und moderne Farbdopplerdarstellung haben bei uns zu neuen Erkenntnissen geführt

Das verbesserte Auflösungsvermögen und die modernen Möglichkeiten der Farbdopplerdarstellung haben bei der Schilddrüsendiagnostik zu neuen Erkenntnissen geführt. Waren wir bisher davon abhängig, eine vermehrte Jodaufnahme des aktiven Gewebes über nuklearmedizinische Methoden mit Strahlenbelastung zu diagnostizieren, haben wir jetzt mit den modernsten Techniken die Möglichkeit, aktive Bezirke über die Vermehrung der Durchblutung zu erfassen. Während die Schilddrüse normalerweise im Farbdoppler (Farbdarstellung) keine Gefäßdarstellung erkennen lässt, besteht ein „heißer Knoten" aus einem Knäuel von pulsierenden Gefäßen.

Die vermehrte Durchblutung der Schilddrüse, die vermutlich auf einer Überaktivierung der Schilddrüse beruht, ist exzellent mit den Darstellungsmöglichkeiten unseres Sequoia von Acuson abbildbar. Damit finden wir über die vermehrte Durchblutung der Schilddrüse schon jetzt eine Bestätigung der klinischen Vermutung, dass die Laborparameter zur Zeit noch nicht sensibel genug für eine aussagefähige Befundung einer Schilddrüsenüberfunktion bzw. erst ca. 2 bis 2 ½ Jahre später einen positiven Befund erreichen. Zu diesem Zeitpunkt kann aber das Herz bereits eine nachhaltige Schädigung erfahren haben, die nicht mehr rückgängig zu machen ist.

16. Zur frühen Diagnose einer Herzinsuffizienz mittels Doppel-Hämatokrit und dem neuen diagnostischen Aderlass

Die Frühdiagnose einer Herzinsuffizienz ist sehr wichtig um Spätfolgen zu vermeiden. Bereits sehr früh kann der Schweregrad einer Herzinsuffizienz aufgrund einer Blutverdünnung im venösen Schenkel mittels des neuen Doppel-Hämatokrits festgestellt werden.

Die Benutzung des Doppel-Hämatokrits im Routinealltag hat bei uns eine stürmische Weiterentwicklung hämodynamisch relevanter Denkungsweisen mit sich gebracht. Wir haben beobachtet, dass bei bestimmten Konstellationen Unterschiede in der Hämatokrit-Konzentration im kleinen und im großen Kreislauf auftreten, die ganz erheblich sein können. So finden wir bei einer Rechtsherzinsuffizienz eine Verdünnung im venösen Blut gegenüber dem arteriellen um bis zu 9 Prozent in Abhängigkeit von der Schwere der Insuffizienz. Als pathophysiologische Ursache kann dabei durchaus auch eine sekundäre Rechtsherzbelastung vorliegen, bei z.B. einer Compliance-Störung des linken Herzens bei linksventrikulärer Hypertrophie. Die Compliance-Störung führt dann nämlich durch Rückstau zu einer vermehrten Volumenfüllung der Lunge und damit zu einem Gefäßstau, gegen den das rechte Herz unter Inkaufnahme einer erhöhten Druckarbeit anarbeiten muss. In solchen Situationen sehen wir dann keine Verdünnung im linken Kreislauf, sondern es finden sich die Herzinsuffizienzzeichen ausschließlich rechts, z.B. in Form von prätibialen Ödemen, Tricuspidalinsuffizienz und Leberstauung. Das krankmachende Agens sind aber eigentlich die verstärkten linken Herzwände mit der resultierenden Compliance-Störung. Erst in einem späteren Stadium der globalen Herzinsuffizienz tritt dann eine Verdünnung in beiden Schenkeln ein. Wir vermuten, dass vielleicht sogar regelmäßig die Herzinsuffizienz und damit die Kompensationsmechanismen im großen Kreislauf und im kleinen getrennt auftreten und einseitig auf den Weg gebracht werden können. Damit könnte je nach Bedarf die Kompensation nach dem Frank-Starling-Gesetz im Sinne einer Flüssigkeitsretention zur Erhöhung der diastolischen Herzfüllung und Vermehrung der Vorspannung der Herzmuskelfasern vom rechten und linken Herzen isoliert in Anspruch genommen werden. Und warum eigentlich auch nicht, das würde den spezifischen Belastungen der beiden getrennten Funktionskreise ja eher helfen, wenn sie auf ganz unterschiedliche Herzbelastungen auch individuell reagieren könnten. Warum soll denn der linke Ventrikel eine vermehrte Flüssigkeitsmenge bewältigen müssen, wenn nur das rechte Herz eine vermehrte diastolische Füllung braucht. Zugegeben, an diese Gedanken wird man sich allerdings erst einmal gewöhnen müssen. Und es bleibt eine Menge an Gedankenarbeit um das Regulativ, was die Physiologen beschäftigen mag. Zu suchen haben wir dies vermutlich im Regulationsbereich der Kapillaren oder der Venolen, denn der Konzentrationssprung erfolgt zwischen dem kapillaren und dem venösen Blut. Die Regulation muss stetig und schnell erfolgen, weil bis zur nächsten Vene nur eine kurze Laufstrecke zur Verfügung steht, der Unterschied aber schon ganz peripher zu finden ist. So liegt z.B. kein signifikanter Unterschied zwischen dem Hämatokrit der Handvenen und denen der Ellenbeugen vor. Übrigens auch nicht, verglichen mit dem venösen Mischblut in der Pulmonalarterie, was wir anlässlich von parallelen Untersuchungen bei Einschwemmkathetern gesehen haben.

17. Die Herzinsuffizienz kann mit dem neuen Doppel-Hämatokrit bereits im frühen Stadium bewiesen werden

Blutabnahme und Vorgehensweise

Bei der gleichzeitigen Bestimmung des Hämatokrits aus dem venösen und kapillaren Blut (Doppel-Hämatokrit) können Absorptionsverfahren keine Anwendung finden, da das Spektrum des sauerstoffreichen, kapillaren Blutes, und das des venösen unterschiedlich sind, will man sich nicht auf komplizierte Korrekturen einlassen. Möglich ist auch das Verfahren der Durchflusszytometrie. Die beste Reproduzierbarkeit fanden wir jedoch bei Verwendung der guten, alten Hämatokrit-Zentrifuge (Hettich), wobei allerdings Vierfachbestimmungen notwendig sind, um die relativ große Streubreite auszugleichen. Für wissenschaftliche Fragestellungen (Normalwerte) benutzen wir Sechsfachbestimmungen. Unser eingespieltes Team hat mit dem Aufwand inzwischen keine Probleme mehr, der Zeitaufwand beträgt allerdings ca. 10 bis 15 Minuten pro vierfachen Doppel-Hämatokrit, wobei parallele Untersuchungen wegen der großen Kapazität der Zentrifuge möglich sind und den Zeitbedarf somit reduzieren. Die Abnahme im venösen Bereich erfolgt zwei bis drei Minuten nach der Punktion und Entstauung, und es werden sehr dünne Nadeln verwendet; an den seitlichen Fingerkuppen wird mit einem schmerzlosen „Schnepper" gearbeitet. Der Blutbedarf ist äußerst gering.

Patientenpopulation

Es wurden konsekutiv 45 Patienten rekrutiert, die keine Herzkreislaufmittel erhalten hatten, die klinisch ohne Dekompensationszeichen waren, insbesondere auch keine Ödeme oder Zeichen der Linksherzinsuffizienz aufwiesen, in unserem Fragebogen „Das Herz-Innendruck-Syndrom" aber mindestens acht Punkte für Herzinsuffizienz aufwiesen und bei denen der erste „diagnostische Aderlass" zu einer absoluten Konzentrierung in einem der Schenkel führte.

Das Alter schwankte zwischen 40 und 77 Jahren im Mittel: 56,5 +/– 12,9

Das Gewicht variierte zwischen 43 und 86 kg im Mittel: 64,3 +/– 14,4

Die Größe lag zwischen 1,60 m und 1,88 m im Mittel: 1,61 +/– 0,33

Gegenüber gestellt wurde eine wesentlich jüngere Gruppe von 20 gesunden Personen, die sicher kreislaufgesund waren und auch keine Punktzahlen im o.g. Fragebogen aufwiesen.

Das Alter schwankte zwischen 22 und 46 Jahren im Mittel: 32,5 +/– 7,8

Das Gewicht variierte zwischen 57 und 89 kg im Mittel: 73,1 +/– 11,9

Die Größe lag zwischen 1,50 m und 1,84 m im Mittel: 1,67 +/– 0,09

Damit unterschieden sich die Gruppen bezüglich des Alters signifikant, während sie in bezug auf Größe und Gewicht nur unwesentlich unterschiedlich waren. Der Altersunterschied der Gruppen ist letztlich unvermeidbar und kommt schon durch die Selektion nach „kreislaufgesund" zustande.

Ergebnisse der Hämatokritwerte

Die kapillaren Hämatokrit-Werte der kranken Population lagen zwischen 51,6 Prozent und 31,5 Prozent mit einem Mittelwert von 42,6 +/– 3,8 Prozent.

Die venösen Hämatokrit-Werte der kranken Population lagen zwischen 49,7 Prozent und 29,0 Prozent mit einem Mittelwert von 40,05 +/– 3.8 Prozent.

Die Mittelwerte der beiden Populationen kapillar und venös unterscheiden sich statistisch lediglich auf dem 1-Prozent-Niveau.

Die kapillar/venöse Differenz ist in der kranken Population maximal + 4, minimal + 2. Der Mittelwert beträgt:

2,65 +/– 0,51

Die kapillar/venöse Differenz ist in der gesunden Population maximal – 2, minimal + 0,7. Der Mittelwert beträgt:

0,64 +/– 0,9

Berechnet wurde die Signifikanz mit dem zweiseitigen Mittelwertdifferenz-Test. Es ergibt sich ein hochsignifikanter Unterschied für die gesunde und kranke Population mit:

$p>0,001$

Die Sensitivität und Spezifität und damit auch der Vorhersagewert der Methode lässt sich an Hand der vorliegenden Untersuchung nicht bestimmen, da keine falsch negativen oder falsch positiven Beispiele gefunden wurden. Allerdings muss man im Umgang mit dem Verfahren einige Fallstricke kennen:

Fehlermöglichkeiten

falsch negative Befunde (artifizielle Überhöhung der venösen Werte) können sich ergeben:

- durch einen venösen Stau während der Blutabnahme, da der erhöhte hydrostatische Druck den venösen Hämatokrit extrem (bis 10 Prozent) ansteigen lassen kann
- durch eine diuretische Therapie, die den venösen Hämatokrit-Wert extrem überhöhen kann * oder vergleichbare Therapien wie z.B. eine stark wirksame Vasodilatation

falsch positive Befunde
(zu niedrige venöse Hämatokrit-Werte oder überhöhte kapillare Werte) sind ausgesprochen selten. Wir haben sie fast ausschließlich bei Patienten gesehen, bei denen nach größeren Blutentnahmen die Kontrolluntersuchung des Doppel-Hämatokrits im Sommer in kürzerer Zeit als in 24 Stunden erfolgte und das venöse Volumen nach Verdünnung noch nicht komplett korrigiert war und auch dann lag die Differenz nie in der Höhe, die sich als signifikant für eine Herzinsuffizienz erwiesen hat.

* Wir haben bei einem Patienten unter zu starker Diurese einen venösen Wert von 54,2 Prozent gesehen bei einem kapillaren von 41 Prozent

Schlussfolgerung:

Tritt bei einer Routine-Untersuchung des Doppel-Hämatokrits eine Differenz zwischen dem kapillaren und venösen Hämatokrit dahingehend auf, dass der venöse Hämatokrit mindestens 2,1 Prozentpunkte kleiner ist als der kapillare, liegt mit an Sicherheit grenzender Wahrscheinlichkeit eine Herzinsuffizienz vor, auch wenn sonst keine der üblichen klinischen Zeichen einer Herzinsuffizienz zu finden sind. Damit eignet sich der neue Doppel-Hämatokrit hervorragend zur Routine-Diagnostik einer unerkannten und unbehandelten Herzinsuffizienz.

18. Die Bedeutung des Doppel-Hämatokrits in der Entwässerungstherapie bei Herzinsuffizienz

Es hat sich in den letzten Jahrzehnten herausgestellt, dass die Entwässerungstherapie bei Herzinsuffizienz einen immer höheren Stellenwert einnimmt und aus gutem Grund auch die Digitalisierung weitgehend ersetzt hat.
Als Kontrollfunktion für eine effiziente Diurese hat man sich bisher weitgehend mit der Gewichtskontrolle begnügt. Wenn Patienten trotz der Fortführung oder Verstärkung einer diuretischen Therapie nicht mehr mit Gewichtsreduktion reagieren oder erneut Ödeme einlagern, hat sich der Begriff der diuretikaresistenten Herzinsuffizienz eingebürgert. Wir möchten diesen Begriff aus unserer Sicht interpretieren und Vorschläge für eine bessere Kontrolle der Entwässerungstherapie mittels des Doppel-Hämatokrits unterbreiten.

Zunächst einmal einige pathophysiologische Bemerkungen vorab:
Wir gehen nach intensiven Beobachtungen davon aus, dass die Regelkreise des großen und des kleinen Herzkreislaufs bezüglich der Volumenregulation unabhängige aber miteinander verbundene Funktionsgrößen darstellen. Wenn man zum Beispiel im venösen Bereich einen Aderlass macht, dann antwortet nur der venöse Kreislauf, wenn man über die Verdünnungsberechnung das Herzminutenvolumen bestimmt. Es berechnet sich dann zum Beispiel ein zirkulierendes Volumen von 2,2 Litern. Will man das gesamte Volumen berechnen, muss man auch noch die Verdünnung im arteriellen System abfragen. Die Summe der beiden Werte ergibt das gesamte zirkulierende Volumen. Gleichermaßen reagieren auch die Volumenregelkreise rechts und links unterschiedlich und getrennt. In der Regel beginnt eine Herzinsuffizienz im venösen Schenkel. Dies ist auch dann der Fall, wenn das Grundleiden den linken Ventrikel betrifft, wie zum Beispiel bei Mitralinsuffizienz. Dies liegt daran, dass der rechte

Ventrikel der viel kleinere und viel schwächere Partner ist, der insbesondere keine Druckarbeit leisten kann. Von der Volumenarbeit her gesehen, müssen ja beide Kammern die gleiche Menge an Blut befördern. Denn nur, was das rechte Herz in die Lunge drückt, kann auch den linken Ventrikel erreichen. Wenn das linke Herz aber Probleme mit der Abnahme des Blutes hat, bleibt dies in den Lungengefäßen und führt zu einen starken Anstieg der Arbeit für den rechten Ventrikel. Dies kann soweit gehen, dass das rechte Herz der Arbeit nicht mehr gewachsen ist und innerhalb des Regelkreises "um Hilfe ruft". Weil ein besser gefülltes Herz auch mehr auswerfen kann (Frank- Starling-Gesetz), wird über die Regelkreise Wasser zurückgehalten, sodass das Blutvolumen ansteigt und der rechte Ventrikel besser gefüllt werden kann. In dieser Frühphase der Kompensation der Rechtsherzinsuffizienz kann bereits eine Verdünnung im kleinen Kreislauf, also im venösen Blut, nachgewiesen werden. Erst wenn die Verdünnung längere Zeit bestehen bleibt, verdünnt sich auch der arterielle Schenkel, was im kapillaren Blut nachweisbar wird. Sinngemäß setzt eine Konzentrierung bei Beginn einer diuretischen Therapie auch zunächst im venösen Schenkel ein und geht dann erst auf den linken Kreislauf über. Während einer effektiven Diurese liegt der Hämatokrit venös mindestens einen Prozentpunkt über dem kapillaren. Bei fortgesetzter Diurese, bei zunehmender Herzkraft als Antwort des Herzens auf die richtige Therapie, kann es aber schließlich zu einer wesentlichen Verdickung des Blutes kommen. Wir haben in solchen Situationen schon Hämatokrit-Werte von über 50% bis 52% gesehen. Wird die Diurese zu diesem Zeitpunkt nicht reduziert sondern fortgesetzt, tritt eine Hyperviskosität des Blutes ein mit negativen Folgen für viele Bereiche. Bei starker Viskositätszunahme kommt es zu einer enormen Arbeitsbelastung des Herzens, was zu einer erneuten Herzinsuffizienz mit Wiederaufnahme von Flüssigkeit über die Regelkreise führt. Wir nennen dies die „wiederkehrende Herzinsuffizienz" bei zu starker Diurese.

Insbesondere, wenn die Herzkraft auch abnimmt, bewirkt die Hyperviskosität eine verminderte Nierendurchblutung bis hin zum kompletten Nierenversagen. In dieser Phase steigt das Körpergewicht des Patienten an. Eine weitere oder verstärkte Gabe von Diuretika ist aber sinnlos und kontraindiziert, da sie die Nierensuffizienz noch verstärken würde. Richtet sich aber der Arzt nur nach dem Körpergewicht, dann ist er in Versuchung, in dieser Situation die Diurese zu erhöhen, was natürlich überhaupt nichts Positives bewirken kann. Der Doppel-Hämatokrit deckt dieses Dilemma sofort auf, wir finden in dieser Situation einen deutlich überhöhten kapillaren Wert z.B. 52 % mit einem venösen Wert, der bereites eine Verdünnung gegenüber dem kapillaren aufweist z.B. 48 % im angesprochenen Beispiel. In dieser Situation liegt aber keine "Diuretika – Resistenz" vor, sondern eine Verschlechterung der Herz- und Nierenfunktion. Mit nichts aber auch gar nichts kann man in einer solchen Situation schneller helfen als mit einem kleinen Aderlass von 60 oder 70 ml. Damit wird die Herzbelastung reduziert, die Herzkraft indirekt erhöht, die Nierendurchblutung gefördert und die Kreatinin und Harnstoffwerte gesenkt. Die wiederbeginnende Ausscheidung macht die Herzinsuffizienz reversibel. Danach ergibt sich ein "U" Verhalten bei der Entwässerung bei Herzinsuffizienz. Bleibt die Herzinsuffizienz unbehandelt oder ist die Entwässerung ungenügend, kommt es zu einer zunehmenden Herzinsuffizienz mit weiterer Blutverdünnung. Wird zu stark diuretisch behandelt oder wird nach Erstarken des Herzens die Diurese mit gleicher Dosis fortgesetzt, entwickelt sich eine Hyperviskosität, die über kurz oder lang wieder zur Herzinsuffizienz führt, wenn keine adäquate Therapie eingeleitet wird. Damit gilt der Grundsatz: **Die Überwachung einer diuretischen Therapie nur durch Gewichtskontrolle, wie dies bisher weitgehend durchgeführt wurde, ist nicht nur nicht ausreichend, sondern kann gefährlich sein. Aus unserer Sicht sollte die diuretische Therapie mit Hilfe des Doppel-Hämatokrits regelmäßig überprüft werden.**

19. Objektivierung des medikamentösen Therapieerfolges im Bereich Herz-Kreislauf

Die Änderung einer medikamentösen Blutdruckeinstellung wird neben der Messung des Blutdrucks und dem subjektiven Befinden des Patienten nicht mit Hilfe objektivierbarer Parameter gesteuert. Eine objektive Kontrolle der Auswirkungen der Medikation auf den ganzen Menschen findet im Herz-Kreislauf-Bereich nicht regelmäßig statt bzw. sind auch die Methoden nicht verfügbar. In der Regel bleibt alles bei der Blutdruckmessung, wenn es gut gemacht wird mit Beteiligung des Patienten durch Eigenmessung. Dies ist im Hinblick auf die intensive Wirksamkeit der Medikamente und der heute üblichen Verschreibungspraxis nicht optimal, weil häufig mit sehr vielen Medikamenten gleichzeitig und mit hohen Dosierungen gearbeitet wird.
Es werden darüber hinaus nicht nur recht viele Medikamente gegeben, sondern die Wirksamkeit und Verträglichkeit wird erst nach längerer Zeitspanne hinterfragt. Dies geschieht nicht zuletzt durch den Mangel an echten Objektivierungsmöglichkeiten bezüglich der Wirksamkeit der Medikamente, da bisher keine scharfen diagnostischen Werkzeuge zur Verfügung stehen. Das heißt, die Patienten nehmen

über lange Zeit – oft über Jahrzehnte – Medikamente in hoher Zahl und Dosis ein, ohne dass eine Überprüfung im Hinblick auf Therapieeffizienz und Verträglichkeit durchgeführt worden wäre.
Nicht selten entscheidet der Patient selbst, insbesondere bei belastenden Nebenwirkungen, wie viel und welche Medikamente er weiterhin einnimmt. Manche fügen sich aber auch in ihr Schicksal und nehmen die Nebenwirkungen einfach hin, in der Hoffnung auf eine bessere Prognose durch die Therapie. Die Zahl der Todesfälle durch die Nebenwirkungen der eingenommenen Medikamente steigt. Offiziell wird eine Zahl von 20.000 Fällen in Deutschland pro Jahr angegeben. Wird aber das Zustandekommen dieser Statistik nur etwas kritisch unter die Lupe genommen, entsteht der Eindruck, dass die eigentliche Zahl viel höher sein kann und nicht wirklich erfassbar ist. D. h. es besteht eine Dunkelziffer, die in ihrem Ausmaß nicht eingeschätzt werden kann. Eine richtige Einschätzung der Dunkelziffer ist schon deswegen schwierig, weil bei etwaigen Todesfällen die Diagnose einer Medikamentenvergiftung pathologisch-anatomisch nur selten gelingt. Die ganzheitliche Kardiologie bemüht sich, Organbelas-tungen oder die Belastung von Organsystemen, die zum Funktionsbereich des Herzens gehören, gar nicht erst entstehen zu lassen bzw. so gering wie möglich zu halten.
Fatal wirkt sich in der Therapie aus, wenn ein unwirksamer Ansatz nicht erkannt wird und somit auch nicht korrigiert werden kann. Ganz häufig wird dann das Wirkungsprinzip nicht verlassen, sondern eine Dosissteigerung der nicht effektiven Therapie veranlasst. So lange man keine effektive Kontrolle hat, ist dieses Vorgehen nicht zu verbessern und war entschuldbar.
Wir können aber heute alleine schon durch die Verbesserung des Elektrokardiogramms durch das Schleifen- und Volumen-EKG einen Therapieerfolg bereits nach wenigen Tagen feststellen, manchmal ist es schon nach dem ersten Tag möglich, den Erfolg oder Misserfolg einer medikamentösen Verordnung zu objektivieren.
Die Blutdruckmessung bietet spezielle Hilfen, wenn der Verdacht auf eine volumengesteuerte Hypertonie besteht. Bei einer relativen oder absoluten Hypervolämie ist es das Blutvolumen selbst, das die Sympathikusaktivierung und damit den Bluthochdruck unterhält. Zum einen durch die physikalische Last selbst, die das Herz nur mit einem adäquaten Druck bewältigen kann, und zum anderen über das sekundäre Phänomen des Herz-Innendruck-Syndroms.
Eine objektive Überprüfung der Blutvolumenbelastung ist durch das Volumen-EKG möglich. Eine Normalisierung eines pathologischen

Befundes zeigt an, dass die Volumenbelastung befriedigend gelöst werden konnte. Dabei sind wir nicht ausschließlich auf Diuretika angewiesen, sondern können eine direkte Blutvolumenverminderung ohne Steigerung der Viskosität durch gezielte Aderlässe beeinflussen.
Eine weitere Hilfe zur Blutvolumenreduktion stellt ein gefäßerweiterndes Medikament zur Nacht dar, weil die Erweiterung der kleinen Gefäße den Volumendruck auf das Herz vermindert, durch Verteilung der Blutflüssigkeit in die Pheripherie.

Es steht uns bei Krankheitsbildern wie Hohem Blutdruck und Herzinsuffizienz aller Ausprägungen ein ausreichendes apparatives Arsenal zur Objektivierung des Therapieerfolges zur Verfügung.
Es ist unfassbar, zu welchen scharfen diagnostischen Instrumenten das EKG wird, wenn es als Schleifen-EKG dargestellt ist. Bereits wenige Stunden nach einer therapeutischen Maßnahme kann in dem Schleifen-EKG schon beurteilt werden, ob der eingeschlagene Therapieweg richtig ist und ob dieser Weg weiter beschritten werden sollte. Wir haben in einigen Fällen beobachtet, wie sich eine nach links erweiterter Schleife unter einer effektiven diuretischen Therapie mehr und mehr verkleinert und damit verbessert hat, und die pathologisch verdünnten Hämatokrit-Werte sind konsekutiv kontinuierlich angestiegen. Wird nach Erstarken der Herzkraft die Dosis der Diuretika nicht reduziert, sehen wir im Schleifen-EKG recht bald eine Stagnation des Therapieerfolges oder sogar eine Verschlechterung.
Es ist sehr befriedigend, wie sehr dieses Objektivierungsverfahren mit der subjektiven Empfindung des Patienten korreliert. Gibt der Patient bei zu starker Entwässerung Schwindelgefühle an oder ein zunehmendes Schwächgefühl, zeigt das Schleifen-EKG oftmals auch wirklich eine Schleifenverschlechterung an und der Doppel-Hämatokrit beweist die zu starke Diurese mit Zeichen der Hämatokrit-Überhöhung. Nach Absetzen der Medikation wird prompt eine Schleifenverbesserung gesehen. Genau so würde aber auch ein erneutes Auftreten der Herzinsuffizienz durch die Schleifenkonfiguration messerscharf aufgedeckt.
Besondere Erkenntnisse verdanken wir der intensiven Therapiekontrolle der Kontraktilität im Echokardiogramm unter Beta-Blocker-Therapie. Insbesondere das von anderer Seite hochgelobte Sotalol hat sich bei uns als ganz erheblich nebenwirkungsreich erwiesen. Während das Sotalol den Sympathikus durch eine Blockade der Betarezeptoren blockieren und damit dämpfen soll, sehen wir in fast allen Fällen im Ultraschall eine u.U. extreme Hyperkontraktilität, auch wenn die Herzfrequenz noch im Nor-

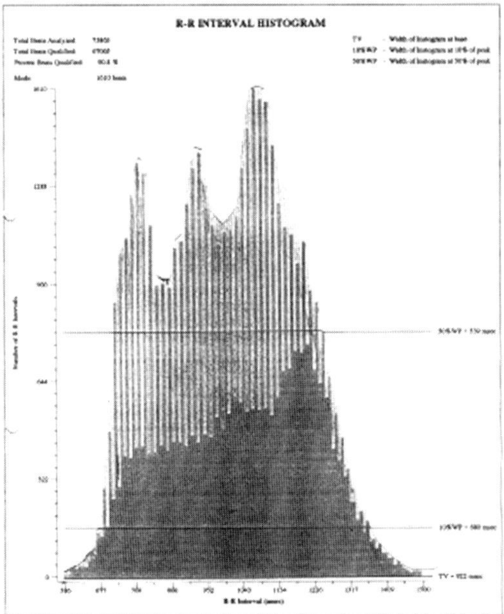

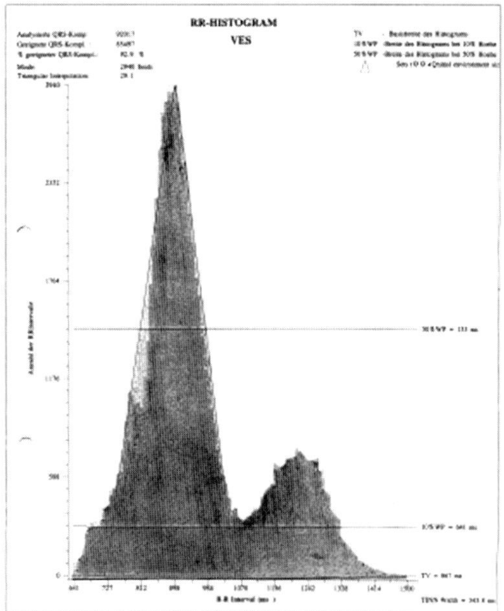

Abb. 62, Abb. 63: Unter Sotalol ausgelöste Erregungszentren, deren Normalverteilungen sich überlagern, linker Bildanteil. Nach Umsetzen auf Bisoprolol gehen die Erregungszentren, Bild rechts, dramatisch auf 2 zurück.

malbereich liegt. Meistens klagen die Patienten über ein unklares Schwächegefühl und frühzeitige Erschöpfung bei körperlicher Belastung.

Das beobachtete Phänomen ist nicht einfach zu erklären. Offensichtlich kommt es nach einer Phase einer wirksamen Beta-Blockade zu einer paradoxen, überschiessenden Sympathikusaktivierung, die immer höhere Dosen von Sotalol erforderlich macht. Ein Absetzungsversuch führt gar zur sofortigen, explosiven Blutdrucküberhöhung und/oder zu lang anhaltenden Tachykardien. Diese Reaktion wird nicht selten als Wirksamkeitsnachweis für die Effektivität von Sotalol missverstanden. In Wirklichkeit bedingt sich das Medikament selbst und steuert seine eigene Dosiserhöhung. Die unteren Abbildungen zeigen am Histogramm der RR-Abstände bei einem Patienten unter Sotalol zahllose Erregungszentren an, die jedes für sich eine eigene Gaußsche Normalverteilung aufweist. Die Überlagerung dieser Normalverteilungen vieler zusätzlicher Zentren lässt zahlreiche Spitzen entstehen, wie es in der Abb. links unten zu sehen ist. Es ist daher eine besonders kritische Beurteilung einer Therapiekontrolle bei dem Beta-Blocker Sotalol erforderlich. Während das Präparat zur Dämpfung des Sympathikus eingesetzt wird, haben wir beobachtet, dass insbesondere die Neigung zur Hyperkontraktilität des Herzens unter Sotalol eher für die Aktivierung des Sympathikus spricht als für seine Dämpfung. Sotalol wird regelmäßig auch bei Neigung zu supraventrikulärer Extrasystolie gegeben, wobei auffällig ist, dass Patienten, die auf Sotalol eingestellt sind, nach einiger Zeit erst recht unter supraventrikulärer Extrasystolie neigen, was in der Regel mit einer Dosiserhöhung beantwortet wird. Das Beispiel zeigt ein RR-Intervall Histogramm unter Sotalol. Es findet sich nicht die sonst zu sehende Gaußsche Verteilungskurve, sondern eine Superposition von mehreren Erregungszentren. Nach Umsetzen auf Bisoprolol geht die Anzahl der Erregungszentren im Bild rechts zurück und es finden sich nur noch zwei Gaußsche Verteilungskurven, die sich etwas überlagern (Abb. 62 und 63). Der zweite Gipfel könnte in diesem Fall die ventrikulären Extrasystolen mit kompensatorischer Pause repräsentieren. Eine ß-Blocker Therapie sollte, insbesondere wenn sie über längere Zeit und in höheren Dosierungen durchgeführt wird, von Untersuchungen der Kontraktilität begleitet werden. Steigt der klinikeigene Kontraktilitäts-Index über 3,5 (Normalwert 2,5 bis 2,8), muss die Dosis reduziert oder der Wirkstoff gewechselt werden.

Eine kritische Therapiekontrolle ist auch bei den Kalziumantagonisten vom Typ des Verapamils erforderlich. Die Indikation für Verapamil oder seiner Derivate ist die Blutdrucksenkung oder die Behandlung der Neigung supraventrikulärer Tachykardie. Nicht wenige Patienten aber zeigen unter dem Präparat bei genauer Betrachtung und Untersuchung eine Zunahme der supraventrikulären Extrasystolen bis hin zum akuten Anfall. Trägt man die RR-Abstände eines Langzeit-EKG in einem Histogramm gegen ihre Häufigkeit in % auf, findet sich im Normalfall eine Gaußche Normalverteilung. Wir haben in zahlreichen Fällen eine Aufsplitterung in zwei sich überlagernde Kurven nach Verapamil gesehen Abb. 64 bzw. haben eine vorbestandene Aufsplitterung nach Absetzen sich zurückbilden sehen.

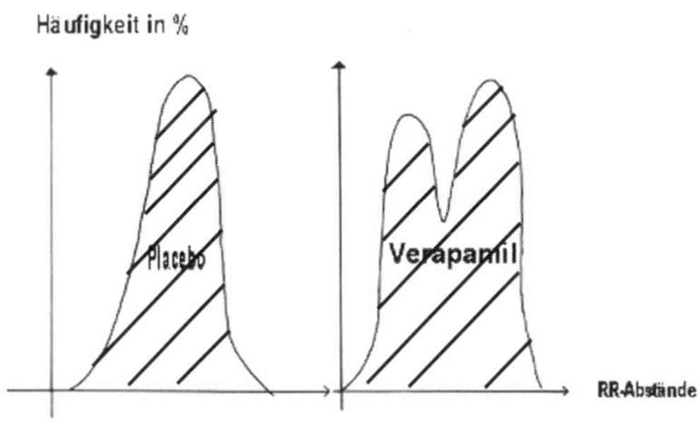

Abb. 64: Unter der Therapie mit Verapamil ist es zum Auftreten eines zusätzlichen ektopischen Zentrums im Sinusknotenbereich gekommen, mit einer eigenen Verteilungskurve der RR-Abstände.

Weniger ist oft mehr:
Fallbeispiel einer drastischen Medikamentenreduktion 8 Tage nach einem 5 wöchigen Krankenhausaufenthalt

Fallbeispiel: Therapieresistente Herzinsuffizienz

Aufnahme am 12.06.98 ca. 1 Woche nach der Entlassung aus dem Krankenhaus. Die 81jährige Patientin hatte jetzt eine so ausgeprägte Luftnot, dass sie sich noch nicht einmal für ein paar Minuten hinlegen konnte, damit wir eine Ultraschalluntersuchung des Herzens hätten machen können. Sie hatte einen kleinen Koffer mit Medikamenten mitgebracht, und es brauchte einige Zeit, bis die gesamte Medikation erfasst war:
Medikation am Freitag den 12.06.98, mit einem Körpergewicht von 55 kg, bei einer Größe von 1,56 m:

- Lasix® 40 mg	0 - 1- 0
- Aquaphor® 20 mg	1 - 0 - 0
- Digimerck® 0,1 mg mit Pause sonntags	1- 0 - 0
- Lopirin® 50 mg	1- 0 - 1
- Dilatrend® 6,25 mg	½ - 0 - ½
- Decortin® 7,5 mg	1 - 0 - 0
- ASS® 100	1 - 0 - 0
- Corvaton® ret.	0 - 0 - 1
- Nitroderm® 10 Pflaster	1 - 0 - 0
- Augentropfen	1 - 1 - 1
- Berudual® Spray Hub	1 - 1 - 1
- Bambec®	0 - 0 - 1
- Kalinor® Brause	1 - 0 - 0
- Broncho® ret. 200	1 - 0 - 1
- Zyloric® 300	0 - 0 - ½

15 Medikamente mit insgesamt 22 Einnahmen über den Tag! Welch eine Gesamtbelastung für einen kranken Organismus und für einen älteren Menschen. Und in der Tat ging es der alten Dame alles andere als gut, was die Kinder veranlasste, sie zu uns zu schicken. Und das waren die gesammelten Diagnosen, die sie mitbrachte: Rechtsseitige Pneumonie; Zustand nach mehreren rezidivierenden Pneumonien rechts und links; obstruktive Ventilationsstörungen bei Thorax-Deformität; dekompensierte Herzinsuffizienz; Koronare Herzkrankheit; art. Hypertonie; Niereninsuffizienz im Stadium der kompensierten Retention; Genu valga; Gonarthrose links; chronisch venöse Insuffizienz; Hyperurikämie; grüner und grauer Star bds..
Um es vorweg zu nehmen, das war die Entlassungsmedikation nach 14 Tagen am 26.06.98

- Dytide H®	½ - 0 - 0
- Furosemid	½ - 0 - ¼
- Atacand®	0 - 0 - ¼
- Ass 100	½ - 0 - 0
- Magnesium Verla® bei Bedarf	
- Augentropfen	1 - 1 - 1

Wobei diese Medikation bewusst als "Therapie der kälteren" Jahreszeit bezeichnet wurde. Es wurde vereinbart, bei "heißeren Tagen" Atacand wegzulassen und/oder auf ihrem täglichen Rotwein zu verzichten oder die Therapie an heißeren Tagen bei einem ambulanten Termin neu zu besprechen.
Nun aber zum Verlauf:

<u>Beschwerden:</u> Alle 3 Tage "Anfälle" mit Luftnot, starker innerer Unruhe mit Angstgefühlen und Hustenattacken. Kann jetzt gar nicht mehr flach liegen. 4/98 letzter stationärer Krankenhausaufenthalt 5 Wochen wegen einer Pneumonie, Entlassung am 05.06.98. Seit 6 Jahren ist ein hoher Blutdruck

bekannt. Während bei den bisherigen stationären Behandlungen die obstruktive Ventilationsstörung im Vordergrund der pathophysiologischen Überlegungen gestanden hatten, trat bei uns - und dies sicher nicht nur aufgrund unserer Klinik-Spezialisierung - die Linksherzinsuffizienz ganz in den Vordergrund. Es zeigte sich nämlich, dass die Hustenattacken streng lageabhängig waren, vielleicht auch durch Lopirin induziert, das war nicht sofort zu klären. Aber eher war eine Linksinsuffizienz kausal führend, wegen der Unfähigkeit der Patientin, sich flach hin zu legen. Auch die Dyspnoe trat – anders als bei Lungenerkrankungen – direkt nach dem Hinlegen auf. Zunächst waren folgende Befunde wegweisend: Das Schleifen-EKG und der Doppel-Hämatokrit.

Aber schon der Auskultationsbefund hatte Zweifel an den rezidivierenden Pneumonien aufkommen lassen. Bei einer ausgeprägten Kyphoskoliose fand sich Zonen einer verminderten Atmung durch Lungenkompression. Ein solches Kompressionsatmen kann leicht einmal für eine Infiltration der Lunge gehalten werden, wenn die Thoraxdeformität nicht beachtet wird. Wenn dann noch einige Rasselgeräusche von der Linksherzinsuffizienz dazukommen, kann diese Fehlinterpretation schon mal passieren. Bei der Patientin mag es wohl des öfteren geschehen sein bei Lungenstauung.

Das aktuelle EKG zeigte bei Sinusrhythmus mit 67/min und P-Wellen-Variabilität einige ventrikuläre Extrasystolen.

Das Schleifen-EKG wies eine überstarke Auslenkung von 9,5 cm nach links auf bei einer Eichung von 40 mm/mV und eine grenzwertige Auslenkung des T-Vektors nach rechts. Verdacht auf Digitalisvergiftung möglich.

An eine weitere Diagnostik war vorerst nicht zu denken. Die Patientin lehnte eine Ultraschalluntersuchung wegen Luftnot im Liegen ab, war aber nach längerer Diskussion zu einer Doppel-Hämatokrit Bestimmung bereit. Die Werte waren nicht ganz einfach zu interpretieren: arteriell 40,1 %, venös 42,2 %. Das kann bei diuretischer Therapie normal sein. Bei der massiven Diurese aber hätte man viel höhere Werte auch im arteriellen Schenkel erwartet. Hier lag vermutlich in Anbetracht der Linksauslenkung im der EKG-Schleife eine schwere Insuffizienz vor. Vermutlich eine Linksinsuffizienz. Klären konnte das jetzt nur die EKG-Schleifen-Kontrolle nach einem diagnostischen Aderlass.

Nach einem Aderlass von ca. 150 ml war das EKG eine Stunde später bereits entscheidend verbessert. Keine Extrasystolie mehr. Regelmäßiger Rhythmus mit einer Frequenz von 67/min. Linksauslenkung nur noch 7,4 cm (!) statt vorher 9,5 cm nach links!

Das war die Rettung. Deutlich weniger Luftnot. Die Patientin konnte sogar liegen. Eine Untersuchung mit Ultraschall wäre möglich gewesen. Die Patientin mochte aber nicht mehr. Sie sehnte sich nach Ruhe und endlich wieder nach Schlaf, den wir ihr gönnten.

Das Wochenende gehörte der Entgiftung. Keinerlei Medikation bis auf ½ Tbl. Lasix. Zu wenig, wie sich am Sonntag herausstellte. Der kritische Doppel-Hämatokrit hielt uns das Versäumnis vor Augen: arteriell 33,6 %, venös 35,6 %, abgesichert durch Vierfachwerte.
Die Patientin hatte Flüssigkeit nachgezogen. Die Insuffizienz war weiterhin dominant. Die EKG-Schleife allerdings war mehr als beruhigend, weiterhin nur 7 cm Linksauslenkung, also in der Summe eher eine weitere Verbesserung. Wir konnten der Patientin noch bis Montag Ruhe gönnen. Vorerst keine weitere Diagnostik.
Montag: Endlich kann das Echokardiogramm gemacht werden, denn die Patientin hat sich gut stabilisiert mit Dytide H® ½ 0 0 und Lasix® 0 ½ 0 seit Sonntag.
Echokardiogramm: Es findet sich ein normal großer, hyperkontraktiler li. Ventrikel. Die Weite misst diastolisch 49 mm mit Kontraktion auf 28 mm in der Systole. Regurgitation im Sinne einer Aorten-, Mitral-, und Tricuspidalinsuffizienz, wobei die Aorteninsuffizienz hämodynamisch relevant sein dürfte. Das Septum ist verdickt und mißt diastolisch 16 mm, es kontrahiert systolisch auf 21 mm bei Hyperkontraktilität. Verdacht auf Hyperkontraktilität bei Digitalisintoxikation. Weiterhin Pause mit Digimerck®.

Verlauf: Während der 8 Behandlungstage zeigte sich ein Rückgang der Digitalisimprägnation in den linkspräkordialen Ableitungen. Vor allem gingen unter den Aderlässen die spastischen Ventilationsstörungen zurück bzw. tauchten diese auch nach Absetzen des Kortisons und der Lungenpräparate nicht mehr auf. Es war auch für uns ein schönes Miterleben zu sehen, wie es der Patientin von Tag zu Tag besser ging. Mit der wiedergewonnenen Kraft setzte auch die Aktivität wieder ein und die Patientin entschloss sich spontan zu einen Auslandsurlaub mit der Tochter, der sehr gut verlaufen ist. Die Patientin ist mit der reduzierten Medikation exzellent zurechtgekommen.

Zusammenfassung: Das also war des Pudels Kern. Wieder einmal eine Digitalisintoxikation bei Links-Hypertrophie ohne eigentliche Indikation für Digitalis. Und wieder einmal eine Fülle von Lungenpräparaten einschließlich des Kortisons wegen der sich sekundär ausbildenden Spastik im Lungenstromgebiet bei Linksherzversagen. Nun, es ist leichter, ein Medikament zu verordnen, als die Pathophysiologie zu durchdenken. Aber wir können natürlich gut reden, wir haben ja das Schleifen- EKG, den Doppel-Hämatokrit, den Sequoia, das Ultraschallgerät von Acuson, und unser ganzheitliches Denken!
Und das Beispiel war übrigens keineswegs besonders bösartig ausgesucht und die vorbehandelnden Kliniken keineswegs unter dem Niveau des Bundesdurchschnitts, im Gegenteil.
Der Aufenthalt der Patientin in unserer Klinik hätte voll aus dem ersparten Medikamentenkonsum finanziert werden können.

Fallbeispiel für die zur Zeit bestehende Tendenz einer übermäßigen Blutdruckeinstellung mit gefäßerweiternden Medikamenten

Fallbeispiel 86-jährige Patientin

Bei der Patientin lagen stark wechselhafte und teils exzessive Blutdruckwerte vor, wobei der Blutdruck besonders morgens überhöht war. Es blieb ein wechselhafter Bluthochdruck trotz stetig steigender Medikation bestehen mit vor allem morgendlichen Spitzen. Sie klagte über Schwächegefühle, Mattigkeit und Müdigkeit aber auch Herzrhythmusstörungen in Form einer absoluten Arrhythmie bei Vorhofflimmern. Diese wurde zuletzt mit Sotalol 80 4x ½ Tabl. erfolgreich behandelt, und die Patientin war in den letzten Tagen vor der stationären Aufnahme frei von Vorhofflimmern.

Die gesamte Medikation bei der Aufnahme bestand in: ASS 100 1-0-0, Digimerck minor® 1-0-0, Enalapril 10 1-01, Sotalol 80 ½ - ½ - ½ - ½ , Norvasc® 10 1-0-0, Teveten® 600 1-0-0, Zocor® 20 0-0-1, HCT 1-0-1, Allopurinol 300, L-Thyroxin 75 1-0-0, Lasix® 40 ½-0-0 zweimal in der Woche, Nicergolin neurax® 10 1-0-0

Diagnostik und Behandlungsstrategie

Beim Überdenken der Gesamtsituation konnten wir davon ausgehen, dass zunächst einmal mehrere Faktoren für das subjektive Beschwerdebild der Schwäche und Leistungsunfähigkeit in Frage kamen. Das lag einmal an einer relativ hohen Dosis von gefäßerweiternden Medikamenten, die in höherer Konzentration eine sekundäre Sympathikusaktivierung bewirken können. Wir haben deshalb zunächst Teveten® abgesetzt und das Präparat Norvasc® nur jeden zweiten Tag gegeben. Danach war es möglich, unter enger Kontrolle der Blutdruckwerte auch das Norvasc® abzusetzen und das Enalapril wurde nur noch zur Nacht mit 10 mg gegeben. Das Präparat HCT haben wir durch Dytide H® ersetzt, weil Triamteren kaliumsparend ist und die Ausscheidung in der Kombination mit Furosemid deutlich verbessert werden kann. Diese Konstellation hat dann dazu geführt, dass der Hämatokrit-Wert, der anfänglich 38,1 % kapillar und 39,1 % im venösen Bereich betragen hatte, auf 43,1 % kapillar und 43,2 % venös anstieg. Dies hätte aber eine unnötige Herzbelastung über eine Viskositätsvermehrung bedeutet, so haben wir die Lasix®-Medikation von täglich ½ auf ½ Tablette jeden zweiten Tag reduziert. Darunter fand sich mit 39,3% venös und 40,8 % kapillar ein Doppel-Hämatokrit, der auf der einen Seite die diuretische Wirksamkeit erkennen lässt, der auf der anderen Seite aber keine zu starke Viskositätsvermehrung anzeigt.

Im Echokardiogramm am Anfang wurde ein global vergrößertes, hyperkontraktiles Herz gesehen mit einer diastolischen Weite von 58 mm und einer systolischen Weite des Querdurchmessers von 39 mm. Das

Septum wurde in der Diastole mit 19 mm, in der Systole mit 21mm bestimmt. Der klinikeigene Kontraktions-Index betrug 2,7.
Das Septum zeigte jetzt weiter eine gute bis Hyperkontraktilität, wobei es sich von 16 auf 22,3 mm kontrahiert hat und der Querdurchmesser hat sich von 58 auf 50,9 mm verkleinert und kontrahiert auf 32,8 mm. Es errechnet sich jetzt ein Kontraktions-Index von 4,4 bei einer Norm von 2,5 bis 2,8. Dies spricht dafür, dass über die verbesserte Diurese die Herzkraft insgesamt gesteigert werden konnte, zum anderen bestand eine noch erhebliche Hyperkontraktilität, die durch die Ventrikelverdickung, vermutlich auch unter dem Einfluss von L-Thyroxin 75 zustande kommen kann. Ein weiterer Aspekt ist, dass eventuell das Sotalol an der Hyperkontraktilität beteiligt ist. Diese paradoxe Reaktion dieser Betablockergruppe, sehen wir immer wieder. Es kommt offensichtlich nach längerem Einsatz von Sotalol zu einer paradoxen Wirkung mit einerseits weiterer Verlangsamung der Herzfrequenz, andererseits kommt es zu einer Kontraktilitätszunahme, die nicht mit der Verlangsamung der Herzfrequenz zu erklären ist. Dieser Sachverhalt ist deswegen wichtig, weil die vermehrte Kontraktilität zu einer vermehrten Erschöpfung des Herzens führen kann und bei dem Patienten nicht selten eine erhebliche Reduktion der Leistungsfähigkeit und ein Schwächegefühl provoziert. Im übrigen war die Trikuspidalklappeninsuffizienz immer noch sichtbar mit einer Fließgeschwindigkeit von 2,7 m/sec und einem mittleren Pseudogradienten von 31 mm Hg, während an der Mitralklappe, vornehmlich eine frühsystolische Regurgitation gesehen wurde.
Die Kontrolluntersuchung nach der verbesserten Diurese zeigte eine Zunahme der Kontraktilität und eine Abnahme des Querdurchmessers von auf 50,9, bei der Entlassung mit einem systolischen Querdurchmesser von 45,4 mm.
In der Summe kann gesagt werden, dass wir unserem Schritt, die Blutdruckeinstellung zu optimieren unter gleichzeitiger Verbesserung der subjektiven Empfindung, deutlich näher gekommen sind. Das Klassenziel ist noch nicht ganz erreicht, weil wir das Sotalol bisher nur halbieren konnten. Ein schnellerer Absetzungsversuch hatte anfänglich zu Vorhofflimmern geführt und musste abgebrochen werden. Wir sind also dafür, dass dieser Versuch fortgeführt wird und haben dies mit der Patientin besprochen. Das Sotalol ist jetzt reduziert auf Sotalol 80 ½-½-0. Es sollte in den nächsten Tagen die Dosierung so beibehalten werden. Bei einem Absetzungsversuch am Sonntag sollte eine ½ Tabl. Sotalol durch Concor® 5 ersetzt werden, wobei sich dann die Dosierung Sotalol 80 ½-0-0 ergibt unter gleichzeitiger Gabe von Concor® 5 0-0-1.

Neue Medikation

Im einzelnen möchte ich die Medikation wie folgt kommentieren:

L-Thyroxin bleibt in der Dosierung von 75 Gamma bestehen bei einem guten TSH Wert von 2,2. Eine höhere Dosierung sollte nicht angestrebt werden, weil sie den Sauerstoffverbrauch unnötig erhöhen würde. Eher könnte man sich später eine weitere Reduktion vorstellen.
Das **Enalapril** wird mit 10 mg zur Nacht fortgeführt, weil wir durch die Gefäßerweiterung in der Nacht die Volumenbelastung des Herzens vermindern können.
Digimerck minor® sollte auch am Wochenende ohne Pause gegeben werden. Eine Änderung der Dosierung sollte nur dann erfolgen, wenn der Appetit nachlässt oder wenn das Herz zu bradykard werden sollte. Dann würden wir zu einer Pause von Digimerck minor® am Wochenende raten.
Zur Entwässerung hat sich bei uns die Kombination von **Dytide H® und Lasix® 40** bewährt, wobei wir vorschlagen, Dytide H® ½ Tabl. morgens einzunehmen und Lasix® ½ Tabl. nur jeden 2. Tag zu verabfolgen.
Die Dosierung von **Nicergolin neurax® 10** besteht schon lange und sollte prophylaktisch fortgeführt werden. Das gleiche gilt für **Allopurinol 300.**
Da die Patientin immer noch dazu neigt, intermittierendes Vorhofflimmern zu entwickeln, würde sich für absehbare Zeit eine Prophylaxe gegen Thrombenbildung empfehlen. Bei uns hat sich dafür eine Kombination von **ASS 100** mit kleinsten Dosen von **Marcumar®** bewährt. Dazu wird ASS 100 morgens gegeben und Marcumar in einer Dosierung von nur ½ Tabl. abends. Wir haben bei dieser Kombinationsbehandlung bei Vorhofflimmern exzellente Erfolge gehabt. Alle Patienten mit dieser Einstellung sind bisher frei von thromboembolischen Ereignissen geblieben, **alle anderen** haben früher oder später ein solches Ereignis gehabt.

Empfehlungen für zu Hause

Besonders besprochen werden muss die Situation bei plötzlich auftretenden Vorhofflimmern, weil dies in einer solchen Situation doch subjektiv und wohl auch von der Psyche her zu schaffen macht. Wir schlagen vor, bei Eintreten von Vorhofflimmern 1 Tabl. Digimerck minor® zusätzlich zu nehmen sowie 1 Tabl. Concor® und ¼ Tabl. Lexotanil®. Sollte weiter Bedarf bestehen, ist zusätzlich die Gabe von 1 Tablette Concor® alle 4 Stunden möglich. Nur wenn alle Stricke reißen, würden wir den Einsatz von Sotalol empfehlen, weil es sich in der chronischen Therapie nicht bewährt hat. Die Kombination von ASS und Marcumar erfordert eine stabile Kreislaufsituation. Ist diese gegeben, müssen keine wöchentlichen Kontrollen durchgeführt werden. Es genügt durchaus, wenn man sich von Zeit zu Zeit vergewissert, dass die Einstellung zu einer nur geringgradigen Senkung des Quickwertes auf ca. 50 % geführt hat. Wir tolerieren auch höhere Werte. Bei Verschlechterung der Gesamtsituation und Auftreten von Herzinsuffizienz kann allerdings über Stauung der Leber ein rascher Abfall der Gerinnungsfaktoren eintreten und dann sind engmaschige Kontrollen indiziert. An ein regelmäßiges Schlafmittel ist nicht gedacht. Allerdings hat sich das Lexotanil® 1/4 Tabl. zur Nacht nach einem aufregenden Tag als erfolgreich erwiesen, weil es eine deutliche Sympathikusdämpfung auf den Weg bringt.

Schlussfolgerung

Insbesondere die sensiblen, sensitiven Patienten reagieren paradox auf stark gefäßerweiternde Medikamente. Die starke Gefäßerweiterung bewirkt eine sympathikotone Aktivierung, die das Ergebnis der Gefäßerweiterung konterkariert. Fatalerweise führt der mangelnde therapeutische Erfolg meistens zur Dosiserhöhung bzw. zum Einsatz weiterer gefäßerweiternder Medikamente. So kommen exzessive Medikamentenansammlungen zustande, die letztlich eine verheerende Gesamtwirkung haben können.

20. Kritische Abwägung der Medikation nach den Prinzipien der neuen, sanften, ganzheitlichen Kardiologie

Die Wahl der Medikamente und auch die Dosierung darf keiner allgemeinen Therapieempfehlung folgen.

Auch wenn die Ergebnisse einer Studie dringend eine hohe Dosierung einfordern, kann es durchaus sein, dass gerade der zu therapierende Patient überhaupt nicht in die Kohorte passt, sondern ganz individuell und mit völlig anderen Dosierungen eingestellt werden muss.

Die Menschen sind sehr unterschiedlich und jeder für sich ist ein Unikat. Das Spektrum reicht von dem Patienten, der alle Präperate und alle Dosierungen verträgt, bis zum Patienten, der nicht nur alle Nebenwirkungen entwickelt, die in der roten Liste stehen, sondern darüber hinaus das Nebenwirkungsspektrum seinerseits noch erweitern und ergänzen kann. Woran liegt das?

Ein paar Grundsätze haben jedoch Gültigkeit und können als Leitschiene dienen:

- Je sensibler der Patient ist, um so kleiner muss die Dosierung sein, um keine überstarken körperlichen Gegenreaktionen zu provozieren.
- Je stärker das Reaktionsvermögen des Patienten ausgeprägt ist, um so kleiner muss die Anfangsdosis gewählt werden.
- Insbesondere ist den Empfehlungen der anfänglichen Hochdosierung zu misstrauen. Die Nebenwirkungen – insbesondere allergischer Art – sind sehr häufig dosisabhängig und können bei kleiner Anfangsdosierung klein gehalten werden.
- Die subjektive Empfindung des Patienten zu einem Medikament sollte stärker beachtet werden. Abwehrreaktionen des Patienten gegen ein

Medikament erweisen sich nicht selten als wirklich begründet.

- Es ist letztlich auch darauf zu achten, dass sich die Anzahl der Einnahmen und die Summe der Medikamente in Grenzen hält. Ab einer gewissen Zahl der Medikamenteneinnahme verstärkt man unter Umständen das Krankheitsgefühl des Patienten.
- Es gibt Menschen, die eine so starke Gefäß-Regibilität besitzen, dass ein gefäßerweiterndes Präparat oft auch in kleinsten Dosen nicht vertragen werden kann. Dahinter steckt eine überstarke sympathikotone Reaktionsbereitschaft.
- Die medikamentös bedingte Gefäßerweiterung ruft den Partner auf den Plan, der die Gefäße zuzieht, mit dem Ziel, den Herz-Kreislauf-(systemischen) Druck nicht so stark abfallen zu lassen. Das ist der Sympathikus, und dessen Gegenregulation kann unangenehme Körperreaktionen mit sich bringen, wie zum Beispiel eine schlagartige Blutdruckerhöhung, aber auch eine Vasospastik bis hin zur Prinz Metal-Angina.
  In extremen Fällen kann ein Zehntel der normalen Medikation zu viel sein. Wird der Patient mit Normaldosierungen malträtiert, verliert er das Vertrauen und der Arzt kann den Patienten verlieren
- Manchmal ist es so, dass ein schwach wirksames Medikament bei einer guten Vorbereitung einen starken, positiven Placeboeffekt haben kann.

21. Mit Medikamenten kann eine Vasospastik der Herzkranzgefäße im allgemeinen nicht zufriedenstellend therapiert werden

Unsere wissenschaftliche Medizin kann bisher nur den jeweiligen Koronarspasmus, das Zusammenziehen der Herzkranzgefäße, sekundär behandeln. Dazu werden Kalzium-Antagonisten vom Dihydropyridin-Typ oder Nitrate als Gefäßöffner eingesetzt.

So wirksam die Behandlung in der Situation ist, ein Heilmittel ist dieses Präparat schon deswegen nicht, weil die medikamentös bedingte, gewaltsame Gefäßöffnung das Gegenregulationssystem aktiviert. Dies ist der Sympathikus, der nun wieder verstärkt wird und dadurch die Gefäße erneut zusammenzieht. Häufig befindet sich im Krankheitsbild eine muskuläre und skelletäre Symptomatik, sowie Unruhegefühle und ein begleitender Herzdruck.

Diese physisch-psychische Komponente, welche die Bereitschaft zum Spasmus erst möglich macht, kann schulmedizinisch nur begrenzt beeinflusst werden. Dies ist allenfalls mit Psychopharmaka möglich, die aber das Problem nicht beseitigen, sondern es nur kurzfristig ausschalten und damit die Aufarbeitung aufschieben. Eine Beseitigung des erhöhten Sympathikus mit b-Blockern kann sich sogar zum Gegenteil verkehren. Eini-

ge Patienten reagieren auf Beta-Blocker erst recht mit einer vermehrten Vasospastik. Dies sind vermutlich die Patienten, bei denen sich das Regulationssystem gegen die b-Blockade wehrt und damit einen erst recht überhöhten Sympathikus bewirkt. Für diesen Patientenkreis steht somit aus dem schulmedizinischen Arsenal kein sicher wirksames Heilmittel zur Verfügung.
Die ganzheitliche Therapie liefert uns hier mehr als eine Alternative, weil sie ursächlich heilsam wirkt und den Sympathikus von der Wurzel her senken kann. davon, wie die Verteilung der Störung, d.h. Energieverteilung erfolgt.

Fallbeschreibung

Die 52-jährige Patientin hatte eine Behandlung wegen eines Mamma-Carcinoms hinter sich und von dieser Seite alles gut überstanden. Aber seit der onkologischen Erkrankung war es zu einer kardialen Symptomatik mit Angina pectoris in Ruhe und bei Belastung gekommen. Auch die Therapie mit Nitraten und ß-Blockern hatte nur kurzfristig helfen können. Sie Symptomatik hinderte die Patientin vor allem daran, wieder Selbstvertrauen nach der Krebserkrankung gewinnen zu können. Der Schmerz im Brustbereich fachte immer wieder böse Ahnungen an.
Der Zugang zu einer Therapieänderung war zunächst versperrt, weil die bisherigen Therapeuten insbesondere die ß-Blocker Therapie mit Sotalol als unumgänglich angesehen hatten. Ja, es war besonders darauf hingewiesen worden, dass der ß-Blocker keineswegs abgesetzt werden dürfte. Wir mussten zunächst die Einstellung der Patientin weiterlaufen lassen, um das Vertrauensverhältnis nicht zu untergraben. Erst nach zwei Wochen, als die kardiale Symptomatik deutlich in den Vordergrund trat, waren wir nach Aufbau eines guten Vertrauensverhältnisses mutig genug, das Sotalol als mögliche Ursache für die kardiale Vasospastik zu bezeichnen. Bis dahin war zwar durch die ganzheitliche Behandlung schon eine Gesamtbesserung auf den Weg gebracht worden, die kardiale Vasospastik wurde aber vielleicht auch gerade deshalb als besonders quälend empfunden.
Es ist eine häufig bei uns gesehene Erfahrung, dass hohe und stark wirksame ß-Blocker nach einiger Zeit das Gegenteil von dem bewirken, wozu sie ursprünglich eingesetzt wurden. Sie senken den Sympathikotonus nicht, sondern überhöhen ihn in seiner Wirkung auf das Herz geradezu in das Unermessliche.
Wir erklären uns dies durch eine paradoxe Reaktion des Sympathikus. Dieser hat so viele wichtige Funktionen im Organismus, dass er nicht einfach über ein gewisses Maß hinaus weggebremst werden darf. Versucht man es trotzdem, kommt es paradoxerweise zu einer partiellen und temporären Überhöhung von Teilfunktionen des Sympathikus, die bei dieser Patientin fatalerweise mit Koronarspasmus einherging. Erst nach Aufbau von Vertrauen konnten wir die Umstellung auf ein weniger intensives Präparat

wagen, danach gelang unter Fortsetzung der naturheilkundlichen Anwendungen die Beseitigung der Spasmen. Die Patientin ist frei von Koronarspasmen geblieben.

22. Eine Vasospastik kann auch der Grund für Rezidivbeschwerden nach Stent-Applikation sein

Oft bleiben nach Koronardilatation die gleichen Beschwerden wir bisher oder es treten sogar heftigere Beschwerden auf.

Was ist zu tun? Und was steht hinter dieser persistierenden Schmerzsymptomatik?
Immer mehr Patienten stellen fest, dass sich nach Stent-Applikation Rezidivbeschwerden einstellen.
In der Regel wird dann eine Kontrolluntersuchung vorgenommen. Kann ein Rezidiv ausgeschlossen werden, besteht häufig Ratlosigkeit bis Frustration bei den Behandelnden. Zum therapeutischen Nihilismus besteht aber kein Anlass. Gefragt ist eine subtile Diagnostik der Gesamtsituation und der Patientenpersönlichkeit.
Nicht immer ist es die organische Ko ronarstenose, die den Patienten zum Arzt bringt. Viel häufiger als man es für möglich hält, sind die Beschwerden funktioneller Natur im Sinne einer Vasospastik und die organische Stenose ist längst über eine kompensatorische kollaterale Gefäßbildung kompensiert. Diese Neigung zu Gefäßspasmen (Vasospastik) wird aber durch die Dilatation nicht mittherapiert. Im Gegenteil, es kann sogar durch den Aufenthalt in der Intensivstation während der Behandlung durch Miterleben oder Eigenerleben zu einer weiteren Sympathikusaktivierung kommen mit Erhöhung der vasospastischen Neigung. Psychisch erschwerend kommt ein ängstliches Element dazu, dass in der Erwartung einer Restenosierung gipfelt. Im Extremfall führt diese ängstliche Erwartung zu einer so starken Sympathikuserhöhung, dass eine Hyperkontraktilität des Herzens resultiert mit einer relativen Durchblutungsstörung im Sinne eines Herz-Innendruck-Syndroms. Bleibt diese unbehandelt, kann die neue Beschwerdesymptomatik neue Ängste schüren und es resultieren Panikattacken und unter Umständen eine bleibendes Paniksyndrom.
Hier frühzeitig aufklärend und therapierend einzuwirken ist das Gebot der Stunde, um nicht trotz vieler Bemühungen einen nicht wirklich therapierten Patienten unzufrieden und letztlich weiter koronarkrank zu hinterlassen.
Die angesprochenen Probleme sind in der Regel kein Spezialgebiet der interventionell arbeitenden Kardiologen, aber sie sollten wissen, dass die Arbeit **nicht** beendet ist, bevor der Patient beschwerdefrei ist.
Dieser Patient gehört in eine potente Rehabilitation zu Fachleuten, die nicht nur mit dem Krankheitsbild vertraut sind, sondern darüber hinaus aggravierende Faktoren aufdecken können, wie eine Hyperviskosität auf

dem Boden einer Hyperferritinämie. Bei Hämosiderose oder bei Eiweißbildungsstörung oder eine sauerstoffffordernde Hyperkontraktilität bei bisher nicht entdeckter Hyperthyreose, um nur einige Faktoren zu nennen. Die Behandlung einer koronaren Herzkrankheit ist nicht dann schon geglückt, wenn das behandelnde Gefäß offen bleibt, sondern erst dann, wenn die Beschwerden ausbleiben und die Leistungsfähigkeit des Patienten wieder hergestellt ist. Alles andere ist ein Pyrrhussieg und kann sich letztlich in das Gegenteil kehren.

23. Die Hyperkontraktilität des Herzens. Ein wichtiges Thema, das auf seine Entdeckung für den klinischen Alltag wartet

In klinischen Alltag wird zu wenig zwischen einer guten Kontraktilität und einer Hyperkontraktilität unterschieden. Der Patient findet sich dadurch oft in der „Psycho-Ecke" wieder, obwohl er sich krank, völlig übermüdet und ausgepumpt fühlen kann.
Das Herz erbringt eine große Pump- und Kraftleistung, lässt aber vor der Kontraktion nicht genug Blut hinein, um diese Pumpleistung zu nutzen. Das heißt Kraft wird vergeudet, eine entsprechende Leistung aber nicht erbracht.
In dem nachfolgenden Artikel zeigen wir die Problematik und die diagnostischen sowie die neuen therapeutischen Möglichkeiten bei Hyperkontraktilität des Herzens auf.

Gute Kontraktilität versus Hyperkontraktilität

Es ist im ärztlichen Alltag auch mal schön, Entwarnung geben zu können, einem Patienten auch einmal sagen zu können, dass alles in Ordnung sei. Es ist ein gutes Gefühl, von einem so wichtigen Organ, wie es das Herz nun einmal ist, sagen zu können, dass es sogar gut funktioniert. Dieser Wunsch der Ärzteschaft mag wohl Pate dafür gestanden haben, dass ein so wichtiges Thema wie die Hyperkontraktilität des Herzens so lange fast völlig totgeschwiegen wurde. Oder liegt es wieder einmal daran, dass die systolische Funktionsstörung im klinischen Alltag so deutlich dominiert gegenüber der diastolischen Funktionsstörung des Herzens, die den Verdacht nie recht los geworden ist, nur eine Spezialität für Theoretiker zu sein. Wie auch immer, es wird heute wirklich, auch von denen, die es besser wissen müssten, nicht zwischen einer guten Kontraktilität und einer Hyperkontraktilität unterschieden. Allenfalls bei der hypertensiven Herzkrankheit verbindet sich das „hyper" auch gedanklich mit der Hyperkontraktilität.

Hyperkontraktilität ist schlimm für das Herz und den Menschen

Nein, die Lösung des Problems ist leider nicht so menschlich betont, wie eingangs unterstellt. Im Gegenteil, es ist ausgesprochen unmenschlich, einen Kranken, nicht leistungsfähigen Menschen und sein krankes und nicht leistungsfähiges Herz als gesund zu bezeichnen. Damit stellt man nämlich diesen Menschen, der sich in der Tat alles andere als gesund fühlt, in eine Ecke, in die er nicht gehört, in die Psycho-Ecke nämlich. Was soll denn ein Mensch von sich halten, wenn er total gesund sein soll, sich aber um elf Uhr morgens schon völlig ermüdet und ausgepumpt fühlt? Er wird enttäuscht sein von sich, vielleicht auch von den Ärzten, aber leider auch oft von sich allein und könnte depressiv werden. Als mildestes Urteil haben die Mitmenschen für ihn das Wort „Hypochonder" parat, aber dies nützt ihm wenig.

Warum fühlt sich der Träger eines hyperkontraktilen Herzens so fatal

Ein Zuviel ist eben genau so schlimm wie ein Zuwenig. Dafür lassen sich im täglichen Leben ganz schnell viele Beispiele finden. Und gar nicht anders ist es beim Herzen. Das hyperkontraktile Herz vergeudet seine Energie und ist nicht in der Lage, seine Kräfte einzuteilen. Es zieht sich mit einem gewaltigen Energieaufwand zusammen, kann aber nur ein kleines Volumen befördern, weil es gar nicht effizient gefüllt ist. Keiner kann einen 10.000 Meter Lauf unbeschadet überstehen, wenn er im 100 Meter Tempo beginnt. Wer aber mit viel Aufwand wenig erreicht, dessen Leistung muss hinter dem zurückbleiben, dessen Herz mit wenig Aufwand viel erreicht. Damit ist das hyperkontraktile Herz der Gegenpol zum Sportlerherzen, das erweitert ist und sich nach einer guten Füllung kraftvoll aber eben effizient kontrahiert und viel Schlagvolumen auswirft.

Wie misst man bisher die Hyperkontraktilität des Herzens

Bis heute gibt es nach unserem Wissen kein allgemein bekanntes Maß für die Hyperkontraktilität. Vielleicht hat man auch deshalb der Hyperkontraktilität des Herzens bisher so wenig Beachtung geschenkt, weil man sie nicht messen konnte. Für die normale Leistungsfähigkeit hat man eine Messlatte, wenn sie auch nicht gerade ideal ist. Man hat die Ejektionsfraktion und weiß, dass der Prozentanteil des Füllungsvolumens, der pro Herzschlag befördert wird, einen gewissen Wert nicht unterschreiten darf. Das Maß taugt aber bei der Hyperkontraktilität nicht. Auch wenn das Herz sich stark zusammenzieht und sehr viel von seinem Füllungsvolumen auswirft und seien es 80 Prozent statt der normalen 60 Prozent, so ist das Ergebnis keineswegs befriedigend, weil das Herz klein und nicht gut gefüllt und das Herzminutenvolumen damit denkbar schlecht ist. Das gilt ganz besonders für die körperliche Belastung. Während das Herzminutenvolumen zunächst im Laufe der zunehmenden Belastung überschießend ansteigt, fällt es bei weiterer Belastung weit hinter dem Normalfall ab, ja des wird bei zunehmender Belastung sogar absolut kleiner. Eine solche Leistungskurve muss man gesehen haben, um die Malignität der Hyperkontraktilität des Herzens verstehen zu können. Ein typisches Beispiel stellt das Herz bei oder nach Überfunktion der Schilddrüse dar. Wir finden eine Hyperkontraktilität selbst dann noch, wenn der heiße Knoten längst operiert oder die Entzündung ausgebrannt ist. Eine maligne Hyperkontraktilität kann sich als gefährliche Nebenwirkung unter Digitalis entwickeln und in eine irreversible Insuffizienz führen, wenn das Problem nicht erkannt wird.

Unser Vorschlag zur Bestimmung der Hyperkontraktilität

Unser Ansatz, die Kontraktilität und damit auch die Hyperkontraktilität zu messen, ist so einfach, dass wir uns fast scheuen, ihn vorzustellen. Er war eigentlich auch mehr als erster Ansatz gedacht, bis wir dann freudig erschrocken festgestellt haben, dass er sich als klinisch ausgesprochen relevant erwies: die Differenz der maximalen Dicke des Septums in der Systole minus der Dicke in der Diastole wird quadriert und ergibt den Septalindex. Dann wird die Differenz aus dem maximalen Querdurchmesser in der Diastole minus der kleinsten Weite des Querdurchmessers in der Systole quadriert und ergibt den Querindex. Das Produkt aus beiden Indices bildet den sogenannten Kombinationsindex, dessen Normalwert zwischen 2,5 und 2,8 liegt. Das ist das Normal-Programm, das immer dann Anwendung findet, wenn der Querdurchmesser den Wert 50 mm hat oder darüber liegt. Bei einem Querdurchmesser unter 50 mm kommt eine Variante, das Anspannungs-Programm, zur Anwendung. Bei diesem wird der Querindex nach der Formel (100-Querindex in der Diastole minus Querindex in der Systole) hoch 2 berechnet, sonst ist die Vorgehensweise identisch. Diese Variation ermöglicht die mathematische Würdigung der Anspannung des kleineren Herzens und ist so einfach wie wirkungsvoll. Das Basic-Programm übernimmt die Lenkung zwischen den beiden Programmen über eine einfache IF-THEN Gabelung, die sich am diastolischen Querdurchmesser orientiert.

Der Kontraktilitätsindex als unentbehrliche Hilfe im klinischen Alltag

Bei floriden Hyperthyreosen treten Kombinationsindices von über 7,5 auf. Patienten mit Angststörungen haben manchmal noch höhere Werte, die z.B. über 10 liegen können. Wir haben allerdings auch schon stark überhöhte Werte bei Patienten nach Schilddrüsenoperation unter Hormonsubstitution gesehen, die uns gelehrt haben, dass ein Herz eine Schilddrüsenüberfunktion niemals vergisst und eine Substitution für das Herz selbst dann problematisch sein kann, wenn vom Stoffwechsel her (z.B. beim TSH-Wert) eine Unterfunktion signalisiert wird.

Und wir verstehen auch, warum Patienten mit Angststörungen so gravierend unter einem Herzdruck leiden. Sie haben ihn wirklich. Das sind die Patienten, die im Fragebogen nach dem Herz-Innendruck-Syndrom die höchsten Punktzahlen aufweisen. Wir haben schon jetzt vieles zu verstehen gelernt, was Patienten mit Hyperkontraktilität klagen, und wir sind und fühlen uns erst am Beginn der neuen Erkenntnisse.

24. Schlaflosigkeit kann vom Herzen kommen

Nichts ist schöner, als nach einer durchschlafenen Nacht erquickt aufzuwachen und leistungsfähig den Tag zu beginnen. Vielen aber ist das nicht gegönnt; sie werden in der Nacht mehrfach wach, haben unter Umständen ganz regelmäßig nächtlichen Schweißausbruch, Herzklopfen, Herzrhythmusstörungen oder ein so klares Wachsein, dass an Schlaf nicht mehr zu denken ist. Und das hat über die Zeit ganz unschöne und teilweise auch erhebliche Konsequenzen. Nach einiger Zeit stellt der Betroffene fest, dass die Leistungsfähigkeit am Tage nachlässt. Nicht selten resultieren zusätzliche psychische Belastungen aus einem erhöhten und ungewohnten Fehlverhalten, sei es durch Konfrontationen mit Mitarbeitern, Vorgesetzten oder mit der Familie. Die Enttäuschung über die mangelnde eigene Leistungsfähigkeit kann nach einiger Zeit sogar zur Depression führen. Und als sei es des Üblen noch nicht genug, werden in der Folge die Nächte immer schlechter und schlechter; ein Teufelskreis ist angelaufen. Es ist wahr, über die Lebensqualität am Tage wird in der Nacht entschieden.

Um diesen Menschen von der Ursache her helfen zu können, bedarf es einiger Überlegungen, woher das Problem rührt. Nur dann könnte man es erfolgreich angehen. Tag und Nacht haben im Lebensablauf ihren eigenen Stellenwert, sind aufeinander abgestimmt und haben einen unauflöslichen inneren Zusammenhang. Zum Tag gehört das Licht, die Aktivität, die Belastung; zur Nacht die Dunkelheit, die Ruhe und die Erholung. Verstöße gegen dieses Regime werden vom Körper streng und unnachgiebig geahndet. Der Mensch verliert nach einer einzigen durchwachten Nacht sofort an innerer Stabilität, wenn er sich auch noch so aufgekratzt und unter Umständen besonders aktiviert fühlt. Nur wenn ein steter Wechsel, ein Nebeneinander von Tag und Nacht, von Aktivität und Ruhe, besteht, herrscht auch Harmonie und Leistungsfähigkeit im Ganzen. Und jede Störung findet ihren Niederschlag im Vegetativen Nervensystem, das auch als autonom bezeichnet wird, was besagen soll, dass es nicht dem bewussten Wollen unterliegt, sondern selbstständig funktioniert.

Während im ausgeglichenen Status das aktivierende Nervensystem, der Sympathikus, am Tage vorherrscht, gehört die Nacht der Erholung, der Ruhe und damit dem Parasympathikus, dem Vagus, also dem Teil des Autonomen Nervensystems, welches für die Neuentstehung von Reserven verantwortlich ist. Einem der beiden Anteile des Autonomen Nervensystems ist aus gutem Grund eine dominierende Rolle zugedacht. Es ist der Sympathikus, der für Notfallreaktionen zuständig ist. So ist z. B. ein fremdes Geräusch, ein ungewohnter Geruch aber auch ein Schmerz in der Lage, den Sympathikus zu aktivieren, bis der Vagus verdrängt ist, und der Menschen wird geweckt, quasi in den „Tag" katapultiert. Wir haben gelernt, dass diese Aktivierung auch über Mechanismen am Herzen greift und werden diese noch weiter zu erforschen haben. Soviel steht aber jetzt schon für uns fest: das Herz nimmt eine zentrale Rolle bei der notfallmäßigen Aktivierung des Sympathikus auch in der Nacht ein und zwar über einen Weg, der uns bisher nicht oder nicht ausreichend klar war. Es handelt sich um eine Fülle von kleineren Ursachen, die zusammen genommen einen vermehrten Druck auf die inneren Schichten der Herzwände verursachen und somit eine vorübergehende Durchblutungsstörung auslösen. Eine Sauerstoffnot, eine Ischämie am Herzen, gehört aber zu den wirklich gravierenden Störungen der vitalen Regelkreise, die über den Sympathikus zu Recht den Notfall im Körper aufrufen.

Die Symptomatik ist ähnlich der eines Herzinfarktes, nur nicht so intensiv, und deshalb hat man ihr bisher auch nicht die notwendige Beachtung geschenkt. Im schlimmsten Fall entwickelt sich in der Tat eine Schmerzsymptomatik im Brustbereich, die unter Umständen in den linken oder rechten Arm ausstrahlt oder in die Unterkiefer. Meist jedoch ist das Erscheinungsbild weniger dramatisch. Daher werden die Beschwerden nicht ernst genommen und schon gar nicht dem Herzen zugeordnet. Besonders kaschiert ist das Bild, wenn „nur" eine völlige Gedankenklarheit in der Nacht auftritt und der Mensch gegen zwei oder drei Uhr nachts plötzlich alles mögliche klarer überdenkt als am Tage und sich stundenlang Gedanken machen muss. Meist glaubt der Betroffene, dass es die Gedanken seien, die ihn wecken. Aber es ist der Sympathikus, den das Herz geweckt und aufgeschreckt hat.

Es gehört nicht viel Phantasie dazu, sich die mannigfachen Ursachen für eine relative Durchblutungsstörung am Herzmuskel auszumalen. Die gefährlichste ist allemal die am Tage überspielte Koronarstenose, die kritische Verengung einer großen Kranzarterie, die sich auch beim Belastungs-EKG nicht erkennen lässt, da die Aktivierung des Tages die Perfusion und damit die Durchblutung so verbessert, dass die Verengung überspielt wird. In der Nacht aber, wenn der Blutdruck abfällt, wird auch die Perfusion verschlechtert, und es kann sich eine dramatische Ischämie entwickeln, die unter Umständen zusätzlich einen Gefäßspasmus auslöst, der einer weitere Dramatisierung den Weg bereiten kann bis hin zur einer unter Umständen tödlichen Herzrhythmusstörung. Diese Symptomatik eines Gefäßkrampfes bleibt charakteristischerweise auch nach dem Aufstehen bestehen und bedarf der sofortigen Therapie mit gefäßerweiternden Medikamenten wie Nitraten oder Nifedipin-Derivaten (z. B. Adalat® 5 Zerbeißkapseln). In anderen Fällen geht die Symptomatik nach dem Aufstehen weg. Zum Beispiel dann, wenn die Patienten nachts vornehmlich Luftnot empfinden. Dieser Empfindung liegt ein Blutstau in die Lungen zugrunde. Der Stau kommt einmal dadurch zustande, dass der Organismus vermehrt Flüssigkeit ansammelt, um das Herz effektiver füllen zu können. Die überschüssige Flüssigkeit kann aber irgendwann vom linken Herzen nicht mehr weggeschafft werden, was zum Rückstau in den Bereich führt, aus dem das sauerstoffreiche Blut kommt, in die Lunge nämlich. Häufig gehen die Patienten ans Fenster und atmen die frische Nachtluft. Die Besserung geht aber nicht so sehr auf die nur unwesentlich an Sauerstoff reichere Außenluft zurück als vielmehr auf das Aufstehen beim Gang zum Fenster, das einen Abfall des Flüssigkeitsdruckes im Herzen mit sich bringt, weil viel Blutflüssigkeit beim Aufstehen in die Beine strömt und dort zurück gehalten wird.

25. Schlafunterbrechung und Schlafapnoe Syndrom können vom Herzen kommen und einen drohenden Herzinfarkt anzeigen oder auslösen

Eine ganz wichtige Rolle bei der zuvor beschriebenen nächtlichen Symptomatik spielt eine Verdickung des Herzens, wie sie aus vielerlei Gründen auftreten kann. Gemeint ist nicht die Verdickung, wie sie Hochleistungssportler aufweisen. Diese Herzen behalten ihre Dehnungsfähigkeit und können noch lange größere Flüssigkeitsmengen aufnehmen, ohne dass es zu einer Druckvermehrung auf die Herzmuskulatur kommt. Gemeint sind vornehmlich die Herzen, die sich krankhaft verdicken z. B. durch einen lange Zeit bestehenden hohen Blutdruck, bei Herzklappenerkrankungen, bei einer Überfunktion der Schilddrüse oder auch bei einer angeborenen Herzverdickung, der sogenannten hypertrophen Kardiomyopathie. Diese Herzen verlieren nämlich ihre Fähigkeit, sich bei vermehrtem Anstrom von Flüssigkeit beim Hinlegen zu erweitern; man spricht dann von einer zunehmenden Steifheit oder von einer abnehmenden Dehnungsfähigkeit (Compliance).

Die Aufzählung wäre jedoch nicht komplett, würde man Abweichungen vom Normalfall bei sonst Gesunden auslassen. Damit sind Menschen gemeint, die eine nächtliche Symptomatik dadurch entwickeln, dass das Blut

„zu gut" ist, das heißt zu viele normale Blutkörperchen aufweist. Das findet sich bei manchen Menschen angeboren. Bei anderen wird eine übertriebene Blutbildung mit konsekutiver Blutverdickung durch eine verminderte Sauerstoffsättigung aufgerufen wie z. B. bei Lungen-Rauchern mit mehr oder weniger ausgeprägter Kohlenmonoxid-Vergiftung, bei Lungenerkrankungen mit verminderter Sauerstoffaufnahme und bei Sportlern, welche die Blutbildung durch Training in großen Höhen mit vermindertem Sauerstoffgehalt verstärken oder mit Erythropoetin, einem körpereigenen Hormon und Doping-Mittel, das die physiologische Blutbildung übermäßig antreibt.

Und jetzt noch etwas auch für uns Unerwartetes. Auch die psychische Anspannung kann die nächtliche Symptomatik aufrufen. Gelernt haben wir dies bei einem Jugendlichen mit einer Angstsymptomatik. Im Ultraschall des Herzens fanden wir ein relativ kleines, weil angespanntes Herz, das sich nicht mehr entspannen konnte und deutlich verdickte Herzwände aufwies. Die Herzwände verharren quasi in der Kontraktion, in der Aktion des sich Zusammenziehens und können sich, wie der Mensch selbst, nicht mehr entspannen. Auch diese funktionelle Verdickung leistet dem einströmenden Blut Widerstand, statt ihm Platz zu machen. In der Folge tritt ein fast schmerzhaftes Druckgefühl im Brustbereich auf, besonders in der Nacht aber auch im Tagesverlauf. Typisch sind ganz erhebliche nächtliche Schweißbildungen. Die Menschen müssen sich teilweise mehrfach nachts umziehen. Vermehrter Schweiß nachts ist eines der ganz typischen Merkmale dieser Symptomenpalette, die wir zusammenfassend als „Herz-Innendruck-Syndrom" bezeichnen.

Der Sympathikus kann über die genannten Symptome hinaus noch nächtliche Herzrhythmusstörungen bereiten. Unter seiner Regie treten vereinzelte Extraschläge auf und unterbrechen den Rhythmus des Herzens auch für jeden Laien erkennbar. Manchmal tritt auch ein absolut unregelmäßiger Herzrhythmus auf, der durch ein zufälliges Durchlassen von überschäumenden Erregungen des Vorhofs auf die Herzkammern entsteht (Vorhofflimmern). Oder es werden Ketten von gravierenden Extraschlägen von der Arbeitsmuskulatur ausgesandt, die dem eigentlichen Herzschrittmacher Konkurrenz machen bis hin zum gefährlichen Herzflattern oder dem gewöhnlich tödlichen Kammerflimmern. Nicht umsonst ist die Todesrate besonders in der Nacht und am frühen Morgen am höchsten. Die statistischen Erkenntnisse sind auch heute mehr als ernüchternd, wenn in der Bundesrepublik noch im Jahre 1999 280.000 Menschen einen Herzinfarkt erlitten haben davon $^1/_3$ tödlich und 100.000 zusätzlich an einem sogenannten „Sekundenherztod" verstorben sind. Nicht alle Todesfälle sind so schicksalhaft und unabwendbar, wie bisher angenommen.

Denn ist die Ursache erst einmal erkannt, und denkt der Arzt bei der nächtlichen Symptomatik auch wirklich an das Herz, ist die Gefahr meistens schon gebannt. Die Abklärung einer bisher verborgen gebliebenen Durchblutungsstörung des Herzens ist bei dem heutigen Stand der Koronarangiographie eine Kleinigkeit, die auch wirklich in der Hand des Geübten kein größeres Risiko mehr darstellt. Eine Verdickung des Herzens kann in der Regel mit einem sehr guten Ultraschallgerät ebenfalls sicher diagnostiziert werden. Nur mit der Diagnose der Frühform der Herzinsuffizienz tut sich die Ärzteschaft zur Zeit noch schwer. Der Nachweis kann aber auch über die Verdünnung des Blutes, als Ausdruck einer Flüssigkeitsansammlung bei der Herzinsuffizienz, relativ einfach durch den Nachweis einer Blutverdünnung im venösen Blut gegenüber dem arteriellen geführt werden (Doppel-Hämatokrit).

Zu Flüssigkeitsansammlungen, die in der Nacht das Herz belasten, kann es aber auch durch eine zu große Trinkmenge kommen. Insbesondere drückt die aufgenommene Flüssigkeit dann unangenehm auf das Herz, wenn sie kurz vor dem Schlafengehen getrunken wird. Zur Grundregel sollte man sich machen, nach 19 bis 20 Uhr nichts mehr zu trinken. Das wird der Nacht gut bekommen. Manche Menschen sind allein schon bei Beachtung dieses Rates frei von nächtlichen Beschwerden!

Ein nächtliches Symptom sei an dieser Stelle noch angeführt, weil die Patienten sich über die Missachtung dieser Beschwerden durch die Ärzteschaft häufig beschweren: die Patienten können nicht auf der linken Seite liegen, weil diese Lagerung Druck, Schmerz oder Herzrhythmusstörungen bereitet.

26. Die neue einfache Plasmaseparation

– ein einfaches Verfahren zur selektiven Plasmaentfernung bei Paraproteinämie, Albuminämie, Hypergammaglobulinämie und Hyperferritinämie, wenn ein Erythrozyenmangel vorliegt –

In einigen Fällen und bei bestimmten Konstellationen verbietet sich ein Aderlass, obwohl eine Volumenverminderung dringend angezeigt wäre. Ein Beispiel wäre ein Patient, der nach Herzklappenersatz eine Herzinsuffizienz, eine relevante Hämolyse durch die Herzklappe mit Retikulozytose und Hyperferritinämie hatte bei extrem niedrigem Haptoglobin.

Liegt gleichzeitig eine primäre oder sekundäre Niereninsuffizienz vor, ist die notwendige Entwässerung erschwert. Dies besonders, wenn eine deutliche Hyperalbuminämie dazu kommt, die durch einen erhöhten onkotischen Druck das Wasser festhält.

Für diese oder ähnliche Fälle haben wir die von uns so genannte „Einfache Plasmaseparation" eingeführt, die es ermöglicht, ohne apparativen Aufwand das Plasma von den roten und weißen Blutkörperchen zu trennen und das Plasma selektiv zu verwerten. Bei einer Polyglobulinämie mit Hypalbuminämie würde auf der anderen

Seite der Erythrozytenanteil verworfen und das Plasma reinfundiert.
Die Trennung des Plasmas und der festen Blutanteile geschieht nach Blutabnahme in einem Transfusionsbeutel nach zwölfstündiger Absetzzeit im Kühlschrank durch mechanische Trennung mittels Abklemmung an der Trennschicht durch zwei Metallstäbe und Abkippung über einen der beiden. Zur einen Seite hin kann dann die Erythrozytenfraktion, zur anderen das Plasma gewonnen und verwertet werden.
Die Verbesserung der Herzinsuffizienz kann in diesen Fällen ganz enorm sein. In einem eklatanten Fall von hämolytischer Anämie haben wir die Besserung der Ejektionsfraktion von 17 auf fast 50 Prozent erlebt mit noch dazu deutlichem Rückgang der Hämolyse durch die Beseitigung der Turbulenzen bei Hypervolämie und einer entscheidenden Verminderung der Hämolyserate mit deutlichem Abfall des Ferritins.
Als Material werden lediglich Transfusionsbeutel benötigt. Der Aufwand ist denkbar klein.
An dieser Stelle danken wir dem Leiter der Transfusionszentrale der Kerckhoff-Klinik in Bad Nauheim, Herrn Dr. Taborski, für seine Beratung und Hilfe.

27. Neuer Therapieansatz zur Behandlung der Arteriosklerose

Inzwischen können wir das Risiko der Patienten mit Vorhoffflimmern einen Schlaganfall zu bekommen praktisch auf Null stellen. Dies geschieht durch die Therapie mit ASS 100 in Kombination mit einer halben Tablette Marcumar® pro Tag. Dadurch wird die innere Gerinnung normalisiert, die äußere bleibt unverändert, es gibt also keine Blutung bei Schnittverletzungen.
Es hat sich gezeigt, dass Patienten mit Vorhoffflimmern, die so eingestellt waren, keine Schlaganfälle bekommen, während in der Gruppe der nicht eingestellten Patienten **alle** einen Schlaganfall bekommen haben.
Offensichtlich wird durch diese vorsichtige Dosierung keine gefährliche Gerinnungshemmung ausgelöst; aber die Neigung zu einer krankhaften Übergerinnbarkeit wird unterdrückt.
Wir sind zu dieser Medikation durch theoretische Überlegungen gekommen mit dem Ziel, Patienten nicht mit zu drastischer Senkung der Gerinnung zu schaden. Wir waren mehr als glücklich darüber, dass die Klinik für Herz- und thorakale Gefäßchirurgie der Universität Marburg (Professor Dr. R. Moosdorf) vom praktischen Ansatz her für die Prophylaxe nach Bypass-Operationen die gleiche Therapie vertritt. Führend waren ausgedehnte Untersuchungen an Patienten über viele Jahre mit der Fragestellung bei welchen Patienten nach Bypass-Operation das beste Langzeitergebnis erhalten wird.
Überraschenderweise kam nicht ein besonderer Operateur oder eine Operationstechnik als die beste Methode heraus, sondern es hatten die Patienten am meisten profitiert, bei denen

die Venen und Arterien offen geblieben waren, weil sie mit Aspirin in Kleindosierungen und gleichzeitig mit kleinen Mengen Marcumar® behandelt wurden.
Die Parallelität der beiden Beobachtungen legt den außerordentlich aufregenden Aspekt nahe, dass vielleicht die Arteriosklerose insgesamt durch die beschriebene Kombinations-Therapie positiv beeinflusst werden könnte.

28. Der übererregte Sympathikus – ein großes therapeutisches Problem

Unser vegetatives Nervensystem steuert die Organ- und Körperfunktionen. Es hat eine „Obersteuerung" durch die beiden Pole Vagus und Sympathikus. So lange dieselben in einem gesunden Spannungsverhältnis stehen, müssen wir ihnen keine besondere Aufmerksamkeit zuwenden.
Gerät der Sympathikus aber außer Kontrolle – indem er sich zum Beispiel erhöht – dann kann ein „Teufelskreis" in Gang gesetzt werden. Ein erhöhter Sympathikus belastet das Herz. Das belastete Herz erhöht erneut den Sympathikus und dieser belastet erneut und zusätzlich das Herz. Ein „Teufelskreis" (Circulus vitiosus) ohne Grenzen. Dies kann aufgrund unserer Erfahrungen im allgemeinen nicht ohne Nebenwirkungen und nicht heilsam therapiert werden.
So vielfältig die Ursachen für eine Übererregung des Sympathikus auch sein mögen und so unterschiedlich die Mechanismen sind, die dabei wirksam werden, so einfach ist das Grundgesetz des Handelns insbesondere bei der medikamentösen Therapie eines hypersympathikotonen Erregungszustandes:

nie schnell – nie stark – nie viel
Ruhe bewahren! Nicht von der Dramatik anstecken lassen!

Unabhängig von der Entstehungsgeschwindigkeit der sympathikotonen Übererregung, muss diese immer mit kleinen Dosierungen eher schwach wirksamer Medikamente und langsam behandelt werden. Das gilt für den Schockzustand mit Zentralisation genau so wie für den Zustand bei Herzinfarkt, bei Hyperthyreose, während der hypertonen Krise oder im tachykarden Herzanfall.
Einige Faustregeln sind:
- lasse dich nicht selbst vom Sympathikus anstecken
- handele niemals übereilt
- gehe nie mit scharfen Medikamenten vor
- lasse dich nicht zur i.v. Medikation mit hoch wirksamen Mitteln verleiten
- lasse dich nie auf einen Zweikampf mit dem Sympathikus ein, denn du verlierst, ganz besonders, wenn du scheinbar gewinnst!
- weniger Therapie bringt mehr, denn du musst den Sympathikus achten und ehren, auch wenn dir nicht alles gefällt, was er macht, und du darfst ihn nicht unnötig und schon gar nicht ungestraft reizen!

Durch die zentrale Rolle, die dem Sympathikus in der Regulation der wichtigsten Lebensfunktionen zugedacht ist, ist er auch autorisiert, über ganz essenzielle Regelkreise zu verfügen. Das macht ihn beim sympathikotonen Fehlverhalten auf der einen Seite zu einem starken Gegenspieler, der es dem behandelnden Arzt nicht leicht macht, auf der anderen Seite ist und bleibt er auch mit seinen Schwächen so lebenswichtig, dass man ihn immer gleichzeitig auch als Freund, nie als ernsthaften Gegner sehen darf! Und noch eins muss der behandelnde Arzt wissen. Obgleich der Sympathikus im Notfall rasch zur Stelle ist, handelt er aufgrund seiner multiplen Aufgabenbereiche in der Regel eher langsam und verzögert. So als würde die Abstimmung der unterschiedlichen Regelkreise einfach seine Zeit brauchen. Damit ist Ungeduld unangebracht. Er, der Sympathikus, weiß oftmals selbst längere Zeit nicht recht, wohin die Reise geht. Da gilt es einmal mehr, sein eignes Verhalten darauf einzustellen und sich ebenfalls mit Geduld zu wappnen. Das heißt, dass Entscheidungen reifen müssen und mit dem weiteren Vorgehen oftmals abgewartet werden muss und nichts erzwungen werden darf!

So hat es keinen Zweck, mit immer größeren Dosierungen immer stärkerer gefäßerweiternder Medikamente eine hypertensive Blutdruckentgleisung „in den Griff" bekommen zu wollen. Das kann nicht funktionieren, weil die harte, schnelle Gefäßerweiterung dem Sympathikus gar keine Wahl lässt, als „sympathikoton – und damit gefäßverengend" zu reagieren, denn er weiß ja gar nicht, wo das hinführen soll. In die totale Gefäßerweiterung vielleicht mit unter Umständen lebensgefährlichen Kollaps? Er muss reagieren. Bei einer fulminanten Gefäßerweiterung kann er auch gar nicht abwarten; es könnte unter Umständen sonst knapp werden. Die starke medikamentöse Reaktion fordert also die starke Gegenreaktion heraus. Dieses Spiel kann mit einer tödlichen Gefahr verbunden sein. Wird die Fähigkeit zur Gegenreaktion mit Gewalt durchbrochen z.B. mit Clonidin® intravenös, das die zentrale Gegenregulation blockiert, bricht das sympathikotone Gebäude so endgültig zusammen, dass ein tödlicher Ausgang möglich ist. Schon gar nicht wird sich mit starken Medikamenten eine brauchbare Dauereinstellung erreichen lassen. Nicht selten bleibt als Ergebnis des andauernden und wechselhaften Fingerhakelns der Medikamente mit dem Sympathikus ein wechselhafter Blutdruck als Langzeitergebnis zurück mit der Tendenz zur dauernden Dosissteigerung.

Der Sympathikus lässt sich dagegen viel leichter beeinflussen, wenn man sanft mit ihm umgeht. Das schwache aber im Prinzip richtige Medikament für längere Zeit eingesetzt kann unter Umständen weit mehr erreichen als die starken. Manchmal kommt man nicht darum herum, den Sympathikus medikamentös zu schwächen. Wenn ein Mensch lange nicht geschlafen hat, weil ihn der Sympathikus im Rahmen des Herz-Innendruck-Syndroms am Schlafen gehindert hat, ist eine medikamentöse Sedierung unter Umständen angezeigt. Dann nämlich, wenn der Sympathikus selbst das Syndrom unterhält z.B. über eine „unnötige" Hyperkontraktilität des Herzens. Auch ist es schön, wenn diese Sedierung dann über alternative Methoden z.B. über eine Öltherapie laufen kann, in diesem Fall wäre aber auch ein Diazepamderivat erlaubt. Das wäre es nicht, wenn ein vermehrtes Volumen das pathologische Agens wäre. Dann würde die Gabe von Lexotanil® den Sympathikus und damit die Alarmglocke abstellen, die vor der Gefahr des Volumendrucks auf die Herzwände warnen müsste. Die Folge könnte ein Herzversagen oder lebensgefährliche Herzrhythmusstörungen in der Nacht sein. Dann ist es besser, der Mensch wird hellwach, steht auf und geht umher, bis das Volumen sich wieder in den Beinen befindet, auch wenn er sich am nächsten Tag wie gerädert fühlt. Ist der Sympathikus primär erhöht und nicht sekundär durch ein überhöhtes Volumen, dann ist eine medikamentöse Sedierung in Grenzen erlaubt. Bei sekundären Formen, zu denen z.B. auch die Überfunktion der Schilddrüse gehört, sind Doppelstrategien möglich. Man muss die Ursache beseitigen, darf dabei allerdings auch etwas besänftigend auf den Sympathikus einwirken. Bei der Hyperthyreose darf das starke hyperkontraktile Herz etwas geschwächt werden, z.B. wenn ein Beta-Blocker verabfolgt wird. Hier darf auch ein milder Sympathikusdämpfer, niedrig dosiertes Lexotanil, gegeben werden, weil eine milde Sympathikusdämpfung hilft, die pathologische Hyperkontraktilität zurückzuführen.

Gerade aber Patienten, die lange Zeit mit einem hohen Sympathikus gelebt haben, sind nicht einfach zu behandeln. Einerseits leiden sie unter ihrem überhöhten Sympathikus, andererseits macht er sie aber auch stark, jedenfalls für einige Zeit und leistungsfähiger als die „Leisetreter ohne Energie".

Wenn der Arzt jetzt den Sympathikus senkt, spüren die Patienten den Energieverlust teilweise sehr schmerzlich. „Das war einer der schlimmsten Tage meines Lebens", hat mir einmal ein Workaholic gesagt, als sein selbstzerstörerischer Sympathikus mit einem milden Beta-Blocker für einen Tag geringgradig vermindert worden war. Nach dem Motto: **Ich lasse mich gerne vom Sympathikus töten, aber schwäche mich nicht, solange ich lebe.** Für diese Patienten kommt alternativ eigentlich nur die Öltherapie der Ayurveda Medizin in Betracht, zumal sie den Patienten auch in die Ruhe zwingt. Ein Stirnölguss schwächt nicht wie der Beta-Blocker nur künstlich die Auswirkungen des Sympathikus bei weiter bestehender Stimulation, sondern er bewirkt auch eine zentrale Beruhigung. Der Mensch will dann gar nicht mehr so unnötig aktiv sein. Nicht selten beobachtet man bei diesen „Arbeitstieren", dass ihnen die Freude an anderen Dingen des Lebens verloren gegangen ist. Das mag zunächst einmal sekundär gewesen sein, weil sich z.B. eine Partnerbeziehung nicht ohne Präsens aufrecht erhalten lässt. Irgend wann aber macht nur der Kick der Arbeit die starke Sympathikuserhöhung, mit der sich dann auch wieder trefflich arbeiten lässt. Dagegen wäre ja nicht unbedingt etwas einzuwenden, denn diese Menschen sind aus Sicht von Erfolg und monetärem Gewinn häufig lange erfolgreich. Dann aber schlägt der Körper zurück z.B. mit typischen Zeichen des Herz-Innendruck-Syndroms und hohen Punktzahlen in unserem Fragebogen*. Häufig kommt es zu rezidivierendem Herzklopfen nachts oder zu Herzrasen, oder wir sehen Schilddrüsenerkrankungen mit Überfunktion wie die Hashimoto-Thyreoiditis. Nicht selten werden auf dem Boden des überaktiven Sympathikus in einer speziellen EKG-Untersuchung auch pathologische Spätpotentiale gefunden**. Auch Sekundenherztode bei ganz Gesunden scheinen von daher möglich.

(Ausführungen über therapeutische Behandlungen bei übererregtem Sympathikus entnehmen Sie bitte dem später erscheinenden Band II.)

* Siehe Artikel „Das Herz-Innendruck-Syndrom"

** Siehe Artikel „Unsere Spezialität bei der Bestimmung der Spätpotentiale"

29. Auswirkungen des Sympathikus auf das Blutvolumen

Ein Eingriff in das Blutvolumen kann eine nachhaltige Sympathikussenkung nebst Normalisierung des Blutvolumens zur Folge haben.

Eine einmal entstandene Sympathikuserhöhung führt zu einer Selbstverschlechterung durch die Hämatokriterhöhung. Die Hämatokriterhöhung, die durch die Hyperkontraktilität des Herzens zustande kommt, kann sich wie folgt negativ auf den Kreislauf und das Wohlbefinden auswirken:

1. Durch die Volumenausscheidung kann es zu einem Blutdruckabfall und zu einer allgemeinen Schwächung durch die daraus resultierende Hypovolämie kommen. In der ersten Phase ist die Volumenreduktion insofern ein brauchbarer Kompensationsmechanismus als ein vermindertes Volumen auch weniger Druck auf die Innenschicht ausübt.
2. Bei weiterer Diurese kommt es dann aber zu einer Hämatokritüberhöhung
   - zunächst im venösen Schenkel
   - dann aber sowohl venös als kapillar mit Zunahme der Herzarbeit aufgrund der rheologisch bedingten Viskositätsvermehrung.

Die Überhöhung des Hämatokrits bei überaktivem Sympathikus kann ganz extreme Formen annehmen. Paradoxerweise besteht die Therapie initial nicht in einer Wiederverdünnung des Blutvolumens, sondern in einer Volumenreduktion.

Der durchzuführende nötige Aderlass darf aber nur gering dimensioniert sein, weil sonst die Hypovolämie verstärkt wird.
Einen erfolgreichen Aderlass erkennt man daran, dass die Hyperkontraktilität zurück geht, weil die nächtliche Aktivierung ausbleibt, und es tritt eine Angleichung des venösen und kapillaren Hämatokrits ein. Werden die Volumenveränderungen (eigenes Programm) berechnet, ergibt sich in der Summe eine Volumenaufnahme, also eine Verdünnung, wobei das Verdünnungsvolumen proportional zur Aktivierung des Sympathikus steht.
Wenn jemand mit venös stark eingedicktem Blut kommt und reagiert auf einen Aderlass von ca. 60 ml mit einer Verdünnung von 200 ml, so hat mit Sicherheit eine ganz erhebliche Sympathikusüberhöhung vorgelegen.

30. Die spastische koronare Herzkrankheit

Wenn von Durchblutungsstörungen des Herzens die Rede ist, ist heute fast ausschließlich die Verkalkung der Herzkranzgefäße gemeint. Auch die Laienpresse wird nicht müde, neue operative Methoden darzustellen und die Ballondilatation und die Techniken beim Setzen einer Gefäßstütze (Stent) zu beschreiben.
Dabei wird mit keinem Wort erwähnt, dass es eine ganz gefährliche Form der Durchblutungsstörung des Herzens auch bei ganz gesunden Herzkranzgefäßen gibt. Eine Durchblutungsstörung, die überhaupt nichts mit Verkalkung zu tun hat oder mit gutem oder schlechtem Cholesterin. Manchmal hört man in den Nachrichten, dass z.B. bei einer Panik Todesfälle mit Herzinfarkt vor Aufregung aufgetreten seien. Wie kann das gehen? Die Aufregung kann doch nicht so schnell zur Verkalkung einer Herzkranzarterie führen.
Nein, beim Tod durch Aufregung passiert etwas ganz anderes: Eine oder auch gleich mehrere Koronararterien ziehen sich zu. Der Innenraum einer Kranzarterie, in den normalerweise ein dicker Regenwurm ganz bequem hinein passt, schnurrt zusammen und plötzlich ist nur noch Platz für einen chinesischen Seidenfaden. Es kann also so gut wie kein Blut mehr hindurch fließen. Stopp, Aus, Ende! Wenn dieser Zustand länger anhält, kann sich genau so gut ein Herzinfarkt entwickeln, wie bei einem kompletten Verschluss nach Verkalkung. Es hilft dann wenig, wenn das Gefäß dann irgend wann wieder aufgeht und das Blut wieder fließen kann, weil das Muskelgewebe dann schon geschädigt ist. So, wie es auch vertrockneten Blumen nichts bringt, wenn sie nach irreparabler Schädigung durch Wassermangel dann mit reichlich Regenwasser übergossen werden. Und das kann alle Altersklassen betreffen. Zum Beispiel einen 20-jährigen, der eine tiefe Enttäuschung durch seine über alles geliebte Freundin erfährt oder den Anlagenberater, der im Neuen Markt sogar sein eigenes Geld verloren hat.
Die Herzkranzarterien haben nämlich, was früher gewusst, dann aber fast

vollständig vergessen wurde, eine spiralig schlauchförmige Muskulatur, die sich so heftig zusammen ziehen kann, dass keine Öffnung mehr bleibt.
Historisch gesehen, war das übrigens der zunächst beim Herzinfarkt vermutete Mechanismus. Dann kamen die Erkenntnisse der Pathologen, die eine Verkalkung der Kranzarterien bei Patienten mit Herzinfarkt fanden, einen Spasmus aber natürlich nicht finden konnten, weil dieser sich über den Tod hinaus nicht erhält. Und dann war irgend wann einmal die Lehrmeinung etabliert, dass es einen Koronarspasmus gar nicht gibt. Für manche Ärzte auch heute noch nicht. Lehrmeinungen können zäh sein.
Wir wissen heute, dass innerhalb der zellulären Auskleidung der Gefäße, dem Endothel, viele gefäßaktive Stoffe gebildet werden, unter anderen das Endothelin und Thrombaxan, die aus den Zellen freigesetzt werden können und dann ein Zusammenziehen der Gefäße bewirken.

Wann und warum tritt eine Koronarspastik auf?

Wir können heute einen Koronarspasmus experimentell erzeugen und seine Existenz klar beweisen. Wir wissen auch, wer für den Koronarspasmus verantwortlich zu machen ist: der Sympathikus. Also der Teil des autonomen, nicht dem Willen unterworfenen Nervensystems, das auch als Vegetatives Nervensystem bezeichnet wird, der für die Notfall-Aktivierung verantwortlich ist und für die Blutdruck-Regulation. Der Sympathikus ist im Rahmen der Blutdruckregulierung der „Gefäßzuzieher". Er sorgt dafür, dass sich die Gefäße zuziehen, wenn wir aufstehen, damit der Blutdruck aufrecht erhalten werden kann und das Blut nicht in den Beinen versackt. Er zieht die Gefäße aber auch zu, wenn er gereizt wird, ohne dass es für den Menschen nötig oder sinnvoll wäre. Und er wird durch vieles im Alltag gereizt, z.B. durch Ärger, Frust, Stress und Schlafmangel sowie zuviel Alkohol, Kaffee, Cola und Nikotin besonders in Kombination mit Schlafmangel. Schlafmangel wirkt nach unserer Meinung ganz besonders aktivierend auf den Sympathikus. Aber Koronarspasmen treten auch nach schweren Erkrankungen auf, nach viralen Infekten und nach schweren Operationen. Und sie sind in der Summe auch viel häufiger als man erwartet, auch von Seiten der Ärzteschaft erwartet. Auch die Ärzteschaft muss noch sensibler werden, was die Diagnose und die frühzeitige Therapie anbetrifft. Ein sensibler Mensch sollte sich z.B. nicht auf Erbstreitereien einlassen, bei denen sonst vernünftige Menschen, die sich sonst eher zugetan sind, wegen Nichtigkeiten aufeinander losgehen, weil ihr persönliches Gerechtigkeitsempfinden verletzt ist. Da werden Kriege geführt, die Gesundheit kosten, da werden Prozesse geführt, bei denen keiner gewinnt, da wird Stress in Kauf genommen, der die Gesundheit ruiniert. Eine ähnliche Situation sehen wir beim Eigenbau eines Hauses. Dem jungen Mann, der in Nachtarbeit das Eigenheim für die Familie hochzieht, muss klar gemacht werden, dass die Familie gar nichts davon hat, wenn am Ende nicht nur der Bau, sondern auch der Bauherr „fertig" ist.

Die Möglichkeiten der Aufklärung der Patienten sind und werden längst nicht ausgeschöpft. Die Presse nimmt sich des Themas Koronarspasmus nicht so gerne an, weil es einfach nicht so spektakulär ist wie eine geglückte Gefäßerweiterung unter der meisterlichen Hand eines begnadeten Operateurs. Und man hat sich so daran gewöhnt, Essen und Trinken als infarktrelevant anzusehen, dass es die Leser völlig verwirren muss, wenn der Spasmus der Kranzgefäße nun überhaupt nichts mit dem Cholesterin zu tun hat, sondern mit etwas so Unbekanntem wie dem Sympathikus, dessen Name so sympathisch klingt und der doch so gefährlich sein soll. Das ist einfach kein Thema, das sich spektakulär abhandeln lässt. Und es ist auch zu erschreckend für den Leser, dass jeder, auch der Vegetarier mit den ganz zarten Herzkranzgefäßen, eben doch einen schweren Herzinfarkt erleiden kann auf dem Boden einer „nur" psychischen Belastung. Und die Psychologen erzählen einem dann so theoretische Sachen, dass es sich nicht lohne, sich zu ärgern; dass man sich allein darüber schon ärgern könnte. Dabei gibt es doch zahllose Gelegenheiten, sich berechtigt zu ärgern. Aber lohnt es sich wirklich, dafür seine Gesundheit zu riskieren?

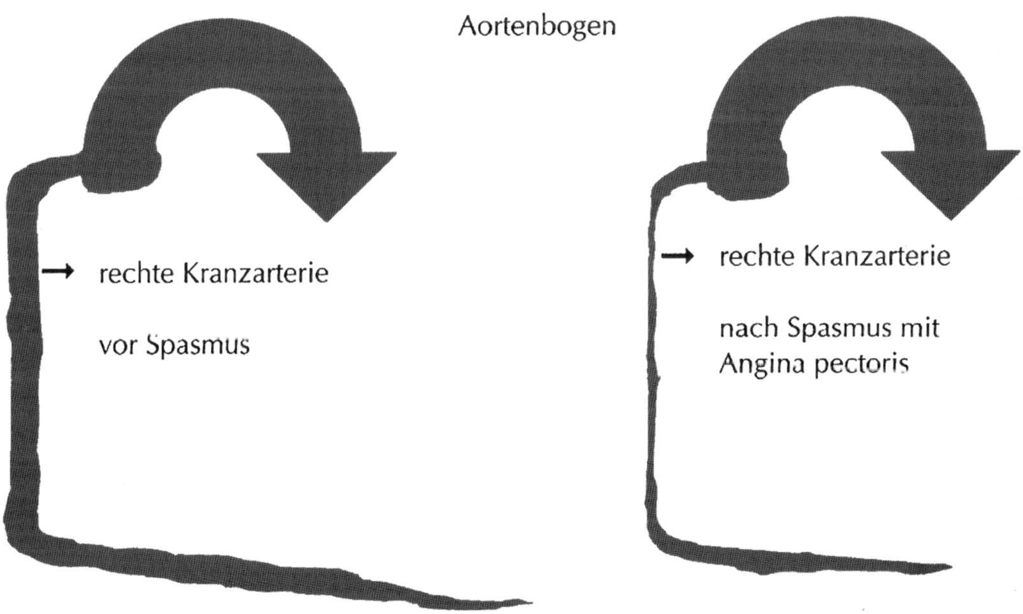

Abb. 65: Schematisierte Darstellung des Koronarspasmus der rechten Kranzarterie während einer Koronarangiographie. Der Spasmus engt das Lumen drastisch ein. Das Kontrastmittel bleibt zum Teil als Restlumen gefangen.

Die Therapie der Vasospastik der Herzkranzgefäße

Unsere Medizin kann bisher nur den jeweiligen Koronarspasmus (das Zusammenziehen der Herzkranzgefäße) sekundär behandeln. Dazu werden Kalzium-Antagonisten vom Dihydropyridin-Typ eingesetzt (z.B. Adalat®). So wirksam die Behandlung der einzelnen Situation sein mag, ein Heilmittel ist dieses Präparat schon deswegen nicht, weil die gewaltsame Gefäßöffnung das Gegenregulationsystem aktiviert. Dies ist der Sympathikus, der nun wieder verstärkt wird und dadurch die Gefäße erneut zusammenzieht.
Diese physisch-psychische Komponente, welche die Bereitschaft zum Spasmus erst möglich macht, kann medikamentös nur begrenzt beeinflusst werden. Dies ist allenfalls mit Psychopharmaka möglich, die aber das Problem nicht beseitigen (nur kurzfristig ausschalten und damit die Aufarbeitung aufschieben). Eine Beseitigung des erhöhten Sympathikus mit Beta-Blockern kann sich sogar zum Gegenteil verkehren. Einige Patienten reagieren auf Beta-Blocker erst recht mit einer vermehrten Spastik. Dies sind vermutlich die Patienten, bei denen sich das Regulationssystem gegen die Beta-Blockade wehrt und damit einen erst recht überhöhten Sympathikus bewirkt. Für diesen Patientenkreis steht somit aus dem Medikamenten-Arsenal kein sicher wirksames Heilmittel zur Verfügung. Die ganzheitliche Therapie liefert uns hier mehr als eine Alternative, weil sie ursächlich heilsam wirkt und den Sympathikus von der Wurzel her senkt. Aus ganzheitlicher Sicht entspricht dieses Krankheitsbild einer Erhöhung des Luft-Raum-Elements im fortgeschrittenen Stadium. Diese Erhöhung durchläuft mehrere Stadien. Nach der initialen Erhöhung im Hauptsitz Dickdarm (dies geht einher mit Darmbeschwerden), folgt ein gefächertes Beschwerdebild. Häufig befindet sich im Krankheitsbild eine muskuläre und skelletäre Symptomatik sowie Unruhegefühle und ein begleitender Herzdruck.

Koronarspastik bei Speiseröhrenentzündung

Es gibt eine besondere Form der Vasospastik, die im klinischen Alltag eine ganz besondere Rolle spielt, weil sie erhebliche differentialdiagnostische Probleme bereiten kann.
Die Patienten erkranken akut mit dem Bild einer schweren Angina pectoris, die sich mit Engegefühl, zirkulären Schmerzen im Brustbereich, Brennen über dem Brustbein und ziehenden Schmerzen in die Arme sowie Ausstrahlungen in die Unterkiefer bemerkbar macht.
Diese Bild ist durchaus mit dem eines akuten Herzinfarktes zu vergleichen. Subjektiv empfindet der Patient Anspannung, Unruhe und Angst. Die Diagnostik findet in der Regel weder laborchemische noch im EKG Anzeichen für einen Infarkt. Hinter diesem Krankheitsbild, steht vermutlich auch

eine Vasospastik der Koronararterien. Während die häufigste Ursache für einen Koronarspasmus in der Aktivierung des Sympathikus gefunden wird und über die Psyche läuft, finden wir bei dem jetzt beschriebenen Krankheitsbild eine Aktivierung des Krankheitsbildes durch eine organische Erkrankung. Auslösend ist eine Entzündung im unteren Teil der Speiseröhre, der nerval mit dem Herzen verschaltet ist. Bei einer Übersäuerung des Magens und bei einem mangelnden Verschlussmechanismus kommt es zum Eintritt von Magensäure in die Speiseröhre, wodurch die Schleimhaut angegriffen wird. Die Schmerzempfindung ist durch den sekundär auftretenden Spasmus aber so intensiv in den Herzbereich verlagert, dass der diagnostische Verdacht nicht auf die Speiseröhre gelenkt wird. Die Refluxösophagitis – wie dieses Krankheitsbild heißt – ist medikamentös durch Säureblocker gut zu behandeln. Sie muss behandelt werden, da nicht ausgeschlossen werden kann, dass der Koronarspasmus doch einmal in einem Infarkt enden kann.

Gerade die Refluxösophagitis ist auch der medikamentösen Therapie zugänglich, da es gute Präparate zur Säureblockierung gibt. Allgemeintherapeutisch ist zum vorsichtigem Genuss von Alkohol zu raten. Fast bei jeder Ösophagitis lässt sich ein Zusammenhang mit Alkoholgenuss aufzeigen. Insbesondere sind hochkonzentrierte Alkoholika zu vermeiden.

31. Wichtiges zu Durchblutungsstörungen am Herzen mit Verkalkungen der Herzkranzarterien

Die Folgen eines Herzinfarktes können erheblich reduziert werden

Es ist zunehmend bekannt, dass man die Folgen eines Herzinfarktes doch ganz erheblich reduzieren kann, wenn innerhalb der ersten Stunden eine *Lyse*, eine Auflösung des Blutgerinnsels im betroffenen Gefäß, durchgeführt wird. Und auch Laien wissen oft, dass für die Vorbehandlung keine Spritzen in die Muskulatur gegeben worden sein dürfen, weil die *Lyse-Behandlung* ansonsten zu gefährlichen Einblutungen in die Muskulatur führen kann bzw. nach einer *intramuskulären* Spritze nicht mehr durchgeführt werden darf.

Trotz vorbeugender Medikation ist die Herzrhythmusstörung auch heute noch der Todesfaktor Nummer eins bei der koronaren Herzkrankheit

Denn trotz aller therapeutischen Erfolge und bei aller vorbeugenden Medikation ist die Herzrhythmusstörung auch heute noch der Todesfaktor eins bei der koronaren Herzkrankheit und der Herzinsuffizienz. Während die Wahrscheinlichkeit einer Wiederbelebung des Herzens in den ersten Sekunden nach dem Herztod fast noch 100 Prozent beträgt, ist sie nach wenigen Minuten fast schon bei 0 Prozent angekommen, von der Hirnfunktion gar nicht zu reden. Und das wichtigste, was der Laie wissen muss, ist in wenigen Minuten zu vermitteln, auch die Technik und die Kriterien, wann es soweit ist, aktiv zu werden. Ich möchte es überspitzt sogar so formulieren: nur wenn die Laien aktiv werden, lohnen sich überhaupt die Spezialisten und deren teure Ausrüstungen.

Und gerade auf diesem Gebiet könnten regelmäßige Weiterbildungen der Laien auch über die Medien weiterhelfen, und da hapert es aus mancherlei Gründen auch heute noch ein wenig.

Die Koronarsklerose

Wenn ein Mensch mit einer Verkalkung an den Herzkranzgefäßen auffällig wird, also Schmerzen bei körperlicher Belastung oder stärkerer physischer Anspannung entwickelt, muss davon ausgegangen werden, dass eine Verkalkung stärkeren Grades vorliegt, sich bereits eine Verengung entwickelt hat, die hochgradig ist. Verengungen bis 50 Prozent des Ausgangsdurchmessers werden, wenn sie kurzstreckig sind, meistens noch nicht wahrgenommen, weil der Durchfluss an einer solchen Verengung über eine Strömungsbeschleunigung größtenteils wieder ausgeglichen wird. Aber auch hochgradige Verengungen müssen nicht unbedingt Beschwerden machen, oder die Beschwerden können wieder weggehen, wenn sich neue Gefäße bilden, die Anschluss an gesunde Arterien suchen und gefunden haben.

Die Durchblutungsstörung selbst ist Anreiz zur Gefäßneubildung

Der Anreiz zur Gefäßneubildung ist die Durchblutungsstörung selbst, die Ischämie der Herzmuskulatur. Wenn also eine Gefäßverengung soweit fortgeschritten ist, dass sich dahinter häufiger bei normaler Belastung im Alltag eine Durchblutungsnot einstellt, ist diese Sauerstoffnot im nachgeschalteten Areal hinter der Verengung ein adäquater Reiz zur Neubildung von Gefäßen, die ihren Ansatz am gleichen Gefäß vor der Verengung haben können oder aber aus einem ganz anderen Gefäß gespeist werden. Diese neuen Gefäße, auch *Kollateralen* genannt, können so effektiv in der Blutversorgung werden, dass sie eine komplette Sauerstoffversorgung eines Bereiches nach einem verengten Gefäß gewährleisten können.

Plötzlich waren die Schmerzen weg

Ich erinnere mich in diesem Zusammenhang an einen 42 Jahre alten Zimmermann, den ich in der Mainzer kardiologischen Poliklinik betreut habe. Der bekam immer, wenn er auf dem Dach die schweren Balken schleppen musste, und das mussten die Zimmermänner damals und wahrscheinlich auch heute noch, ein Brennen unter dem Brustbein, das ihn ganz zu Recht beunruhigte. Nach einem halben Jahr mit einer Nitro-Medikation bei anhaltenden Beschwerden verlor ich dann die Geduld und habe den Patienten zur Darstellung der Herzkranzgefäße mit Linksherzkatheter und Röntgenuntersuchung, zur *Koronarangiographie*, einbestellt. Das war damals aus Gründen der beschränkten Kapazitäten erst nach ca. drei Monaten möglich, zumal der Fall nicht so ganz dringend erschien. Aber immerhin, der Vater von zwei kleinen Kindern schien da oben auf dem Dach gefährdet und mit der Arbeit pausieren wollte und konnte er wohl auch nicht. Als er dann überpünktlich zum vereinbarten Termin erschien, wollte er mich dringend noch vor der Untersuchung sprechen. Und das war sein Anliegen: er hatte in letzter Zeit überhaupt keine Schmerzen mehr gehabt, auch bei den schwereren Balken nicht und auch dann nicht, wenn es einmal ganz schnell zuging. Und dann, meinte er treuherzig, sei ja wohl auch die Untersuchung nicht mehr nötig. Ich habe damals nur gelacht, dass mir das beim Zahnarzt auch so ginge, dass die Schmerzen plötzlich nicht mehr zu spüren seien, die Zähne deswegen aber trotzdem plombiert werden mussten. Und außerdem hätten wir wieder ein viertel Jahr auf den nächsten Termin warten müssen.

Die Bildung von neuen Gefäßen am Herzen grenzt an Wunder

Kurz, ich habe dann eben doch koronarangiographiert. Bei der Darstellung der rechten Kranzarterie sah man nur ein Drittel des ersten Gefäßanteils, dann schien es einen Stopp zu geben aber nur für Zehntelsekunden, bevor sich dann doch das ganze Gefäß dargestellt hat. Bei genauer Betrachtung gab es wirklich einen kompletten Verschluss der rechten Kranzarterie nach ca. fünf Zentimetern. Aber, und da lernte ich das Staunen, die Kollateralen hatten sich bei diesem Patienten so perfekt entwickelt, aber wirklich so perfekt, dass der vordere Gefäßanteil und der nachgeschaltete über viele, viele gebogene Kollateralen wie angenäht wirkte. Über diese Vielzahl von Extragefäßen, die sich mit der Zeit ausgebildet hatten, über diese Kollateralen fanden die beiden durch den Verschluss getrennten Gefäßanteile wieder zueinander. Lediglich eine geringe Verzögerung des Blutflusses war übrig geblieben von einem Hindernis, das sehr wohl, und insofern fühlte ich mich in meinen Bedenken eben doch bestätigt, zu einem ausgedehnten Unterwandinfarkt hätte geführt haben können. Wenn nicht, und das war das Faszinierende an dieser natürlichen Selbstheilung, der Organismus sich mit seiner Kollateralbildung selbst geholfen hätte. Das hat der Patient, Gott sei Dank, vermutlich durch das „sture" Weiterarbeiten mit fortgesetzter körperlicher Belastung erreicht. Als Reaktion auf die immer wieder auftretende Ischämie bei der körperlichen Belastung als Anreiz für die Gefäßneubildung wurden die beinahe schon getrennten Gefäßabschnitte wieder durch Gefäßneubildung miteinander verbunden. Ein Wunder? Schon irgendwo, aber auch eine natürliche Selbsthilfe. Und die Medikation? Eine Hilfe zur Selbsthilfe. Übrigens ein schönes Beispiel dafür, dass der Patient seine Situation besser einschätzt als der Spezialist. Die Koronarangiographie hätte gar nicht mehr sein müssen, jedenfalls nicht, wenn ich ein Prophet gewesen wäre. Aber es hätte ja auch wirklich Angst bei dem Patienten vor der unbekannten Untersuchung gewesen sein können, als er von der Untersuchung Abstand nehmen wollte, und ich hätte mir ewig Vorwürfe gemacht, wäre da oben auf dem Dach was passiert bei dem Familienvater mit zwei Kindern.

Ein weiteres, erstaunliches Beispiel für Kollateralbildung

An Beispielen für ausgedehnte Kollateralisierungen mangelt es vermutlich keinem Kardiologen. Aber es ist jedes Mal ein Erstaunen wert zu sehen, mit welch gekonnter Methodik der Körper sich selbst geholfen hat. Manchmal sind die ausgeprägten Kompensationsfähigkeiten des Körpers so viel besser, als unsere Skepsis es je hätte erwarten können. Sehr oft verhält sich die erwartete Entwicklung der Verkalkung der Koronararterien so ganz anders, als wir es erwarten konnten und durften. Dazu ein weiteres Beispiel. Ein damals 57 Jahre alter Hausmeister fühlte sich eigentlich ganz gesund und leistungsfähig. Nur beim Holzhacken, so berichtete der damalige Zigarettenraucher, träten hin und wieder Beschwerden auf, die er als Sodbrennen empfände, die ihn aber nicht beunruhigten. Nun, Sodbrennen beim Holzhacken, das gibt es einfach im ärztlichen Einmaleins nicht, und darum haben wir bei dem Patienten einen Rechtsherzkatheter durchgeführt, der zu unserem großen Erstaunen einen Leistungsabfall ab 100 Watt anzeigte. Bei einem ehemaligen Amateurboxer nicht gerade eine große Leistungsbreite, aber immerhin zeigte sich keine sichere Ischämie. Es sollte aber noch schlimmer kommen. Die Koronarangiographie deckte eine hochgradige Verengung der rechten Kranzarterie mit einer sehr guten Kollateralisierung von der Arteria circumflexus auf, einer der Hauptäste der linken Kranzarterie, die für die Versorgung der Hinterwand und eines Teils der Seitenwand zuständig ist. Aber, und das verführte die Experten, die Indikation zur Operation zu stellen, dieses jetzt so wichtige Gefäß war zu ca. 80 Prozent am Abgang verengt. Damals dachte man noch, eine solche Verengung würde sich kontinuierlich weiterentwickeln nach dem Motto: heute 80, morgen 90, übermorgen Herzinfarkt mit 100 Prozent. Aber es kam anders. Der Patient lehnte vor jetzt gut 18 Jahren die Bypass-Operation ab und hörte statt dessen, so seine Sicht, auf zu rauchen und nahm kontinuierlich einen Kalziumantagonisten vom Typ des *Gallopamil* ein. Die düsteren Vorhersagen erfüllten sich nicht. Der Patient hat inzwischen noch ein Haus gebaut, ein weiteres umgebaut und erfreut sich einer guten Gesundheit, die er noch in jedem Jahr durch einen glänzenden Vortrag während der Fastnachtszeit unter Beweis stellt. Er hat mit großer Wahrscheinlichkeit seine immer noch gute Leistungsfähigkeit durch weitere *Kollateralenbildung* stabil halten können und, das ist ein wesentliches Postulat, die Verengung der A. circumflexus ist nicht weiter fortgeschritten.

Es hat sich gelohnt, das Rauchen zu lassen und aktiv zu bleiben

Er hat davon profitiert, dass er nicht, aber wirklich gar nicht mehr raucht und ist im Rahmen seiner Möglichkeiten weiter aktiv geblieben. Und wir haben gelernt, dass eine 80-prozentige Verengung von heute auch morgen und übermorgen höchstwahrscheinlich weiterhin 80 Prozent beträgt, wenn nicht gerade eine *Ruptur* eines arteriosklerotischen Plaques eintritt, ein Ereignis, das aber quasi jeden ereilen kann. Auch hier hat der Patient richtig entschieden, als er sich gegen unseren Rat nicht zur Operation entschließen konnte, sondern auf die konservative Therapie gesetzt hat.

Damit hat er sich in jedem Fall e i n e Operation schon mal erspart, denn nach 18 Jahren wäre nach der Statistik eigentlich schon die zweite Operation fällig, manchmal schon nach fünf Jahren. Er berichtet bei gelegentlichen Kontrollanrufen jetzt überhaupt nicht mehr über Beschwerden, hat allerdings auch seine Tabletten der kardialen Medikation, die inzwischen auf eine von anfangs drei reduziert werden konnte, präzise wie „ein Uhrwerk" eingenommen, wie er es selbst ausdrückt und seit dem Augenblick des ersten Verdachtes nie wieder auch nur eine Zigarette geraucht. Also bitte, es geht doch, wenn einer will.

Die invasive Kardiologie hat sich weiterentwickelt. Dilatationen können Bypassoperationen ersetzen

Inzwischen hat sich in der *invasiven* Kardiologie auch einiges getan. Während damals vor 13 Jahren noch eigentlich eine klassische *Indikation* zur Bypass-Operation vorgelegen hatte, würden die meisten Kardiologen heute in diesem Fall der *Dilatation* das Wort reden. Gemeint ist ein Verfahren, dass sich immer mehr anstelle einer Bypass-Operation durchsetzt, bei dem die verengte Stelle bei einer Koronarangiographie aufgesucht wird. Dann geht man über einen Katheter mit einem weichen Draht an der Verengung vorbei und schiebt über diesen Führungsdraht einen aufblasbaren Ballon bis in die Verengung und bläst diesen gegen den Widerstand der engen Stelle auf. Während dies auf den ersten Blick als „doch sehr heroisch" anmutet und viele dieses Vorgehen zunächst recht skeptisch beurteilten, hat sich die Methode in den letzten zehn Jahren einfach wirklich durchgesetzt, weil ein Betroffener sich halt eben doch um so vieles leichter zu solch einem Eingriff entschließt als zu einer Operation mit Trennung des Brustbeines. Allerdings ist die Sterblichkeitsrate bei der Dilatation nicht sonderlich kleiner gewesen als die der Operation, die sich auch stetig nach unten entwickelt hat und heute weit unter dem liegt, was man noch in den 70er Jahren für die Blinddarmoperation annahm. Es kam zu oft nach der Dilatation zu einem plötzlichen Gefäßverschluss durch eine Thrombose an der Interventionsstelle oder zum Einfließen von Blut an einer Rissstelle der Intima mit Kissenbildung, die das Gefäß verschlossen hat. Aber auch da hat man auf Abhilfe gesonnen und ein Verfahren gefunden, das es ermöglicht, das Gefäß nach einer Dilatation durch ein eingebrachtes Gittersystem, *Stent* genannt, offen zu halten. Der Stent fungiert wie eine Springfeder und wird eng gepackt über den Katheter eingebracht. Die Sache mit dem Stent hat aber erst richtig funktioniert, als man ihn mit einem starken Ballondruck quasi an die Wand geschmiedet hat. Vorher war es erst recht zu Thrombosierungen gekommen, vermutlich, weil sich die Blutplättchen, die gerinnungsauslösend sind, im Gittersystem verfangen und die Gerinnung erst recht ausgelöst haben. Es sind auch inzwischen weitere Präparate entwickelt worden, die helfen, eine lokale, überschießende Gerinnung zu unterdrücken. Und jetzt sieht es so aus, als könnte die Kombination von Dilatation und Stent-Applikation einen Teil der Operationen überflüssig machen. Die Operateure sind derzeit bemüht, minimal-invasiv zu arbeiten, wie der Fachausdruck heißt, und damit ist der schon teilweise geglückte Versuch gemeint, z.B. Bypass-Operationen ohne Durchtrennung des *Sternums* durchzuführen.

Aber dass der oben genannte Patient nun schon 18 Jahre ohne Operation gut lebt, zeigt auf der anderen Seite auch deutlich, dass wir unser Werkzeug verbessern müssen, mit dessen Hilfe wir die Frage beantworten, ob oder ob nicht ein Patient mit einer bestimmten Konstellation bei der Koronarangiographie operiert werden soll oder nicht.

Es gibt eine Durchblutungsstörung jenseits der Koronarsklerose

Kompliziert wird die Thematik, und das sei abschließend auch noch gesagt, allerdings noch dadurch, dass gerade die Operierenden und die invasiven Kardiologen dazu neigen, das weite Gebiet der Durchblutungsstörung ohne Koronarsklerose zu vernachlässigen. Das könnte dazu führen, dass dem Patienten auch durch eine Operation oder Dilatation mit Stent-Applikation unter Umständen nicht wirklich geholfen wird, weil sein Problem in dem anderen Bereich liegt und die gefundene Verengung in diesem Zusammenhang eher zufällig vorhanden war und die Aufmerksamkeit der Behandelnden auf die falsche Fährte gelockt hat.

32. Konzept der Versorgung von postoperativen Patienten nach frühstmöglicher Übernahme

Es gibt gute Gründe dafür, Patienten nach einer Herzoperation möglichst frühzeitig in die Rehabilitationsbehandlung zu übernehmen. Voraussetzung ist allerdings ein entsprechender Standard mit Klinikbetten samt Überwachungseinheiten für gefährdete Patienten, leicht verfügbare stationäre Diagnostik und erfahrenes Personal.

Sobald die Kreislaufverhältnisse stabil sind und die Wundverhältnisse es aus chirurgischer Sicht erlauben, sollte die frühzeitige Verlegung erfolgen (in der Regel ab dem fünften Tag). Dabei ist wünschenswert, dass die kardiologische Klinik eine direkte Anbindung an ein kardiochirurgisches Zentrum hat, um auftretende Komplikationen, die fachchirurgischer Betreuung bedürfen, sofort fachkundig versorgen zu können.

Die frühzeitige Verlegung erweitert einerseits die dringend benötigten kardiochirurgischen Kapazitäten, andererseits führt sie den Patienten der optimalen weiteren Betreuung durch den Kardiologen zu. Dieser ist auch Spezialist zur Erkennung von typischen Komplikationen wie z.B. Pericardergüsse, die mit erheblicher hämodynamischer Gefährdung des Patienten einhergehen können oder Pleuraergüssen, die zur Verminderung der Sauerstoffaufnahme führen, aber auch als Indikator für ein autoallergisches Krankheitsbild, dem Postkardiotomie-Syndrom, dienen. Dieses kommt besonders bei langen und komplizierten Operationen dadurch zustande, dass das Immunsystem mit sonst verborgenen Zellkerninhalten konfrontiert und gegen diese, ihm unbekannten Strukturen, aktiviert wird. Diese Zusammenhänge sind vom Charakter her internistischer Natur, das Aufspüren dieser Gegebenheiten entspricht der Denkweise des Internisten und Kardiologen weit mehr als der des progressiv forschenden Chirurgen, den es eigentlich schon zu neuen Taten drängt. Wir haben z.B. zur Verlaufsbeobachtung der sich dabei ausbildenden Pleuraergüsse ein leicht erlernbares, neues Verfahren entwickelt, die sogenannte „Umlagerungsperkussion", das mit geringem Aufwand die genaue Bestimmung der Ergusshöhe erlaubt und damit eine präzise Verlaufsbeobachtung ermöglicht, ohne jedes Mal die Apparate-Medizin bemühen zu müssen.

Auch zur Förderung der schnellen und guten Wundheilung bedienen wir uns eines besonderen Verfahrens, das aus der optimierten Rehabilitation nach Bypass-Operationen nicht mehr wegzudenken ist, der Lymphdrainage nach Vodder. Durch eine besondere Druck-, Massage- und Gleittechnik wird dabei der starke Sekretstau im Wundgewebe abgeleitet, der um die kleineren Venen und Arterien entsteht, weil der Abfluss operationsbedingt stockt. Das interstitielle Ödem wird durch die Lymphmassage über die Lymphbahnen drainiert und die Gefäße werden entlastet. Sie werden dadurch wieder weit, können mehr Blut fördern und führen so zur Verbesserung der Durchblutung und damit zur schnelleren Heilung. Das Verfahren der frühzeitigen Lymphdrainage wirkt sich besonders segensreich nach Venenentnahme an den Beinen aus. Die verbliebenen Venen stehen postoperativ unter besonders hohem Druck, daher tritt besonders viel Sekret aus, was die Venen umkleidet und so zur Strangulation also quasi zur Selbsteinschnürung führen muss. Die Lymphdrainage führt zum Abfluss über das „dritte" Gefäßsystem, die Lymphwege und beendet den ungünstigen Kreislauf von weiterer Einschnürung und resultierender Druckerhöhung. Der zusätzliche Abfluss befreit das Gewebe vom Sekretdruck und dieses gibt nach Entschwellung dann auch besser noch vorhandene Fäden frei, die nicht selten nach einer Lymphdrainage „geboren" werden und ansonsten einen häufig unterschätzten Störenfried der Wundheilung darstellen. Eine schnellere Wundheilung aber lässt einen früheren Beginn und eine intensivere Bewegungstherapie zu, und die rasche Gesamtbesserung hilft dann auch der Psyche wieder schneller auf die Beine. Dies ist ein Punkt, der nicht unterschätzt werden sollte. In unserem Kulturkreis, in dem das Herz eine ganz zentrale Stellung einnimmt, ist eine Herzoperation eine psychisch besonders gravierende Belastung. Der Prozentsatz von Patienten mit reaktiven depressiven Verstimmungen mag an 10 Prozent liegen oder sogar darüber. Mit nichts kann dieser Verstimmung so entgegengewirkt werden wie mit einer wirkungsvollen und schnellen Wiederherstellung der Gesundheit. Eine verzögerte Mobilisierung, wie sie z.B. durch ein Postkardiotomie-Syndrom oder durch neuritische Schmerzen nach Lagerungsschäden der Armnerven bedingt sein kann, bedarf dringend der psychologischen Mitbetreuung, um die aufkeimende Ungeduld zu überbrücken; zu eng liegen Hoffnung und Verzweiflung in den postoperativen Phasen beieinander. Dann sind auch Wärme- und/oder Kälteanwendungen und Elektrotherapie, unter Umständen auch eine kurzzeitige Behandlung mit Kortison gefragt, und die Massagen sorgen nicht nur für die Lockerung der Muskulatur, sondern helfen auch über den Hautkontakt mit menschlicher Zuwendung und Wärme über die Krise in der Erfolgserwartung.

Das abgestimmte Zusammenwirken unterschiedlicher Disziplinen ist ebenso eine Voraussetzung für eine erfolgreiche Rehabilitation wie der Einsatz hochkarätiger diagnostischer Apparaturen. Aber ganz im Vordergrund steht die gefühlvolle Betreuung durch alle Beteiligten, insbesondere durch die Schwesternschaft, die als vermittelndes Glied der Einzeldisziplinen eine besondere Stellung einnimmt und am Patienten für die psychische Betreuung ebenso zuständig ist wie für die Weitervermittlung des körperlichen Befindens an die Ärzteschaft z.B. bei medikamentöser Einstellung oder Umstellung.

Eine gute Rehabilitation gehört zu den dankbarsten Aufgaben in der Medizin. Dieses Ziel ist aber nur von einem wirklich guten, streng patientenorientierten Team zu erreichen.

33. Die Umlagerungsperkussion zur Höhenbestimmung eines Pleuraergusses

Um die Methode vorstellen zu können, muss zunächst einmal in Ergänzung der Lehrbücher für Auskultation und Perkussion an ein wenig beachtetes aber bekanntes Phänomen in der Physiologie erinnert werden, das wahrscheinlich schon einmal jeder bewusst oder unbewusst beobachtet hat.
Bei einer Röntgenaufnahme vom Thorax in Seitenlage sieht die oben liegende Lunge stark erweitert aus, während die unten liegende, also durch das Gewicht belastete Lunge, ganz gestaucht und deutlich kleiner erscheint.
Schaut man sich dieses Phänomen näher an, wird deutlich, dass wir eine physiologisch sehr sinnvolle Gesetzmäßigkeit beobachtet haben: die unten liegende Lunge kann keine effektive Ventilation betreiben und findet sich, teleologisch gesehen, daher in der rationellen Position der tiefen Expiration. Die oben liegende allerdings ist gefordert. Sie bläht sich nach Kräften und ist auch ohne Inspiration schon in tiefer Inspirationsstellung.
Aus dieser Beobachtung kann man nun ohne große Phantasie eine Methode entwickeln, um die Höhe eines Pleuraergusses zu bestimmen und insbesondere auch die caudale Grenze des Ergusses, was für eine eventuelle Punktion wichtig ist und für die Verlaufsbeobachtung.

Vorgehen:

- Man bestimmt die Grenze zwischen dem Lungengewebe und dem Erguss in tiefer Inspiration z.B. der linken Lunge dorsal mit kräftiger Perkussion von cranial nach caudal durch die auftretende Dämpfung und markiert den Übergang,
- dann legt man den Patienten auf die kontralaterale Seite (im angenommenen Beispiel also auf die rechte Seite), der Erguss läuft aus, und die wirkliche Grenze in tiefer Inspiration ohne Erguss wird perkutorisch bestimmbar und markiert.
- Der Abstand zwischen den gefundenen Grenzen ist die Erguss-Höhe, z.B. in Zentimetern.

Nur muss noch berücksichtigt werden, dass sich eine Pleuraschwarte gleichsinnig verhält. Auch bei der Pleuraschwarte findet sich bei der Perkussion eine Dämpfung zwischen normalem Lungengewebe und dem Beginn der Schwarte. In der Seitenlage wird die Schwarte unerwartet auch aufgedehnt durch den „Aufweitungs-Imperativ" der Umlagerung.
Das gleiche Phänomen also, als wenn ein Erguss ausgelaufen wäre. Die Schwarte aber kann man durch das

relativ laute Atemgeräusch über dem fraglichen Bereich gegenüber dem Erguss abgrenzen und auch an dem kratzenden Geräusch bei der Inspiration erkennen, das durch die Verklebungen bei der Schwarte entsteht und beim Erguss fehlt.

34. Die 3 neuen Aderlässe

Einleitung: Sinn und Unsinn der Aderlass-Therapie

Wieso ist diese Thematik nicht tot zu kriegen

Die Therapie mit Aderlass ist eine Thematik, die einfach nicht tot zu kriegen ist. Geschichtlich war der Aderlass im schulmedizinischen Bereich fest verankert und wurde quasi statt der Entwässerung betrieben, für die damals keine adäquaten Präparate zur Verfügung standen. Heute ist der Aderlass eher eine Rarität und vornehmlich der Therapie der schweren Polyglobulie/ Polyzythämie vorbehalten. Der Aderlass wurde nach der Entwicklung der modernen Entwässerungsmittel bespöttelt und war lange Zeit völlig obsolet.

Eine gewisse Renaissance war in den letzten 20 Jahren bei den Angiologen zu beobachten, die eine vermehrte Beweglichkeit der Erythrozyten bei geringen Hämatokrit-Konzentrationen beobachtet haben und eine „Geldrollenbildung" mit unflexiblen Erythrozyten bei hohen Hämatokrit-Konzentrationen als rheologisch ungünstig ansahen. Die Verdünnung wurde aber hauptsächlich durch Zugabe von „Verdünnungsmitteln" wie z.B. Dextranen intravenös erreicht. Damit war zwar einerseits die Beweglichkeit der roten Blutkörperchen verbessert, auf der anderen Seite haben diese Volumen-Vermehrungen das Herz nicht unerheblich belastet und unter Umständen sogar zu einer irreversiblen Herzinsuffizienz geführt.

Vornehmlich im alternativen Gesundheitssektor wird neuerdings eine zunehmende Bereitschaft zur Aderlass-Therapie beobachtet, mit dem Ziel, das Blut „dünner" und dadurch weniger viskös zu machen, um letztlich die Herzarbeit zu erleichtern.

Dünnes Blut – das Problem mit der Definition

Dem steht die Phalanx der Therapeuten gegenüber, welche eine Verdünnung des Blutes lieber mit Marcumar® oder Acetylsalicylsäure erreichen wollen und den Verlust der Sauerstoffträger beim Aderlass nicht nur beklagen, sondern das Vorgehen als Vergeudung brandmarken. Dabei unterliegen sie allerdings einer bundesweit grassierenden „medizinisch-babylonischen Sprachverwirrung" insofern, als sie Gerinnungseigenschaften einerseits und rheologische Eigenschaften wie die Viskosität andererseits miteinander verwechseln. Die größte Gruppe der Skeptiker wird allerdings von denen angeführt, die den Effekt des Aderlasses durchaus theoretisch gut heißen könnten, den Rebound-Effekt der Blutneubildung allerdings so stark fürchten, dass sie eine überstürzte Blut-Neubildung mit resultierender Blutdickenzunahme erwarten. Die Hämatokritwerte aller menstruierenden Frauen sprechen allerdings deutlich gegen diese Erwartung, sie sind nämlich, wenn wirklich Menstruationen von hämodynamisch relevantem Ausmaß vorhanden sind, alle insgesamt niedrig.

Gibt es einen Anstieg des Hämatokrits nach dem Aderlass?

Situativ kann allerdings, und das wird noch anzusprechen sein, nach einem Aderlass innerhalb von wenigen Stunden ein deutlich höherer Hämatokrit als vorher auftreten. Die Beobachtung, die richtig ist, hängt aber nicht mit einer Blutneubildung zusammen. Eine Zunahme des Hämatokrits ab der 24. Stunde nach Aderlass beruht nämlich nicht auf einer schnellen Blutneubildung, sondern es liegt eine Konzentrierung vor durch eine vermehrte Volumenausscheidung. Für diese allerdings ist der Aderlass verantwortlich, weil die Herzkraft durch den Aderlass erhöht wurde. Eine solche Beobachtung spricht dafür, dass der Aderlass wirklich nötig gewesen ist. Nur ein unnötiger Aderlass geht mit einer volumetrisch errechenbaren Verdünnung einher, die rechnerisch vorhergesagt werden kann. Diese situative Verdickung ist aber schon rheologisch real und darf in ihrer Auswirkung nicht unterschätzt werden. Eine Verdickung des Blutes nach Aderlass kann sich durchaus negativ auf die Zirkulation auswirken, wenn höhere Hämatokrit-Werte, z.B. über 46 Prozent, erreicht und gehalten werden.

Strenge Auflagen für die Durchführung eines Aderlasses

Ein Aderlass ist immer ein bedeutender Eingriff in das Herz-Kreislaufgeschehen und soll und muss als solcher begriffen und überdacht werden. Es muss die Frage in jedem Einzelfall geprüft werden, ob der Patient gegebenenfalls eine situative Kreislaufdepression vertragen kann. Immer wieder treten bei sensiblen Patienten auch vasovagale Blutdruckabfälle bei Aderlässen auf, das muss bedacht werden. Deshalb gelten grundsätzlich starke Einschränkungen bei Patienten mit nachgewiesener koronarer Herzkrankheit oder bei Verdacht darauf. Insbesondere gelten diese Einschränkungen, wenn der Patient einen besonders hohen Hämatokrit aufweist. Dann darf auf keinen Fall ein Aderlass zum Zwecke der Blutspende mit 400 bis 500 ml gemacht werden. Die hohe Viskosität würde eine dann notwendige, kompensatorische Kreislaufbeschleunigung so erschweren, dass eine Ischämie in wichtigen Bereichen wie Herz und Hirn nicht auszuschließen wäre. Viel hilft viel, ist auch beim Aderlass falsch. Größere Blutentnahmen verbieten sich auch bei schwereren Koronarstenosierungen oder bei Verdacht auf solche insbesondere bei Verdacht auf eine Hauptstammstenose oder bei einer nachgewiesenen. Und der Patient darf bei einem Aderlass nie, aber wirklich auch nicht ganz kurzfristig, allein gelassen werden. Wenn dies nicht gewährleistet ist: FINGER WEG VOM ADERLASS!

Wann hilft der Aderlass und wie hilft er wirklich

Und dennoch: Es gibt ganz klare Indikationen für den Aderlass und Situationen, die ihn zwingend notwendig machen. Mit nichts lässt sich z.B. eine beginnende Linksherz-Insuffizienz auf dem Boden einer Hypervolämie so schnell und unter Umständen lebensrettend beenden als durch einen beherzten Aderlass von ca. 160 ml. In dieser Situation helfen auch die modernsten Entwässerungsmittel keineswegs besser. Manchmal ist einfach die Herzkraft nicht mehr verfügbar, um die überbordenden Flüssigkeitsmengen über die Niere abzupressen. Dies gilt insbesondere dann, wenn die Nitrogabe mit der Öffnung des venösen Pools bereits ungenügend war. Denn das Herz selbst ist durch den Druck der Blutflüssigkeit auf die Innenschichten gelähmt und ruft den Sympathikus auf, der das Krankheitsbild weiter verschlimmert. Dem Patienten könnte durch eine rasche Intervention ein wochenlanger Klinikaufenthalt wahrscheinlich in einer Intensivstation mit unsicherem Ausgang erspart bleiben. Ähnlich segensreich wirkt der Aderlass bei der Therapie des Herz-Innendruck-Syndroms. Ein relatives Zuviel an Blutvolumen drückt auf eine inflexible Herzkammer und macht eine regionale Durchblutungsnot. Auch diese kann mit nichts so schnell beseitigt werden wie mit einem kleinen Aderlass, der manchmal nur wenige ml zu betragen braucht.
Auch in diesem Fall führt der Aderlass zu einer Herzkraftstärkung, und in dieser Situation kommt es allerdings nach einem Aderlass nicht zu einem Abfall des Hämatokrits, sondern dieser wird relativ oder sogar absolut ansteigen*. Natürlich kann der Effekt auch durch ein Entwässerungsmittel erreicht werden, aber nicht so schnell und konsequent und nicht immer. Manchmal reicht die restliche Herzkraft nicht aus, um Volumen durch die Nieren auszuscheiden. Es wären sonst hohe Dosen von positiv inotrop wirkenden Medikamenten erforderlich, die ihrerseits gravierende Nebenwirkungen haben können. In solchen Situationen ist der Aderlass ein MUSS.

Aderlass mit Maß und Ziel durchführen

Wer Aderlässe durchführt, sollte sich der Verantwortung bewusst sein, die er trägt, und er sollte sich guter Hilfsmittel bedienen. Wir führen regelmäßig den diagnostischen Aderlass mit kleinen Volumenmengen aus, bevor größere Aderlässe oder solche über eine längere Zeit veranlasst werden. Dabei wird der Doppel-Hämatokrit vor und 24 Stunden nach einem Aderlass gemacht und eine Berechnung der Verdünnung oder Konzentrierung berechnet, die dann das weitere Vorgehen bestimmt.

Eine über das berechnete Maß hinaus gehende Verdünnung nach einem diagnostischen Aderlass zeigt an, dass weitere Aderlässe nicht sinnvoll sind und neue differentialdiagnostische Überlegungen notwendig sind*. Es könnte z.B. eine echte Anämie und keine Verdünnung durch Hypervolämie vorliegen oder eine bisher nicht bekannte signifikante koronare Herzkrankheit. Der diagnostische Aderlass erst macht aus einer antiquierten Methode ein gutes, modernes und sehr, sehr wertvolles Instrument.**

Unterteilung der 3 neuen Aderlässe

1. Der neue **diagnostische** Aderlass
2. Der neue **therapeutische** Aderlass
3. Der neue **selektive** Aderlass

* Siehe: Berechnungen der Verdünnung oder Konzentrierung nach Aderlass im Beitrag: „Der diagnostische Aderlass")

** Siehe: Therapie des Herz-Innendruck-Syndroms

1. Der neue diagnostische Aderlass

Eine Herzinsuffizienz beginnt schleichend und sehr viel früher als wir dies bisher diagnostizieren konnten

Die Diagnostik der Herzinsuffizienz hat, was die Frühphase der Erkrankung anbetrifft, seinen Dornröschenschlaf noch nicht beendet. Das liegt einfach daran, dass in der Zwischenzeit keine neuen diagnostischen Werkzeuge gesucht und somit auch nicht gefunden werden konnten. Weder wurde das Werkzeug EKG verbessert, was sich in der verbesserten Form als neues Schleifen-EKG sehr wohl zum Verlauf eignet und somit auch Frühformen der Herzinsuffizienz entlarven könnte, noch ist es gelungen, aus dem so hoch gelobten Echokardiogramm ein so subtiles Werkzeug zu machen, dass Frühformen einer noch kompensierten Herzinsuffizienz zu diagnostizieren wären.
Im übrigen könnte man Mühe darauf verwenden, das zirkulierende Herzvolumen so genau zu bestimmen, dass eine Vermehrung durch die Herzinsuffizienz diagnostizierbar würde. Ein solches Verfahren ist nicht in Sicht oder müsste sich radioaktiver Verfahren bedienen, die von der Bevölkerung zunehmend abgelehnt werden. Also weiter nachschauen, ob der Daumendruck eine prätibiale Delle hinterlässt?
Die Alternative wäre zur Zeit wohl die Abfrage stark variabler Parameter wie

Angiotensin, Renin und Aldosteron, die im Verlauf untersucht werden müssten, ein kostspieliges und aufwendiges, wenn auch wohl mögliches Unterfangen.
Nein, es wurde in den letzten Jahrzehnten nicht wirklich an dieser Thematik gearbeitet – an der Früherkennung der Herzinsuffizienz. Dabei ist der pathophysiologische Mechanismus relativ klar: bei der Herzinsuffizienz kommt es zur Zunahme des zirkulierenden Blutvolumens, um durch eine bessere Füllung des linken und/oder rechten Herzens eine bessere Herzleistung zu erreichen.

Die Volumenvermehrung in der Kompensation einer Herzinsuffizienz ist der falsche Weg

Als pathologische Rückwirkung sehen wir nach der Volumenvermehrung aber einen vermehrten Druck auf das Herz und die Herzinnenwände, der im Liegen sogar zu einer Innenschichtdurchblutungsstörung führt. Was also auf der einen Seite zu einer Verbesserung der körperlichen Leistungsfähigkeit im Alltag durch Steigerung des Herzminutenvolumens bei Volumenvermehrung führt, das macht in der Nacht unter Umständen fatale Rückwirkungen im gesamten Organismus mit Überaktivierung des Sympathikus.
Die Bilanz ist in der Summe daher mehr als negativ; die Volumenvermehrung ist in der Summe ein falscher Weg. Das erklärt auch die Wirksamkeit der Diuretika in der Therapie der Herzinsuffizienz.
Bisher gab es kein Verfahren, die Negativwirkungen der Volumenvermehrung auf das Herz abzufragen. Das gelingt uns jetzt erstmalig durch den von uns genannten „neuen diagnostischen Aderlass“. Dieser benutzt den neuen Doppel-Hämatokrit vor und 24 Stunden nach dem Aderlass zur Klassifizierung der Herzbelastung in den beiden Bereichen, dem kleinen und dem großen Kreislauf. Generell wissen wir, dass das zirkulierende Volumen eine Körperkonstante ist, die beim Gesunden nach Volumenverlust schnell wieder erreicht wird. Wir setzen dafür ca. 24 Stunden an. An heißen Tagen dauert es etwas länger. Ist das Herz jedoch unter Volumen-Druck, dann führt die Volumenentnahme zu anderen hämodynamischen Gegebenheiten, und die Konstante wird vom Körper variiert, der jetzt besseren Herzkraft angepasst.
Wir errechnen dann nach dem weiter unten vorgestellten Programm eine Konzentrierung in dem pathologisch veränderten Volumenschenkel, bei globaler Insuffizienz in beiden.
Finden wir eine Verdünnung, die der Menge des Aderlasses entspricht, war das Herz nicht im Volumendruck, ist also durch den Aderlass nicht entlastet worden.

Berechnung des zirkulierenden Volumens sowie der Konzentrierungs- oder Verdünnungsvolumen nach Aderlass mit einem eigenen Basic-Programm

Ziel des Programms ist es, einen mathematischen Algorithmus für die Herzbelastung vor und nach Aderlass zu finden, um eine Besserung oder gegebenenfalls eine Verschlechterung herauszufinden. Es wird davon ausgegangen, dass die Herzbelastung proportional der Menge des zirkulierenden Volumens ist und abhängig vom Hämatokrit. Sie steigt wahrscheinlich überproportional bezüglich des Hämatokrits an, da sich die Viskosität bei steigendem Hämatokrit exponentiell entwickelt. Eine Annäherung der Bestimmung der Herzbelastung wird versucht durch das Produkt aus Zirkulierendem Normal-Volumen (ZV) mal der dritten Potenz des Hämatokritwertes. Es wird zunächst das zirkulierende Normal-Volumen nach eigener Formel berechnet, dann wird die Änderung dieses Volumens nach Aderlass bestimmt und korrigiert (korrigiertes Zirkulierendes Volumen CV). Aus dem Produkt der jeweiligen Volumen vor und nach Aderlass mit der dritten Potenz des jeweiligen Hämatokrits lässt sich die Herzbelastung annähern (siehe Abb. 55).

a. Das errechnete zirkulierende Normal-Volumen (ZV) für einen Schenkel

(venös oder arteriell) wird nach der Formel ZV=(L/3*2+G*.01)*.82*1000 für Männer und ZV=(L/3*2+G*.01)*.62* 1000 für Frauen bestimmt, wobei die Länge in Metern (L) und das Gewicht, in kg (G) eingegeben wird. Die Klammer errechnet die Körperoberfläche einfacher als nach der Formel von Du Bois. Die Faktoren 0.82 für Männer und 0.62 für Frauen sind noch nicht gänzlich abgesichert, an ihnen muss noch gearbeitet werden. Erstaunlicherweise finden wir mit der Verdünnungsmethode viel kleinere Blutvolumen als wir sie von der Physiologie her kennen. Das Verfahren errechnet offensichtlich das zirkulierende Volumen im venösen und arteriellen Schenkel getrennt. Die beiden Werte müssen also noch addiert werden. Es muss darüber hinaus wohl auch noch einen Unterschied geben zwischen der Blutmenge, die bei einem kompletten Blutverlust gemessen werden kann und dem zirkulierenden Volumen (ZV gesamt). Man könnte das zirkulierende Volumen vielleicht als die Blutmenge definieren, die bei einer ganz plötzlichen kompletten Entnahme zur Verfügung stünde, ohne die Anteile z.B., die sich gerade in den parenchymatösen Organen befinden.

b. Prozent des Normal-Volumens (P)

Um sich einen Überblick zu verschaffen, wie sich das entnommene Volumen auswirken wird oder könnte, wird die Menge des Volumens in Prozent des Normal-Volumens angegeben nach der Formel: P=ME*100/ZV, wobei M die entnommene Menge (Aderlass) darstellt und ZV das Zirkulierende Normal-Volumen.

c. Das durch Aderlass bestimmte aktuell zirkulierende Volumen (Z), auch fiktives Volumen genannt

unterscheidet sich von dem aus Gewicht und Größe bestimmten dadurch, dass es im Versuch bestimmt wird aus der Formel: Z = ME*H/(H-J), wobei ME die entnommene Menge beim Aderlass darstellt, H den alten Hämatokrit, also den vor der Abnahme und J den neuen Hämatokrit, also den bei der Bestimmung ein bis zwei Tage nach Aderlass. Z entspricht nur dann dem zirkulierenden Normalvolumen, wenn eine komplette Wiederauffüllung und damit eine vollständige Verdünnung nach Aderlass vorliegt. Sonst ergeben sich fiktive Werte, die astronomisch hoch werden, wenn der Unterschied zwischen H und J beliebig klein wird (Division durch ganz kleine Zahlen!).

d. Der Hämatokrit bei Normalverdünnung (HN)

wird zur Bestimmung des korrigierten Zirkulierenden Normal-Volumens benötigt. Es ist der Hämatokritwert, den man erhält, wenn nach dem Aderlass eine komplette Wiederauffüllung des Verlustes mit Wasser aus dem Interstitium erfolgt, wie dies z.B. beim Kreislaufgesunden der Fall ist. Ist HN = J, ist auch Z = ZV. Diese Kondition wurde von uns bei der Definition des Zirkulierenden Volumens (Z) genutzt.

e. Das korrigierte Zirkulierende Volumen nach Aderlass (CV)

wird errechnet über das nach Aderlass letztlich verbliebene Verdünnungsvolumen X=E*ME/D, wobei E die Differenz H-J darstellt, D die Differenz H-HN und ME die Menge des Aderlasses in ml. Ein positives X wird der Differenz aus errechnetem Normal-Volumen minus der Menge des Aderlasses ME zugerechnet, ein negativer Wert wird abgezogen.

f. Verdünnungsvolumen (X)

wird errechnet als Quotient aus dem Produkt (Hämatokrit alt (H) minus Hämatokrit neu (J)) * Menge des Aderlasses (ME) und der Differenz Hämatokrit alt (H) minus dem Hämatokrit bei Normalverdünnung (HN). Vermindert man das Normal-Volumen (ZV) um die Menge des Aderlasses (ME) und addiert oder subtrahiert das Verdünnungsvolumen (X) erhält man das korrigierte Zirkulierende Volumen (CV).

Anwendungsbeispiel:

Eine Patientin mit der Größe 1.71 m und dem Körpergewicht von 138 Kg hatte einen Ausgangs-Hämatokrit von 38,3 kap. und 40,4 venös.

Nach Aderlässen von 164 ml wird ein kapillarer Wert von 42.6 und venös 43.7 bestimmt. Mit dem Programm wird die Volumenentlastung berechnet.

Es errechnet sich eine Verdünnung im kapillaren Bereich von – 175 ml, das heißt also eine Konzentrierung. Im venösen Bereich errechnet sich eine Verdünnung von – 125 ml, das heißt also eine Konzentrierung um 125 ml. Gesamt beträgt die Konzentrierung über den Aderlass hinaus 300 ml. Dazu muss der Aderlass addiert werden. Macht eine Gesamtkonzentrierung des Blutes um 464 ml.

2. Der neue therapeutische Aderlass

Der therapeutische Aderlass ist ein mehrphasig, abgesicherter und verzögerter Aderlass

Diese Form des Aderlasses leitet seinen Namen aus der Tatsache ab, dass die Entfernung des Blutvolumens zum einen außerordentlich langsam, in mehreren Ansätzen und zum anderen über den diagnostischen Aderlass* abgesichert durchgeführt wird. Das hat eine große Bedeutung zunächst einmal für die Verträglichkeit und dient dazu, vasovagale Kreislaufreaktionen zu verhindern. Dies dient der Ergiebigkeit, weil eine Schockreaktion über einen Gefäß-Spasmus die sprudelnde Quelle zum Versiegen bringt. Zum anderen hat eine Entnahme von mehrfach kleineren Mengen keine so starke Signalwirkung auf den Organismus, die Blutneubildung zu forcieren. Das Volumen-Kontrollsystem wird quasi ein wenig überlistet und wird vielleicht auch kurzfristig über die Menge des gewonnenen Blutes getäuscht. Langfristig allerdings nicht, denn die Verdünnung nach einem Aderlass bei Kreislaufgesunden korreliert sehr genau mit der entnommenen Menge an Blut. Diese Tatsache ist Grundlage der Volumenbetrachtungen beim „diagnostischen Aderlass" * und bei der Auswertung des „Doppel-Hämatokrits" **, der als wertvolles Werkzeug hilft, unnötige Aderlässe sicher zu vermeiden oder weiteren Bedarf zu signalisieren.

Es gibt gute Gründe, einen Aderlass vorsichtig, umsichtig und fraktioniert über mehrere Tage durchzuführen. Wenn ein Aderlass von 400 ml durchgeführt werden soll, werden wir diesen nur in seltenen Ausnahmefällen wirklich auf einmal abnehmen. In den letzten zwei Jahren kam es nicht einmal vor. Bei noch nicht ausreichend untersuchten Patienten, bei sehr hohen Hämatokrit-Werten, bei Verdacht auf Koronare Herzkrankheit, bei Hypertonie mit diastolischem Blutdruckanstieg, bei Verdacht auf periphere oder zerebrale Arteriosklerose oder bei relativem oder absoluten Mangel an Albumin im Blut werden wir immer den verzögerten Aderlass durchführen, wenn überhaupt, und die angestrebte Menge in mehreren Etappen über Tage oder Wochen abnehmen. Das erhöht nicht nur die Sicherheit, sondern es ermöglicht uns auch die konsequente hämodynami-

* Neuer Diagnostischer Aderlass

sche Kontrolle durch den mehrfach bestimmten Doppel-Hämatokrit** wie er z.B. in dem Artikel über den diagnostischen Aderlass* zum Ausdruck kommt.

Natürlichen Therapieverfahren sollte der Vorzug vor Medikamenten gegeben werden

Es steht wohl in der ganzheitlichen Kardiologie außer Zweifel, dass der Aderlass in den unterschiedlichen Varianten seinen Stellenwert zunehmend ausbauen wird, auch über den Bereich der Alternativmedizin hinaus. Wann immer Ganzheitsmedizin gefragt ist, wird man einem natürlichen Verfahren den Vorzug vor einem Medikament geben.

Bei vielen Ärzten oder anderen Anwendern besteht eine gewisse Scheu nicht nur im Hinblick auf die Anwendung einer „mittelalterlichen Methode", sondern es werden auch Komplikationen bei der Anwendung selbst gefürchtet.

Der verzögerte Aderlass entspricht am ehesten dem physiologischen Aderlass bei der Regelblutung. Bei dieser werden 40 bis 80 ml Blut im Laufe von 3 bis 4 Tagen verloren, was von den Frauen kreislaufmäßig gut vertragen wird.

* Neuer Diagnostischer Aderlass
** Neuer Doppel-Hämatokrit

In Anlehnung an diesen physiologischen Blutverlust führen wir die Aderlässe zunehmend mit kleineren Mengen unter Wahrung der Volumenkonstanz durch. Dabei entnehmen wir 40 bis 80 ml Blut über einen Zeitraum von 30 Minuten und geben oral eine Gemüsebrühe von annähernd der gleichen Menge. Damit wird für den Organismus der Volumenverlust nicht mehr recht erkennbar und damit eine kontraproduktive schnelle Blutneubildung verhindert.

3. Der neue selektive Aderlass

a) Indikation – Verbesserung der Rheologie

Die Indikationen des Aderlasses sind so vielfältig wie seine Wirkungen.

Rheologische Erkenntnisse zeigen, dass Blut mit einem geringeren Hämatokrit eine geringere Viskosität aufweist und dadurch höhere Strömungsgeschwindigkeiten möglich werden. Darüber hinaus ist die Beweglichkeit und Verformbarkeit der roten Blutkörperchen indirekt proportional zur Höhe des Hämatokrits. Das heißt, dass die jungen Frauen durch ihre Regelblutungen die beweglichsten Erythrozyten besitzen, die durch ihre Verformbarkeit jede Stelle im Körper erreichen können. Von der schnelleren Fließgeschwindigkeit profitiert insbesondere die Endothelauskleidung in den Gefäßen.

b) Verbesserung der Herzinsuffizienz

Die frühen Kompensationsmechanismen des Herzens führen zu einer Volumenzunahme im betroffenen Kompartiment. So sinnvoll dieser Mechanismus zur Herzkraftsteigerung anfänglich sein mag, so kann er letztlich durch Überdehnung des Herzens in eine irreversible Herzschädigung führen. Durch einen frühzeitigen Aderlass kann der falsche Weg der Kompensation beendet werden.

c) Verbesserung der Herzbelastung in der Nacht

Ein am Tag gut kompensiertes Herz, das seine Leistungsfähigkeit durch eine Volumenvermehrung über eine vermehrte Herzfüllung aufrecht erhält, kann in der Nacht unversehens in eine kritische Situation geraten. Durch das verstärkt auftretende Blutvolumen in der Nacht kommt es in dem geschlossenen System des Kreislaufs zu einem intrakardialen Druckanstieg. Der Druck auf die Herzinnenschicht führt durch die mechanische Kompression zu einer Innenschicht-Ischämie, die zu einer Notfallsituation des gesamten Organismus führt. Diese Sympathikuserhöhung bringt gravierende Symptome auf den Weg, wie vermehrtes Herzklopfen, Herzrasen, Herzrhythmusstörungen, Angina pectoris, klares Hellwachsein, Unruhegefühl und dauernde Schlafunterbrechung. Diese gesamte Symptomatik kann durch ein oder zwei äußere Aderlässe oder durch innere nächtliche Aderlässe behoben werden.

d) Verbesserung der Herzfunktion durch gezielte, selektierte Blutteilentnahme

Bei vielen Patienten funktioniert die Volumenreduktion über eine Entwässerung nicht gut oder nur für eine kurze Zeit. Man findet bei diesen Patienten häufig eine Störung in der Blutzusammensetzung. Dies kann zum einen die Eindickung mit Hämatokritvermehrung sein, wie sie durch Wasserverlust zustande kommt und sich durch eine verminderte Nierenperfusion selbst limitiert. Es kann aber zum anderen auch eine Hyperalbuminämie sein, die durch Erhöhung des onkotischen Druckes das Wasser so intensiv festhält, dass es nicht ausgeschieden werden kann.
Ein ähnliches Phänomen liegt bei der benignen und malignen Gammopathie vor, bei der Gammafraktionen der Elektrophorese sich so vermehren (Paraprotein), dass die Viskosität in pathologische Bereiche ansteigt. Die Folge davon sind cerebrale Durchblutungsstörungen oder Herzinfarkte. Die Therapie besteht in einem äußeren Aderlass mit Plasmaseparation* und unter Umständen Reinfusion der roten Blutkörperchen.

* siehe die einfache Plasmaseparation

e) Aderlass zur Rückführung der Hämolyserate bei Herzklappenträgern

Die Hämolyse an mechanischen Herzklappen ist nicht allein vom Herzklappentyp oder einem paraprothetischen Leck abhängig, sondern wird auch von der Strömungsgeschwindigkeit und der Volumenmenge bestimmt. Eine Rückführung der Herzinsuffizienz bedingten Hypervolämie ist nicht durch äußere Aderlässe möglich, da die roten Blutkörperchen dringend gebraucht werden und vermindert sind. Durch die einfache Plasmaseparation* gelingt es, die Hypervolämie zu reduzieren, das Ferritin und die Hämolyse so weit zurückzuführen, dass insgesamt ein Erstarken des Herzens ermöglicht wird.

35. Die Venen können beim Aderlass durch neue spezielle Verfahren geschont werden

Zur Schonung der Venen und um reflektorischen Gefäßspasmen vorzubeugen, sollten dünne und sehr scharfe Nadeln Anwendung finden. Wir verwenden ein Butterfly-System mit Anschlussstück, das auf ein Heidelberger Verlängerungsstück fixiert wird. Dies läuft unter die Tischplatte in einen versteckten Beutel, der an einer Federwaage hängt, deren Skalierung für das Personal gut sichtbar sein muss. Das Blut wird nach dem Saughebeprinzip in den Beutel „gesogen". Es sind noch einige Details zu beachten:

1. Es muss immer eine Aufsichtsperson da sein, der Patient darf niemals allein gelassen werden, und die aufsichtsführende Person muss das Heidelberger Verlängerungsstück immer wieder durchspülen. Das geschieht, indem mit Daumen und Zeigefinger der einen Hand das Verlängerungsstück zugedrückt wird und mit der anderen Hand – auf der dem Patienten zugewandten Seite – mehrfach gepresst wird.
2. Die Vene hält ewig, wenn man nach der Punktion den neuen Druckverband anwendet. Dabei wird nur der initiale Pflasterteil auf die Haut und über den Tupferballen geklebt. Der Pflasterstreifen wird dann um 180 Grad gedreht und mit Druck um den Arm gelegt. Dann wird er zurückgedreht und die Klebefläche mit dem restlichen Streifen neutralisiert. Eine Vene wird nämlich nicht durch den Stich malträtiert, sondern von dem austretenden Blut, das die Vene von außen angreift.
3. Auch kleinere Venen lassen sich leicht punktieren, wenn sie gut gestaut sind. Wir wenden dafür die Blutdruckmanschettentechnik an. Dabei wird der Blutdruck gemessen und der Druck auf den diastolischen Wert belassen. Diese Stauungstechnik lässt den systolischen Druck unberührt und verhindert einen venösen Abfluss. Nach einer kurzen Zeit steht die Vene prall mit Blut gefüllt zur Punktion zur Verfügung.

* siehe die einfache Plasmaseparation

36. Aufstellung der neu entdeckten, neu entwickelten oder erweiterten kardiologischen Diagnoseverfahren

- Der neue Herz-Check bei Infarktgefährdung mittels der ganzheitlichen Kardiologie
- Ganzheitlicher, großer Herz-Check-Diagnostik und Therapie des gesamten **Funktionsbereiches Herz** incl. Lunge, Schilddrüse, Nieren, Nebennieren, Blut, Sympathikus und vegetativem Nerven- und Steuerungssystem. Wir arbeiten damit fächerübergreifend ganzheitlich und wirken der Segmentierung (Aufteilung in fünf Fachbereiche) unserer heutigen Medizin entgegen
- **Bad Nauheimer** Herz-Innendruck-Syndrom
- Die neue Volumen-Hypertonie
- Die Herz-Volumen-Diagnostik zur Diagnose des Herz-Innendruck-Syndroms bei volumenbelasteten Herzfehlern, Herzinsuffizienz, prophylaktischen Behandlungen von Herz-Rhythmusstörungen
- sonographischer Hyperkontraktilitätsindex des Herzens
- Spätpotential-Diagnostik mit subtiler Betrachtung des Tages- und Nachtverlaufs zur Vorbeugung des Sekunden-Herztodes
- Der Sympathikus-Test
- Checkliste zur Diagnose einer frühen Herzinsuffizienz
- Das neue Schleifen- und Volumen-EKG
- Der neue Doppel-Hämatokrit
- Die Umlagerungsperkussion zur Höhenbestimmung eines Pleuraergusses
- Die Diagnose der Frühform der Herzinsuffizienz durch den neuen Doppel-Hämatokrit
- Der neue diagnostische Aderlass für die Herz-Kreislauf-Diagnostik
- Die Bestimmungsmethode des zirkulierenden Blutvolumens und der Blutverdünnung mit Hilfe eines Aderlasses
- **In der Entwicklung:** Methode zur Diagnose und Verlaufsbeobachtung der koronaren Herzkrankheiten durch Verlaufsbeobachtung

Zusammenfassung
Mit unseren in der westlichen Welt teilweise völlig neuen diagnostischen kardiologischen Methoden können wir feststellen, inwieweit evtl. die Herzleistung durch natürliche Blutverdünnung, Blut-Volumenentlastung auf natürliche Weise, Optimierung der Medikamenteneinstellung, Entlastung des Sympathikus oder Abbau von möglicherweise vorhandenen spasmischen Krankheitsbildern verbessert werden kann. Wir stellen fest, ob das in unserer Herz-Klinik entdeckte und definierte „Herz-Innendruck-Syndrom" vorliegt, setzen geeignete Therapien ein und streben eine Heilung oder Linderung an.

37. Aufstellung der neu entdeckten, neu entwickelten oder erweiterten kardiologischen Therapieverfahren

- Die Herz-Volumen-Therapie zur Behandlung des Bad Nauheimer Herz-Innendruck-Syndroms bei volumenbelasteten Herzfehlern, Herzinsuffizienz, prophylaktischen Behandlungen von Herzrhythmusstörungen und schwer beherrschbarem Bluthochdruck

- Die neue Blut-Volumen-Behandlung

- Spätpotentialdiagnostik mit subtiler Betrachtung des Tages- und Nachtverlaufs zur Vorbeugung des Sekunden-Herztodes

- Die neue einfache Plasmaseparation zur Therapie der Blutvolumendrosselung „selektive Plasmaentfernung" bei Hypergammaglobulinämie, Albuminämie und hämolytischer Anämie

- Neue Therapieansätze der Hypervolämie, die den Sympathikus dämpfen

- Neuer Therapieansatz zur Behandlung der Arteriosklerose

- Das neue Programm gegen Schlaganfall

- Neue therapeutische Möglichkeiten bei Hyperkontraktiliät des Herzens

- Die Sympathikustherapie

- Die „Radarschirmdosis" (geringste noch wirksame pharmakologische Dosis eines Medikamentes, welches die Gegenregulation des Körpers bei einem Patienten unterläuft und eine bessere Langzeitwirkung garantiert)

- Die Therapie der Vasospastik der Herzkranzgefäße

- Die neue Antispastiktherapie: Behandlung von Gefäßverkrampfungen, die mit unserer westlichen Medizin nicht heilsam beeinflusst werden können

- Die Medikamentenreduzierung mit speziellen Auffangstrategien zum Ausgleich des vegetativen Steuerungsmechanismus

- Die Aderlass-Therapie, dimensioniert durch den Doppel-Hämatokrit (diagnostischer Aderlass)

- Die 3 neuen Aderlässe in ihrer unterschiedlichen Ausprägung und Wirksamkeit
  1. der neue diagnostische Aderlass
  2. der neue therapeutische Aderlass
  3. der neue selektive Aderlass

38. Für Ärzte und Therapeuten, die sich in ihrer Praxis oder in der Klinik in die ganzheitliche Kardiologie einarbeiten möchten

Wir werden im Rahmen unserer neuen Bad Nauheimer

Herz-Akademie

Ausbildungsseminare für die Handhabung und Interpretation des
- **Schleifen- und Volumen-EKGs**
- **den Doppel-Hämatokrits**
- **der Interpretation des diagnostischen Aderlasses durch den Doppel-Hämatokrit**

sowie Ausbildungsseminare für ganzheitliche Kardiologie anbieten.

In der Entwicklung: EDV unterstützte Auswertung des neuen Schleifen- und Volumen EKGs per E-Mail

Wir sind zur Zeit dabei, effiziente EKG-Untersuchungsverfahren des neuen Schleifen- und Volumen EKG allen Interessierten zugänglich zu machen.
Wir entwickeln zur Zeit eine EKG-Einheit, die den Arzt in die Lage versetzt, an unseren EKG-Entwicklungen über E-Mail teilzunehmen.
Damit können alle Interresierten in die Lage versetzt werden, sich einer ganzheitlichen Kardiologie mittels Fernauswertung zu bedienen und auszubilden.
Dies gilt insbesondere für das neue Volumen-EKG, das über eine bisher nicht geübte Form der Herzbelastung entscheidende Informationen und Impulse für eine ganzheitlichere Herztherapie liefern kann.
Hiermit kann auch den Patienten geholfen werden, bei denen durch eine Herzkrankheit der Sympathikus in der Nacht aktiviert wird, der den Schlaf in der Nacht und die Leistung am Tag dringend benötigt.
Auch der vom Sekunden-Herztod bedrohte Patient kann mit diesem Verfahren unter gewissen Bedingungen entdeckt werden.
Ein neues Schleifen- und Volumen-EKG befindet sich zur Zeit in der Entwicklung.
Dieses neue EKG-Gerät wird sowohl für die Eigenauswertung als auch für die Diagnose durch unsere Bad Nauheimer Klinik geeignet sein.

Praktische Durchführung des Doppel-Hämatokrits in einer Praxis

Mit geringem Aufwand ist jede Praxis und Klinik in der Lage, den Doppel-

Hämatokrit durchzuführen. Dazu werden folgende Materialien benötigt:

- Hämatokrit-Zentrifuge
- Hämatokritröhrchen

1. Vorgehensweise

Venöses Blut

Es wird zunächst mit einer 18er Nadel eine Vene punktiert und die Stauung abgelassen. Mit dem entstauten Blut werden 4 Röhrchen gefüllt und mit Kittmaterial abgedichtet und mit farbigem Plastilin® blau gezeichnet. Dabei werden die bluthaltigen Röhrchen in das Kittkissen gedrückt. Die Röhrchen werden dann mit dem Kittende nach außen so in der Zentrifuge verteilt, dass ein Gleichgewicht entsteht. Nach Auflage des Haltedeckels wird die Zentrifuge auf 5 Minuten gestellt. Nach Entnahme wird an einem Zentimetermaß (evtl. unter Zuhilfenahme der Lupe) der rote Blutanteil ausgemessen, mit 100 multipliziert und durch die Gesamtlänge (vom Anfang des roten Blutkuchens bis Ende des Serums) dividiert. Das Ergebnis ist der Hämatokrit, d. h. der prozentuale Anteil der roten Blutkörperchen vom Gesamtblut. Es wird das arithmetische Mittel der venösen Proben bestimmt.

Kapillares Blut

Es wird in der Regel der Mittelfinger gereinigt und die obere Seite zur Punktion vorbereitet. Die Punktion wird mit einem Schnäpper und jeweils frischer Nadel vorgenommen. Mit sanftem Stau des Fingers wird kapillares (arterielles) Blut herausgedrückt und in 4 Hämatokritkapillaren aufgenommen, mit Kitt abgeschlossen und mit Fimo-Plastillin® rot gekennzeichnet. Jetzt erfolgt das Ablesen und Errechnung des arithmetischen Mittels wie vorstehend bei venösem Blut beschrieben. Dabei werden die Werte auf „Ausreißer" überprüft und aus den restlichen Ergebnissen das arithmetische Mittel bestimmt.

Schlussbetrachtung

1. Die neue, sanfte, ganzheitliche Kardiologie findet eine immer größer werdende Zustimmung

Wir haben die Erfahrung gemacht, dass diese von uns hier vorgestellte neue, sanfte und ganzheitliche Kardiologie bei der Bevölkerung und den chronisch herzkranken Patienten auf eine breite Zustimmung stößt; nicht zuletzt, weil oft seit Jahren bestehende Krankheitsbilder und Beschwerden eine nachhaltige Verbesserung erfahren. Insofern sind wir überzeugt, dass diese neue, sanfte, ganzheitliche Kardiologie nicht nur eine bundesweite sondern auch internationale Anerkennung und Akzeptanz finden wird.

2. Die Zahl der chronisch Herzkranken ist um ein Vielfaches höher als die der akut Herzkranken

Nach unserer Einschätzung gibt es mindestens fünf Millionen chronisch Herzkranke in Deutschland.

3. Die neue Bad Nauheimer Herz-Akademie

Die vorstehend vorgestellte neue sanfte, ganzheitliche Kardiologie bedarf einer intensiven Wissensvermittlung. Wir streben daher an, dieses Wissen in Form eines ganzheitlichen, wissenschaftlichen Forums aufzunehmen und weiterzugeben. Dies wird als Akademie in Form der

Bad Nauheimer Herz-Akademie für neue, sanfte, ganzheitliche Kardiologie

verwirklicht werden, in der Ärzte in dieser neuen ganzheitlichen Kardiologie ausgebildet werden.

Ärzte die sich in die neue, sanfte ganzheitliche Kardiologie einarbeiten bzw. für eine Lehrbefugnis in der neuen Bad Nauheimer Herz-Akademie ausbilden möchten, wenden sich bitte an unsere Korrespondenzadresse. Hier ist eine Einarbeitung in unserer Klinik von 12 - 24 Monaten erforderlich.
Für Ärzte, die in ihrer Praxis oder Klinik Teile der neuen, sanften, ganzheitlichen Kardiologie anwenden möchten, bieten wir in absehbarer Zeit Seminare an.

4. Ärzte für die ganzheitlich kardiologische Ausbildung

Nach unserer Erfahrung kommt jeder Arzt für diese neue ärztliche Ausbildung in Betracht, dessen Strukturen noch nicht festgefügt sind und welcher der ganzheitlichen Medizin gegenüber aufgeschlossen ist. Er/Sie muss bereit sein, sich die ganzheitliche Kardiologie zu erarbeiten, welche sensibel auf den Patienten in seiner Individualität eingeht.

5. Die ärztliche Kunst

vor allem in der Fähigkeit individuell auf den Menschen einzugehen und dafür auch ein Arsenal neuer diagnostischer und therapeutischer Mittel und Möglichkeiten zu besitzen – soll wieder gezielt gelehrt und gepflegt werden.
Das Herz ist ein derart komplexes Organ, dass es eine ganzheitliche Betrachtung benötigt. Der chronisch herzkranke Patient benötigt eine Besserung oder Heilungen seines Herzens mit allen zu diesem Funktionsbereich gehörenden Organen wie Herz, Schilddrüse, Lungen, Nieren, Nebennieren, Blut und Vegetatives Nervensystem (Systemsteuerung) mit seinen beiden Polen Sympathikus und Vagus. Hier gehört die ärztliche Kompetenz und Verantwortung wieder in eine Hand. Zum Wohle des Patienten und seiner individuellen Behandlung.

Korrespondenzadresse:
NEUE WICKER KLINIKEN
Bereich Herz-Klinik
Dr. med. Peter Hain und
Werner J. Wilhelm Wicker
Ludwigstr. 41
61231 Bad Nauheim

Glossar
Medizinisches Vokabular mit Sachverzeichnis

absolute Arrhythmie
(S.1,10,43,97,143)
unregelmäßige Kammerfrequenz nur bei → Vorhofflimmern

abundant
im Überfluss, zuviel

ACE-Hemmer
(S.13,59,92)
Hemmer des **A**ngiotensin **C**onverting **E**nzym, welches durch die Konversion des Angiotensin I in das Angiotensin II, das → Vasokonstriktion bewirkt und somit eine arterielle Hypertonie unterhalten kann. Durch die Hemmung bleibt die Bildung von Angiotensin II aus. Diese Medikamentengruppe, die durch Hemmung der Umwandlung von Angiotensin I in Angiotensin II eine Gefäßkonstriktion vermindert bewirkt einen deutlichen Eingriff in ein essenzielles Regelsystem. Häufigste unerkannte Nebenwirkung ist anhaltender Husten über eine parallele Beeinflussung des Bradykinin. Konsekutiv wird auch Aldosteron vermindert, und es kommt zur vermehrten Flüssigkeitsausscheidung

Adalat®
(S.26,155,166)
erstes Nifdedipin-Präparat, seit 1975 auf dem Markt, das neue Möglichkeiten der Gefäßerweiterung eröffnet hat. Die Zerbeiß-Kapsel ist heute ein unentbehrliches Instrument bei der Akutbehandlung von → Gefäßspasmen. Als Dauertherapie ist das Präparat aber wegen der → Sympathikus-aktivierenden Eigenschaften nicht geeignet.

adäquat
angemessen, gleich

Adrenalin
zusammen mit Noradrenalin vornehmlich im Nierenmark entstehendes Hormon, das dem → Sympathikus dient

Aderlass
(S.3,4,8,26,30,32,35,45,55,56,59, 75,80,81,84,85,86,87,88,91,100, 101,105,115,116,117,123,129,131, 133,135,141,157,163,176-189)
therapeutische Maßnahme zur Korrektur des zirkulierenden Blutvolumens

additiv
zusätzlich

adrenerg
zum adrenergen System, also zum → Sympathikus, gehörend

Aggravation
Erschwerung, Überhöhung, Ungleichgewicht, Verschlimmerung

aggravierend
zur Verschlimmerung führend

aggressiv
angreifend

Albumin
(33,69,78,157,183,185,188)
wichtigstes Eiweiß im Blut zur Regulation des Blutvolumens

Algorithmen
Mehrzahl für Algorithmus (Rechenverfahren, Rechenarten)

alkalische Phosphatase
(S. 56)
Hydrolase, die in Leber, Knochen, Dünndarmschleimhaut und Gallenwegepithel vorkommt

Alleele
an gleichen Genort lokalisierte Erbanlagen

Allele C282Y und Allele H63D
(S.103)
Nachweis von Mutationen dieser Allele ist fast beweisend für Hämochromatose

allopathisch
Versuch der Heilung mit entgegengesetzten Eigenschaften, z. B. Senkung des Fiebers mit kalten Umschlägen. Im Gegensatz zur Homöopathie zu verstehen, die Krankheitssymptome mit solchen Pflanzen zu behandeln sucht, die bei unverdünnter Einnahme ähnliche Symptome machen würden.

Amplitude
(S.40,59,62,115)
Höhe einer Auslenkung im konventionellen EKG

Amlodipin
Medikament aus der Reihe der Kalziumantagonisten → Dihydopyridin, das recht stark erweiternd auf arterielle und auch venöse Gefäße wirkt aber auch oft den → Sympathikus aktiviert

analgetisch
schmerzstillend

Anämie
(S.31,87,123,158,179,188)
Blutarmut

Anamnese
Krankengeschichte

anamnestisch
zur Anamnese gehörend

Anastomose
geschaffene Verbindung auch durch Operation

Aneurysma
unregelmäßige Kammerfrequenz nur bei → Vorhofflimmern

Angina dekubitus
Unterform der → Angina pectoris, die im Liegen auftritt und auf eine vermehrte Flüssigkeitsbelastung des Herzens zurückzuführen ist bei gleichzeitiger Dehnbarkeitsstörung (→ Compliance-Störung) der Herzmuskulatur

Angina pectoris
(S.44,48,65,68-70,76,83,165,166, 168,185)
Symptomatik einer Durchblutungsstörung des Herzens, die auf eine relative oder absolute Durchblutungsnot des Herzens hinweist und vom Patienten als Engegefühl (Schraubstock!) empfunden wird

Angiologe
Arzt der → Angiologie

Angiologie
Teilgebiet der Inneren Medizin, Lehre von Diagnostik und Therapie der Gefäßkrankheiten

Angioplastie
Verfahren zur Erweiterung von Koronargefäßen mit Kathetern und einem Ballon. Dabei wird eine Koronarverengung durch die Kraft eines sich erweiternden Ballons eröffnet

Angiospastik
(S.76,77)
Verkrampfung von Gefäßen z. B. von → Herzkranzarterien

Annulierung
auf Null gesetzt, ausgeglichen

anterior
vorne, nach vorne

Anspannung
(S.115,156,166,168)
psychogen

Anspannungsherz
(S.21-23,27,28,43,48,77,152)

Anspannungs-Hochdruck
(S.100)

Anspannungsindex
(S.23,152)
klinikeigener Index zur Berechnung der → Hyperkontraktilität bei → sympathikoton angespanntem Herzen

Antihypertonika
Medikamente zur Senkung des hohen Blutdrucks

antiinflammatorisch
einer Entzündung entgegenwirkend

antiödematös
entquellend, Wasser entziehend, entstauend

Antioxidantien
Substanzen, die sog. → Freien Radikalen entgegenwirken. Die → Freien Radikale sind chemisch aggressiv, sie entstehen körpereigen und können Zellen schädigen mit dem Risiko der Entstehung von Krebs und/oder Arteriosklerose. Antioxidantien sind z. B. Vitamin E, C, Beta-Karotin und Selen. Ein hoher Bedarf besteht bei Rheuma, diabetischen Gefäß- und Nervenschädigungen sowie beim Zigarettenrauchen

Aortenaneurysma
(S.54,59)
Aussackung der Hauptschlagader

Aorteninsuffizienz
(S.35,36,45,46,48)
das Ventil (Aortenklappe) zwischen dem Auswurftrakt des linken Herzens und der Hauptschlagader (Aorta) weist eine Undichtigkeit auf, so dass es zum Rückfluss von Blut in das linke Herz kommt, was zu einer Flüssigkeitsbelastung der linken Herzkammer führt

Aortenstenose
(S.36,47,49)
muss eigentlich Aortenklappenstenose heißen, beschreibt einen pathologisch verengten Zustand an den → Taschenklappen zwischen der Hauptschlagader und der linken Kammer. Führt zur Verdickung des Herzens

durch die vermehrte Herzarbeit bei der Überwindung des Klappenwiderstandes. Geht häufig mit → Synkopen einher

Aortenwurzel
Bereich der Hauptschlagader im Abgang aus dem Herzen

arithmetisch
mathematisch gemittelt

Arteria carotis communis
große Halsschlagader

arteria carotis interna
innere Halsschlagader

arteria carotis externa
äußere Halsschlagader

Arteriosklerose
in der Regel chronisch fortschreitende Degeneration der Arterienwände mit möglicher resultierender Einengung der inneren Weite des Gefäßes (Gefäßverkalkung)

Ascites
Bauchwasser. Es entsteht, wenn der hydrostatische Druck in den Bauchgefäßen die Kräfte des Blutes übersteigt, welche die Flüssigkeit festhalten (Salze und Eiweiße), aber auch bei Entzündungen oder Tumoren oder nach langer → Herzinsuffizienz

Ascitespunktion
Entnahme von Bauchwasser mittels einer Punktionsnadel aus therapeutischen Gründen (zur Entlastung) oder zu diagnostischen Zwecken (Ausschluss eines → Tumors, Frage nach Beteiligung einer Entzündung)

Autoantikörper
(S.48)
Antikörper, die sich gegen den eigenen Organismus richten

Autoimmunerkrankung
(S.48)
Erkrankung, bei der sich der Körper über seine eigene Abwehr selbst angreift, häufig vorübergehend nach Operationen → siehe auch Morbus Basedow und ®Hashimoto Thyreoiditis

Autonomes Nervensystem
auch → Vegetatives Nervensystem genannt, unwillkürliches Nervensystem bestehend aus Sympathikus und Vagus, das für viele Körperregulationen verantwortlich ist. Wichtiges System für die → ganzheitliche → Kardiologie

Asthma
Atemstörung durch Zusammenziehen der kleinen Atemwege

asthmoide
wie bei → Asthma

autoallergisch, autoagressiv
der Organismus greift eigene Körperstrukturen an

autolog
syn. autogen, im Körper entstanden, nicht in den Körper eingebracht

averaging
die arithmetischen Mittelwerte berechnen

Ayurveda
(Sanskrit, sprich Ajurweda), hervorgegangen aus ayu = das Leben und veda = die Wissenschaft

und heißt soviel wie die Lehre vom langen und gesunden Leben. Ayurveda wurde von Sehern und Weisen (Rishis) aus den kosmischen Lauten empfangen und in Worte und Sprache umgesetzt. Der Gleichklang in der Natur ist Gleichklang in uns und bedeutet bestmögliche Gesundheit. Im Vordergrund stehen Öl- und Reinigungstherapien.

„Bad Nauheimer HERZ-Innendruck-Syndrom" kurz auch: Herz-Innendruck-Syndrom
(S.3,12,16,21,23,25,27,37,63,65, 68,69,71,74,76,81,83,90,99,101, 131,153,156,161,162,178,179,187)
Syndrom des überaktivierten Sympathikus durch Druck des Blutvolumens auf die Innenschichten des Herzens, das nach einem bekannten Herzbad in Hessen (Deutschland) benannt wurde, in der die Erstbeschreibung erfolgte. Das Syndrom tritt vornehmlich bei Patienten nach dem 50. Lebensjahres mit kranken oder verdickten Herzen auf sowie lebenslang bei sehr sensiblen Menschen. Ganz charakteristisch ist ein nächtliches Wachwerden mit Gedankenklarheit zwischen ein und drei Uhr morgens. Die Differenzialdiagnose reicht von der vegetativen Übererregbarkeit bis zur versteckten schweren Herzkranzgefäßverkalkung und bis zur frühen Herzinsuffizienz. Bisher ist die Diagnose dieses Syndroms nur mit den subtilen Methoden der ganzheitlichen → Kardiologie zu sichern. Es existiert jedoch ein → Fragebogen, der auch für Laien von großem Wert sein kann.

balneologisch/physikalisch
medizinische Anwendungen mit Bädern und physikalischen Maßnahmen wie Wärme/Kälte, Wasser und elektrischen Strom

Baro-Rezeptoren
(S.77,89,90)
Rezeptoren, die den Blutdruck regulieren

Basic-Programm zur Berechnung der Volumentherapie
(S.100,124,152,180)
einfache Progammsprache zur leichten Eigenprogammierung

Bauchaortenaneurysma
(S.59)
Aussackung der Hauptschlagader im Bauchbereich

Belastung
(S.20,21,138)
körperlich

Belastung
(S.19,22,153)
psychisch

Belastungs-EKG
(S.19-21)
Durchführung eines Elektrokardiogramms unter Belastungsbedingungen. Der Patient sitzt dabei in Deutschland meist auf einem Fahrrad-Ergometer (Kraftmesser)

Beta-Blocker
(S.13,19,24,30,37,39,42,57,99,121, 137,139,144,147,148,161,166,167)
auch ß-Blocker geschrieben, sind Medikamente, welche die Rezeptoren der → adrenergen Substanzen blockieren

Bradykardie-Tachykardie-Syndrom
Erkrankung der Reizbildung und Reizleitung am Herzen mit wechselhaftem Auftreten von sehr langsamen und sehr schnellen Herzschlägen

Bradykinin
Gehört zum Kallikrein-Kininsytem, das u.a. für den intrarenalen hormonellen Regulationsmechanismus verantwortlich ist.

Bronchopneumonie
Entzündung der Luftwege und des Lungengewebes

BSG
Abk. für Blutsenkungsgeschwindigkeit, Normalwert ca. 6/12 mm Wn

Bypass-Operation
(S.8,13,61,158,170-172)
Herzoperation, bei der verengte Gefäße, z. B. → Koronargefäße, mit Hilfe von eigenen Venen oder Arterien des Patienten wieder mit Blut versorgt werden

cerebral
das Gehirn betreffend

Cholesterin
(S.13,24,92,163)
Bestandteil der Zellmembranen, nötig zur Bildung der Geschlechtshormone und Gallensäuren, soll eine Bedeutung für das → Arteriosklerose-Risiko haben

chiropraktisch
→ Manipulationen am Knochengerüst, insbesondere an der Wirbelsäule aus therapeutischen Gründen

Circulus vitiosus sympathikoton
(S.23,37,39,76,81,159)
Teufelskreis, Negativsrirale

Clonidin®
(S.160)
Antisympathotonikum (Imidazolderivat) mit blutdrucksenkender Wirkung über die Stimulierung zentralnervöser → adrenerger Alpharezeptoren. Dadurch wird die physiologische Katecholaminsekretion unterdrückt.

CO
chemisches Symbol für Kohlenmonoxid

CO-Hb
Komplex aus Kohlenmonoxid und dem Eisenfarbstoff Hämoglobin, taugt nicht für den Sauerstofftransport → Kohlenmonoxid-Vergiftung

Coeruloplasmin
auch Caeruloplasmin, oder Zaeruloplasmin. Protein mit Bindungs- und Transportfunktion für Kupfer im Blut

Colon-Hydro-Therapie
Wasser-Therapie des Dickdarms zum Aufbau der Darmflora

Compliance
S.21,22,37,43,57,61,63,69,70,78, 119,120,129,130,155)

1. Akzeptanz der ärztlichen Maßnahmen und Ausführung der Anordnungen durch den Patienten
2. Dehnbarkeit eines Gewebes, z. B. kann sich ein verdickter Herzmuskel schlechter dehnen (Compliance-Störung), im Sinne einer diastolischen Herzinsuffizienz

Computertomograph
Abk. CT, Röntgengroßgerät, das computergestützt genaue Schnittbilder von Kochen und Geweben herstellen kann

Defizit
Mangel

degenerativ
abbauend

deletär
zum Tode führend, verderblich

Desensibilisierung
Vorgang, der eine Empfindlichkeit des Körpers herabsetzt

Dextrane
verzweigte Polysaccharide aus Glucose mit starkem Expandereffekt wirken antithrombotisch und fördern die Mikrozirkulation

Diagnostischer Aderlass
(S.183,184,188)
in der Regel kleinerer Aderlass, der über die Bestimmung des Doppel-Hämatokrits vor und 24 bis 48 Stunden nach dem Aderlass wertvolle Einblicke in die Herzbelastung und Herzfunktion eines Patienten erlaubt. Es ist eines der wichtigsten Werkzeuge in der → ganzheitlichen → Kardiologie

diaphragmal
im Bereich des Zwerchfells

diaphragmale Läsion
synonym gebraucht für Herzinfarkt im Unterwandbereich des Herzens. Häufig auch nicht ganz korrekt als Hinterwandinfarkt bezeichnet

Diastolikum
Bezeichnung eines Herzgeräusches, das nach dem II. Herzton auftritt

diastolisch
zeitlich gesehen in der Erschlaffungsphase des Herzens. Zweiter Blutdruckwert, der den Druck in den Blutgefäßen repräsentiert

Diazepamderivat
z. B. Valium

differentialdiagnostisch
zur Unterscheidung von Krankheiten

Diffusion
Stofftransport durch Gewebe oder Membranen

Diffusionsstrecke
Weg, den ein Stoff durch Gewebe oder Membranen zurücklegen muss

Digitalis
(S.6,21,24,26,39,57,133,141,142, 152)
Kurzform für Digitalisglykoside, die in verschiedenen Pflanzen vorkommen (z. B. im Fingerhut) und zur Steigerung der Herzkraft führen aber auch in den üblichen Dosierungen schlimme Vergiftungen machen kann

digitalisiert
1. Vorliegen einer Information in Form von Zahlen, macht die Verarbeitung mit Computern möglich
2. Ist ein Patient auf Digitalis eingestellt, wurde er früher als "digitalisiert" bezeichnet

Digitalisimprägnation
erkennbare Veränderungen des EKG durch Digitalismedikation

digitalisresistent
ist ein Patient, dessen Herz nicht durch → Digitalis verbessert werden kann

Dihydropyridine
(S.147,166)
Medikamentengruppe innerhalb der Kalziumantagonisten, die stark erweiternd auf Arterien wirkt

Dilatation
(S.13,70,82,84,101,102,115,149, 163,171,172)
Erweiterung, hier im Sinne der Erweiterung eines verengten Gefäßes mit einem Ballon als → interventionelle → Manipulation

dilatieren
ein Gefäß mittels Katheterdilatation erweitern

dilatiert
erweitert

distal
weiter unten, weiter entfernt gelegen

Diurese
(S.23,35,56,91,100,132-135,141,162)
Harnausscheidung

Diuretika
(S.35,56,59,62,86-90,122,123,134, 137,180)
(Saluretika, Natriuretika), Medikamente, die durch direkte Wirkung auf die Niere zu einer vermehrten Natrium- und damit auch zur gesteigerten Wasserausscheidung führen

diuretikaresistent
(S.133)
nicht ansprechend auf Entwässerungsmittel

diuretisch
zur Wasserausscheidung führend

Doppel-Hämatokrit
(S.3,11,12,23,26,45,55,75,84, 85,91,122-124,129-134,157, 178,180,183,184,187-190)
Verfahren, bei dem der Hämatokrit sehr genau (vier bis sechsfach Messungen) gleichzeitig im kapillaren und venösen Blut bestimmt wird. Der Doppel-Hämatokrit ermöglicht die sehr frühe Diagnose einer Herzinsuffizienz, die Abschätzung der Wirksamkeit einer diuretischen Therapie oder zeigt die sympathikotone Anspannung eines Patienten. Beim → diagnostischen → Aderlass ist er ein wertvolles Werkzeug zur Abschätzung der Volumenbelastung eines Herzens

Doppler-Untersuchung
Untersuchung von Strömungsgeschwindigkeiten mit dem Doppler-Effekt

Drogenikterus
durch Arzneimittel hervorgerufener Gallenstau unter Umständen mit Anstieg von Gallenfarbstoff im Blut

Druckbelastung
(S.12)

Duplex-Sonographie
Untersuchung von Gefäßen kombiniert mit Ultraschall und Doppler

Echokardiographie
(S.39,105)
Darstellung des Herzens oder Herzteile mittels Ultraschall

effizient
wirkungsvoll

Einschwemmkatheter
Katheter, der zum besseren Überwinden der Pulmonalklappe, um in die

Pulmonalarterie zu gelangen, einen aufblasbaren Ballon hat, der mit dem Blut in die Pulmonalarterie geschwemmt wird.

Eiweiß-Elektrophorese
(S.104,185)
Trennung der Bluteiweiße durch unterschiedliche Wanderungsgeschwindigkeiten im elektrischen Feld

Ejektionsfraktion
(S.158)
Anteil des vom Herzen ausgeworfenen Blutvolumens im Verhältnis zum Füllungsvolumen in Prozent

ektopisches Zentrum
(S.39,139)
Erregungszentrum außerhalb des Sinusknotens

endogen
ohne erkennbare Ursache

Endokard
(S.68,98)
die zum Blut gewandte innere Schicht des Herzens mit Klappen und Halteapparaten

Endokarditis
(S.98)
Entzündung des → Endokards

Endothel
(S.31,96,164,184)
einschichtige Auskleidung der Gefäße

Endothelin
(S.164)
vasoaktiver Stoff aus dem Gefäßendothel. Wird u.a. durch Sauerstoffnot und Scherkräfte produziert und freigesetzt

Enzym
syn. Ferment. Eiweißkörper, die spezifische chemische Reaktionen beschleunigen (katalysieren) können, ohne sich zu verbrauchen. Verdauungsenzyme sind Trypsin, Chymotrypsin, Lipase, Papain und Bromelain

Eosinophile
(S.56)
speziell anfärbbare Granulozyten. Eine Vermehrung findet regelmäßig sich bei Parasiten, allergischen Reaktionen und nach abgelaufenen Infekten

Epidemiologie
Wissenschaft, die sich mit der Ausbreitung von ansteckenden und nicht ansteckenden Krankheiten befaßt

epidemiologisch
aus Sicht der → Epidemiologie

Epithel
Zellverband, der innere und äußere Körperoberflächen bedeckt

Erythropoetin
vulgär auch Epo genannt, ist ein Hormon für die Blutbildung, das therapeutisch bei Niereninsuffizienz mit Blutbildungsstörungen eingesetzt wird. Wird zunehmend als Doping-Mittel im Spitzensport mißbraucht.

essentiell
wesentlich

essenzielle Hypertonie
(S.43,52,54,63,69,76,78,79,81,90, 108,140)
Form des hohen Blutdrucks, für die keine Ursache gefunden werden

kann. Oft auch mißbräuchlich für den Hohen Blutdruck schlechthin, ohne über seine Ursache nachzudenken. Oft verbergen sich aber andere Formen des Blutdrucks dahinter wie z.B. die → "Volumen-Hypertonie"

Euphyllin®
→ Theophyllin-Präparation

Exploration
intensives Befragen aus medizinischen Gründen

exponential
den Exponenten betreffend, hier: exponential steigend – mit hohem Exponenten, also stark steigend

Extrakt
Auszug

extrapyramidal
außerhalb der Pyramidenbahn gelegen, durch welche die Bahnen des Großhirns ziehen. Hier: ohne Beteiligung des Großhirns, Handeln ohne zu überlegen

Exsikkose
Mangel des Körpers an Flüssigkeit

Extrasystole
(S.29,36,42,68,139)
zusätzlicher Schlag des Herzens, dessen Erregungs-Ursprung nicht vom üblichen Schrittmacher ausgeht

exzessiv
maßlos

Fardoppler
Darstellung von Strömungsgeschwindigkeiten in Farbe

Ferritin
(S.13,55,56,150,157,158,186)
das Eisen ist im sog. Lagereisen in Protein eingebunden, um die Giftigkeit zu reduzieren

Fibrillieren
Aktivierung von vielen Herzmuskelfasern z. B. im Vorhof bei der absoluten → Arrhythmie bei Vorhofflimmern

filiform
fadenförmig

Flatulenz
Abgang von Winden aus dem Darm; Gasbildung im Magen oder im Darm forciert erzwingen, gewaltsam vorantreiben

Fragebogen zum „Bad Nauheimer HERZ-Innendruck-Syndrom"
(S.21,72ff,74,131,153,162)
Auf Seite 74 in dieser Broschüre. Kann eine Herzinsuffizienz im Frühstadium aufdecken sowie eine versteckte Durchblutungsstörung am Herzen sowie eine sympathikotone Übererregbarkeit

Frank-Starling-Mechanismus
(S.82,84,130,134)
besagt, dass das Herz eine bessere Leistung hat, wenn es vor dem Herzschlag besser gefüllt ist

Frank'sches Ableitungssystem
(S.109,111)
von Frank entwickeltes sogenanntes korrigiertes, orthogonales EKG-Ableitungssystem zur vektorkardiographischen EKG-Darstellung, das die Informationen zur Rechts-Linksauslenkung fatalerweise aus den Brustwandablei-

tungen entnimmt und sich klinisch daher nicht durchsetzen konnte

Freie Radikale
sind hochreaktive chemische Stoffe, die Zellstrukturen angreifen und schädigen können

frontal
von vorne

Frühpotentiale
treten als Parallele zu den → Spätpotentialen vor Beginn des → QRS-Komplexes im EKG auf. Die Bedeutung wird noch erforscht

galenisch
die Galenik betreffend, das heißt mit welchen Substanzen wird ein Medikament zusammengegeben und wie wird es verpackt, damit seine Wirkung voll zur Geltung kommt

Gallopamil
(S.170)
dem Verapamil nahestehender → Kalziumantagonist

ganzheitlich
zusammenfassender Ausdruck für eine Diagnostik und Therapie, die dem ganzen Menschen gilt und nicht nur einem Organ. So befaßt sich die ganzheitliche → Kardiologie nicht nur mit dem Herzen sondern mit allen Funktionskreisen, die das Herz berühren

Gauß'sche Verteilung
(S.138,139)
(auch Gauss-Verteilung oder Normalverteilung genannt) graphische Darstellung der Normalverteilung einer Population als Glockenkurve. Bei großer Standardabweichung ist der mittlere Teil der Glockenkurve flach und breit

Gefäßsklerose
Verkalkung von Gefäßwänden als Endzustand der → Arteriosklerose

Gefäßspasmus
→ Vasospastik

Gefäßspasmen
Mehrzahl von → Gefäßspasmus

Gefügedilatation
Auflösung des Verbandes der Herzzellen als Ausdruck einer irreversiblen → Herzinsuffizienz

globale Herzinsuffizienz
(S.43,130,180)
Insuffizienz sowohl der rechten als auch des linken Herzens

Goldblattmechanismus
reproduzierbare Auslösung eine nierenbedingten Hochdrucks bei Behinderung der Nierendurchblutung durch konsekutive Hormoninduktion (Renin) des Körpers

Gradient in der Elektrophorese
zeigt durch die Abweichung von der Norm ein → Paraprotein an

Hämatokrit
(S.3,10,13,22,26,32,34,35,43,44,55,85,86,91,100,103,104,115,116,122-125,130-134,162,176,178,181,182ff.)
Anteil der roten Blutkörperchen in % vom Gesamtvolumen des Blutes

Hämatochromatose
(S.13,56,103)
vererbbare Eisenspeicherkrankheit

hämodynamisch wirksam
in der Auswirkung auf die Blutzirkulation wirksam

Hämoglobin
Ak. Hb, roter Blutfarbstoff in den roten Blutkörperchen

Hämosiderose
(S.13,56)
Erkrankung, die durch einen Eisenüberschuss im Organismus entsteht

Hämatokrit-Zentrifuge
(S.131,190)
Zentrifuge zur Trennung von Blut- und Serumanteilen zur Hämatokrit-Bestimmung

Hämolyse
(S.157,158,186)
Auflösung von roten Blutkörperchen z. B. durch Zerschlagung des Blutes durch eine mechanische Herzklappe

Haptoglobin
Glvkoprotein, das freies Hämoglobin im Serum bindet und dann nicht mehr nachweisbar ist. Bei Hämolyse geht es gegen Null, bei Entzündungen wird es sehr hoch

Hashimoto-Thyreoiditis
(S.48,50,162)
immunologisch bedingte Form einer Schilddrüsenentzündung

Hauptstamm-Stenose
(S.177)
meist hochgradige Verengung des Anfangs der linken Herzkranarterie noch vor Abgabe der größeren Seitenäste mit Minderversorgung eines sehr großen Muskelanteils der linken Herzkammer

Heparin
gerinnungshemmender Stoff, der biologisch vorkommt und parenteral gegeben werden muss

heparinisiert
mit Heparin behandelt

Hepatomegalie
Lebervergrößerung

Herzfrequenz
Anzahl der Herzschläge pro Minute

Herzfrequenz-Variabilität
Veränderbarkeit der Herzschlagfolge

Herz-Innendruck-Syndrom
Kurzform für das → "Bad Nauheimer HERZ-Innendruck-Syndrom"

Herzkranzgefäße
Gefäßäste, die aus der Hauptschlagader entspringen und auf dem Herzen verlaufen, bevor sie in die Herzmuskel eindringen und sie mit Blut versorgen. Sie werden auch als → Koronararterien bezeichnet

Herzschlagvolumen
→ Schlagvolumen (SV)

Herzinsuffizienz
1. systolisch: Herzmuskelschwäche mit verminderter Herzauswurfleistung
2. diastolisch: Herzdysfunktion durch Dehnbarkeitsstörung des Herzens (→ Compliance-Störung); häufig bei Verdickung des Herzens und/oder durch → Hyperkontraktilität bei überhöhtem → Sympathikotonus

Histogramm
graphische Darstellung der Häufigkeitsverteilung in Säulenform

hibernating myocardium
(Englisch, sprich: ´haibeneiiting majo´kardiem), Herz im Winterschlaf. Das Herz kann hohe Belastungen und ausgeprägte Minderversorgung mit Sauerstoff dadurch ertragen, dass es seine Leistung und damit den Sauerstoffbedarf zurückfährt. Bei günstigeren Bedingungen kann das Herz seine Leistung dann wieder enorm steigern

horizontal
in der Querschnittsebene

Hormonsubstitution
Zugabe von Hormonen

HMV
in der Kardiologie gebräuchliche Abkürzung für Herzminutenvolumen, einer Kreislaufgröße, die angibt, wie viel Liter Blut das Herz in einer Minute durch den Organismus pumpt (Norm 5-7 l in Ruhe)

humeroscapularis
das Schultergelenk betreffend

HWS
Abkürzung für Halswirbelsäule

Hydraulisches Phänomen
(S.3,12,25-29,33,53,63,64,75,76,81)
Negativer Regelkreis, der zur Aktivierung des Sympathikus in der Nacht führt und das → Herz-Innendruck-Syndrom auslöst. Das Hydraulische Phänomen ist ein → Circulus vitiosus mit drei wesentlichen Stellgliedern. Am Anfang steht ein relativ zu großes Blutvolumen, das vom Herzen nicht komplett aufgenommen werden kann und deshalb auf die Herzinnenwand drückt. Dieser Druck führt zu einer zunächst noch geringen Kompression auf die Muskelwand, was eine geringe Durchblutungsstörung auslöst. Die Durchblutungsnot löst eine Aktivierung des Sympathikus aus, der die kleinen Gefäße zuzieht und dadurch eine Zentralisierung und damit eine Zunahme des Blutvolumens bewirkt. Das vermehrte Blutvolumen drückt aber jetzt stärker auf die innere Muskelwand und bewirkt eine stärkere Kompression, eine stärkere → Ischämie, eine zunehmende → Sympathikusaktivierung und eine weitere Gefäßverengung usw.

hydrostatischer Druck
physikalischer Druck einer Flüssigkeit, die teilweise auch auf der Erdanziehung beruht. Unabhängig von der Erdanziehung ist der Druck durch Kompression von Flüssigkeiten

Hyperalbuminämie
(S.33,69,78,157,185)
zu viel → Albumin im Blut, was die Viskosität des Blutes aber auch die Volumenmenge steigern kann

Hypercholesterinämie
zuviel Cholesterin im Blut

Hyperferritinämie
zu viel Lagereisen (→ Ferritin) im Blut, kann zur → Hämosiderose und → Hämochromatose führen

Hypergammaglobulinämie
zu viel an Gammaglobulin im Blut, was die → Viskosität steigert

Hyperkontraktilität
(S.3,12,22,23,26,27,29,37,39,47,48, 50,57,69,75,118,128,137,138,144, 150-152,161,162,187)
das Herz zieht sich zu stark und zu lang anhaltend zusammen und vergeudet dabei Energie und Sauerstoff. Dieses unökonomische Verhalten kann über einen vermehrten Sauerstoffbedarf zu → Angina pectoris sowie zu → Angina dekubitus führen und tritt häufig bei Überfunktion der Schilddrüse, → thyreotoxischer Krise sowie bei verstärktem → Sympathikotonus auf sowie bei → hypertropher → Kardiomyopathie. Wir können die Ausprägung der Hyperkontraktilität durch einen klinikeigenen Index mittels Ultraschall und einer eigenen Formel bestimmen

Hypochonder
eingebildeter Kranker

hyperplastisch
Vergrößerung eines Gewebes durch Vermehrung der Zellzahl bei unveränderter Zellgröße (gutartig)

Hyperthyreose
(S.25,37,51,69,128,150,152,159)
Überfunktion der Schilddrüse

Hypertonie
→ Synonym für arterielle Hypertonie, Hochdruckkrankheit oder auch Bluthochdruck
s. → essentielle Hypertonie

Hypertoniker
Patient mit hohem Blutdruck

hypertroph
hier im Sinne von pathologisch verstärkt, zu stark verdickt

Hypertrophie
(S.21,22,25,33,39,45,47-49,54,62, 63,67-69,78,105-108,110-112,119, 128,129,142)
hier: muskuläre, meist → pathologische Verdickung

Hypervolämie
im Blut ist zu viel Flüssigkeit oder es wurde zuviel Blut gebildet

Hyponatriämie
zuwenig → Natrium-Ionen im Blut. Kann durch zu starke Entwässerung entstehen oder durch das ausschließliche Trinken von natriumfreien Mineralwassern, ohne ausreichende Nahrungsaufnahme. Kann zu ganz erheblichen Krämpfen der Muskulatur führen. In Extremfällen ist eine → Wasservergiftung möglich, die paradoxerweise mit hohem Blutdruck einhergehen kann, weil der Körper keine → Natrium-Ionen mehr zur Ausscheidung des Wasser erübrigen kann

Hypoxämie
zu wenig Sauerstoff im Blut

if - then Gabelung
Aufteilung eines Rechenvorgangs nach festgelegten Konditionen innerhalb eines Rechenprogramms

Ikterus
sog. Gelbsucht durch Übertritt von Gallenfarbstoff (Bilirubin) und Gallensäuren ins Blut, die Haut und Konjunktiven

Indikator
Anzeiger, Hinweis

infrarenal
unterhalb der Niere gelegen

Innenschichtischämie
(S.90,185)
Durchblutungsstörung im Bereich der zum Inneren des Herzens gewandte Seite möglicherweise durch einen zu hohen Herzinnendruck

Imidazol-Rezeptoren
(S.30,37,99)
Rezeptoren, die sympathikotone Stimulation vermitteln

imitieren
nachahmen

Immunabwehr
Summe der Fähigkeiten eines Organismus zur Abwehr körperfremder Stoffe

immunsuppressiv
das Immunsystem niederdrückend

Immunstimulation
Anregung der körpereigenen Abwehr

Indikation
Heilanzeige. Grund, ein bestimmtes Medikament zu verordnen oder eine spezielle Behandlung vorzunehmen oder vornehmen zu lassen

induzieren
herbeiführen

Infarkt
(S.3,8,16-24,33,37,42,45,49,53,59, 61,73,76,90,94,98,104-106,110-115,120,154-156,159,163-170, 185,187)
Zustand bei oder nach einer schweren Durchblutungsstörung

Infarzierung
Ausbildung eines Infarktes, auch langsames oder nicht erkanntes Entstehen eines Infarktes

inferior
hier: unten gelegen

initial
anfänglich, am Anfang

Innovation
Erneuerung, Neuerung, neue Erkenntnisse

Intima
innerste Schicht der Gefäßwand der Arterien

intramuskulär
in den Muskel hinein (z. B. Stich mit einer Injektionsnadel)

intraventrikulär
innerhalb der Kammer, Kammermuskulatur gelegen

intermittierend
immer wieder auftretend

interstitiell
im Zwischengewebe (zwischen den Zellen) liegend

Invasiv
unter Verletzung der äußeren Integrität eines Menschen

Intervention
Eingriff

interventionell
durch Eingriffe auch im Inneren des Körpers

Ischämie
Durchblutungsverminderung

Ischämie-Diagnostik
Untersuchungen zur Erkennung einer Durchblutungsstörung z. B. am Herzen

ischämisch
vermindert durchblutet

Kachexie
starke körperliche Auszehrung unterschiedlicher Ursache z. B. durch langanhaltende Herzinsuffizienz

Kalziumantagonist
→ synonym: Kalziumblocker. Medikamentengruppe, welche die Wirkung von Kalzium hemmt (z. B. Verapamil und Nifedipin), die peripheren Gefäße erweitern und den Sauerstoffbedarf am Herzen senken kann

Kapillare
kleinste Blutgefäße

Kardiologie
Teilgebiet der Inneren Medizin, die sich mit den Herzen und seinen Erkrankungen befasst

Kardiomypathie
(S.69,155)
Abk.: CMP, pathologische Veränderung der Herzmuskulatur, z. B. ist das Herz bei der → hypertrophen Kardiomyopathie krankhaft verdickt

kardiovaskulär
das Herz und die Gefäße betreffend

Kayser-Fleischer-Kornealring
dünner olivgrüner oder bräunlicher Ring in der Cornea bei hepatikolentikulärer Degeneration

Kernspin-Tomographie
Synonym: Magnetresonanz-Tomographie, Abk.: MRT oder NMR, computergestütztes, bildgebendes Verfahren, das mit Hilfe eines starken Magnetfeldes Wasserstoffkerne des Gewebes zu differenzierbaren Schwingungen veranlasst

KHK
in der Kardiologie gebräuchliche Abkürzung für koronare Herzkrankheit

Kohlenmonoxid-Vergiftung
das bei inkompletter Verbrennung entstehende Kohlenmonoxid (C), verbindet sich sehr stabil mit dem Blutfarbstoff Hämoglobin zum CO-Hb, das keinen Sauerstoff mehr transportieren kann. Insofern kann eine solche Vergiftung tödlich verlaufen. Ein Raucher toleriert hohe Vergiftungen (bis 14 %), entwickelt aber reaktiv viel neues Blut, was zur vermehrten Herzarbeit und evtl. zu Gefäß- und Herzschädigung durch Blutverdickung führen kann. Junge Frauen sind vor der Blutverdickung durch die Regelblutung weitgehend geschützt. Rauchenden Männern kann durch Aderlässe geholfen werden.

Kollaterale
(S.24,149,168,169)
gebildetes Zusatzgefäß

Kompartimente
hier: Flüssigkeitsteilbereiche

kompensatorisch
ausgleichend

Kompensationsmechanismus
Ausgleich eines Defektes durch Entwicklung ausgleichender Strukturen

Konfiguration
Form, Umformung

konfiguriert
geformt

konsekutiv
nachfolgend

Konsolidierung
Festigung, Stabilisierung

Kontraktion
Zusammenziehen des Herzmuskels

Kontraktilität
Fähigkeit des Herzens, sich zusammenzuziehen

Kontraktionsindex
(S.50,54,75)
aus verschiedenen Parametern errechnete Zahl für die Fähigkeit des Herzens, sich zusammenzuziehen

Kontraktilitätsstörung
Störung im harmonischen Ablauf der → Kontraktion

Koronarangiographie
(S.21,58,70,157,169,170)
(auch Koronarographie), Röntgenkontrastdarstellung der Herzkranzarterien mit eingeführten dünnen Schläuchen (→ Katheter)

Koronararterie
→ Herzkranzgefäß

Koronardilatation
Erweiterung einer Verengung einer → Koronararterie mittels Ballon

Koronarsklerose
(S.168,172)
Verkalkung der → Herzkranzgefäße

Koronarspasmus
(S.18,23,24,39,148,164-167)
funktionell bedingtes Zusammenziehen eines oder mehrerer Herzkranzgefäße

Koronarspastik
Situation bei → Koronarspasmus

Koronarstenose
Verengung einer Kranzarterie (Koronararterie) durch Verkalkung oder durch → Koronarspasmus

Korotkow-Geräusch
(S.51)
pulsierendes Geräusch, das beim Blutdruckmessen durch Turbulenzen an der verengten Armarterie entsteht

Korrelation
Parameter stehen in einem statistischen Zusammenhang

Kreatinphosphokinase
abgekürzt CK, ein Enzym, das bei Herzmuskel- aber auch bei Muskelschädigungen anderer Art ins Blut abgegeben wird und dort nachzuweisen ist. Die „spezifische" CK (CK MB) stammt nur vom Herzen

Kumulation
Anhäufung

kybernetischer Regelkreis
Istwert und Regelgröße werden verglichen und bei Abweichungen Korrekturmechanismen so lange in Gang gesetzt, bis die Regelgröße erreicht ist

Laborparameter
Messgröße einer Laboruntersuchung

LAH
(S.47)
Abkürzung für eine der beiden möglichen Teilblockierungen der linken Ausbreitungsbahn der Erregung, vorne gelegen

laminar
(S.31)
Strömung ohne Turbulenzen

LPH
(S.47,49)
Abkürzung für eine der beiden möglichen Teilblockierungen der linken Ausbreitungsbahn der Erregung, hinten gelegen

latent
vorhanden, aber noch nicht sicher erkennbar oder eine Krankheit, die noch nicht ausgebrochen, aber schon im Ansatz vorhanden ist

Leberstauung
(S.130)
hier Stauung der Lebervenen bei Herzinsuffizienz

Leitungsstörung
(S.11,39,106)
die Erregung des Herzens erfolgt auf anderen Bahnen oder verlangsamt

Lexotanil®
(S.22,43,47,145,146,161)
Bromazanil, Anxiolytikum, Diazepamderivat

linksanteriorer Hemiblock (LAH)
(S.47)
eine der beiden möglichen Halbblockierungen der linken Ausbreitungsbahn der Erregung

linksposteriorer Hemiblock (LPH)
(S.47,49)
eine der beiden möglichen Halbblockierungen der linken Ausbreitungsbahn der Erregung

linkspräkordial
links vor dem Herzen

Linkshypertrophie
(S.47,106,112)
abgekürzt für Linksherzhypertrophie (LVH)

Linksinsuffizienz
(S.82)
abgekürzt für Linksherzinsuffizienz, die meist nachts zum → Lungenödem führen kann. Es liegt ein Versagen der linken Herzkammer vor.

lipophil
in Fett löslich

Lungenödem
(S.82,84)
Ansammlung von Blutflüssigkeit in der Lunge, meist bei Linksherzversagen, weil das Blut nicht vom linken Herzen abgenommen werden kann

Lungenstau
übermäßige Ansammlung von Blutflüssigkeit in den Lungengefäßen

LVH
Abkürzung für linksventrikuläre Hypertrophie

LWS
gebräuchliche medizinische Abkürzung für Lendenwirbelsäule

Lymphdrainage
Massagetechnik zur Entstauung der Lymphbahnen

Lymphödem
→ ödematöse Anschwellung durch Stauung der Lymphe

Lymphom
Schwellung einer Lymphknotenstation durch vermehrte Aktivität oder Entartung

Lyse
→ Lyse-Therapie

Lyse-Therapie
(S.113,167)
auch verkürzt nur Lyse genannt, beschreibt den Versuch, ein Blutgerinnsel in einem Gefäß medikamentös aufzulösen

maligne
bösartig

manifest
ausgeprägt vorhanden

Manipulation
kunstgerechte Handhabung, auch negativ als Machenschaft

Manometer
Druckmesser

Marcumar®
(S.10,32,55,97,98,102,145,159)
Antagonist von Vitamin K. Senkt Gerinnungsfaktoren, die in der Leber gebildet werden, und kann das Blut bei höherer Dosierung ungerinnbar machen

Meditation
konzentrierte Selbstversenkung, ein direkter Weg zur inneren Freude

Menopause
Klimakterium

Metabolisches Syndrom
Häufung von Stoffwechselstörungen, für die eine nosologische Einheit postuliert wird

Metalcaptase®
Penicillamin Chelatbildner mit Metallen zur Senkung des Kupfergehaltes im Körper über die Nierenausscheidung

Meteorismus
Blähungen mit zum Teil erheblicher Auftreibung des Dickdarmes und damit auch des gesamten Bauches

Mid-loop-delay
Begriff aus der Vektorkardiographie, der einen typischen Links-Schenkelblock charakterisiert

Mikroangiopathie
die kleinen Gefäße sind krankhaft verändert

Mikrovoltbereich
Bereich von Millionstel Volt

Minderperfusion
hier: geringere Durchströmung von Blut

Mitralinsuffizienz
(S.12.36,43,69,75)
das Ventil zwischen dem linken Vorhof und der linken Herzkammer (Mit-

ralklappe) weist eine Undichtigkeit auf, so dass das Blut in den linken Vorhof zurückgeworfen wird, der sich erweitert und das Blut erneut an das linke Herz zurückgibt, woraus auch eine Belastung der linken Herzkammer resultiert

Mitralregurgitation
Rückfluß von Blut an der → Mitralklappe (Mitralinsuffizienz)

Mitralklappe
Ventil zwischen dem linken Vorhof und der linken Kammer, aus Segelklappen bestehend

Mittelmeersyndrom
nicht offizielle, aber oft gebrauchte spöttische Anspielung auf die häufig lauten Schmerzäußerungen der temperamentvolleren Südländer gegenüber Nordbewohnern. Trauriges Beispiel für die möglichen fatalen Folgen von Voreingenommenheit in der Medizin

Mittelwertdifferenz-Test
statistischer Test zur Trennung von unabhängigen Populationen

Molsidomin
Medikament für Koronare Herzkrankheit: sogenannter NO Donator, der ähnlich wie Nitrate wirkt

monosymptomatisch
nur mit einem Symptom auftretend

Morbidität
Erkrankungsneigung

Morbus Kahler
→ Plasmozytom

Morbus Wilson
Kupferspeicherkrankheit

Morphologie
Formgebung, Form, Gebilde

Mortalität
Sterblichkeit

Mutante
Zustand nach Veränderung von genetischem Material gegenüber der Norm

Mutation
Veränderung von genetischem Material

Myxome
(S.41,98)
gutartiger Tumor aus bindegewebiger und gallertiger Grundsubstanz. Kommt gehäuft in den Herzvorhöfen vor.

Nachlast
in der Kardiologie gebräuchlicher Ausdruck für die Druck-/Volumenarbeit des linken Herzens

Natrium-Ion
entsteht aus dem Natrium Atom durch Verlust einen Elektrons aus der äußeren Elektronenschale.
Es hat große Bedeutung im Wasserhaushalt. Ohne Natrium-Ionen ist Leben nicht möglich.

Nephrektomie
Entfernung einer Niere

Nephrologie
Teilgebiet der Inneren Medizin, Lehre von den Nierenkrankheiten

neuritische Schmerzen
Schmerzen durch eine Nervenentzündung

neurohumoral
über das Nervensystem ausgelöste Gesamtreaktion des Körpers

Neurologie
Fachgebiet der Medizin, das sich mit der Diagnostik und Therapie des Nervensystems befaßt

neurologisch
nur → Neurologie gehörend

Niereninsuffizienz
(S.34,123,140,157)
mehr oder weniger stark ausgeprägtes Nierenversagen

Nifedipin
(S.155)
→ Kalziumantogonist vom Typ des → Dihydropyridin

Nihilismus
Philosophische Richtung, die alle Werte verneint. Hier: Verneinung aller außer der zur Zeit gewohnten Denkungsweisen

Nitrate
(S.62,147,148,155)
→ Nitratderivate, hier gefäßerweiternde Medikamente, die zur Notbehandlung von → Ischämien eingesetzt werden

nosologisch
die Krankheitslehre betreffend

Nykturie
nächtliches Urinieren, häufig auch bei → Herzinsuffizienz, da bei der Flachlagerung nachts mehr Flüssigkeit ausgeschieden wird

Obstruktion
Widerstand, Verstopfung, Hindernis, hier: mit Behinderung des Auswurfs des Blutes

obstruktiv
bildet ein Hindernis

Ödeme
(S.88,130,131,133)
Ansammlungen von Gewebsflüssigkeit, meist bedingt durch eine Herzinsuffizienz, typischerweise im Unterschenkelbereich vor dem Schienbein zu finden

oesophageal
hier: Untersuchung (mit Ultraschall) nach Schlucken der Sonde von der Speiseröhre aus

Omeprazol
Medikament, das durch Hemmung der Protononpumpe der Entstehung von Magensäure entgegenwirkt

One-Touch®
Gerät zur schnellen Selbstkontrolle des Glucosespiegels im Blut

Onkologie
Teilgebiet der inneren Medizin, die sich mit Diagnose und Therapie von Tumoren befasst

onkotischer Druck
Kraft, mit der Eiweiße Wasser festhalten

organisierter Thrombus
älteres Gerinnsel, das schon mit Bindegewebe durchsetzt ist.

orthomolekular
ergänzende diätetische Therapie, die Defizite insbesondere bei Krebskranken ausgleichen soll und Vitamine, Spurenelemente und verwandte Substanzen zum Einsatz bringt

oszillometrisch
Messung durch Oszillation. Hier: Registrierung von pulswellensynchronen Volumenveränderungen zur Messung des Blutdrucks

Oximetrie
Messung der Sauerstoffsättigung in % von Hundert (Norm arteriell ca. 96 %)

Palpitationen
subjektives Gefühl des stärkeren Herzschlagens

Panikattacken
Anfälle von schwerer, scheinbar unbegründeter Angst. Tritt häufig nach → Koronardilatationen und → Stent-Applikationen auf bei Angst vor → Restenosierung und kann fatalerweise zu → Koronarspasmus führen.

Paniksyndrom
vereinfachend für eine chronische Form einer Angststörung

Paradigma
Musterbeispiel

paradoxe Reaktion
das Gegenteil der Erwartung bewirkend

Parameter
Messgröße

Paraproteinämie
es findet sich abnorm gebildetes Eiweiß im Blut

paraprothetisches Leck
Undichtigkeit neben der Prothese

Parasympathikus
→ Vagus

Paravasat
Flüssigkeit (Medikament), die (das) nicht ins Gefäß geflossen ist, sondern daneben

passagere
vorübergehend

pathologisch
krankhaft

Peak
aus dem Englischen übernommen für Gipfel

Peptide
chemische Verbindungen aus verknüpften Aminosäuren

Periarthropathia
degenerative Gelenkserkrankung

Perkussion
Beklopfen von Geweben und Organen zur Differenzierung durch ihr Resonanz-Verhalten

Perikard
Herzbeutel, bestehend aus einem inneren und einem äußeren Blatt

Perikarderguss
Flüssigkeitsansammlung zwischen den beiden Blättern des Herzbeutels

periorbitale Ödeme
Wasseransammlungen um die Augen herum

persistierend
anhaltend

Phalanx
geschlossene Schachtreihe, Kerntruppe

physiologisch
leitet sich von Physiologie her, der Lehre von den normalen Lebensvorgängen

Placebo-Effekt
auch eine an sich unwirksame Substanz kann wirksam sein, wenn es der Patient und/oder der Arzt erwartet

Plaque
flächenhafte Ansammlung von z. B. Cholesterin oder Kalk in einem Gefäß

Plasma
Blutflüssigkeit ohne Blutkörperchen

Plasmapherese
→ Plasmaseparation

Plasmaseparation
Gewinnung von → Plasma durch die Abtrennung der zellulären Anteile aus dem Blut

Plasmozytom
Synonym: Multiples Myelom, Morbus Kahler -: monoklonale Gammopathie mit Bildung von funktionslosem → Paraprotein

Pleura
Rippenfell, bestehend aus einem inneren Blatt (auf der Lunge) und einem äußeren Blatt, das die Rippen umkleidet. Der Raum dazwischen kann sich mit Flüssigkeit füllen, dann entsteht ein → Pleuraerguss, der bei Behinderung der Atmung unter Umständen punktiert und abgeleitet werden muss

Pleuraerguss
krankhaft auftretende Flüssigkeitsansammlung im Pleuraspalt zwischen den Blättern des Rippenfells. Häufig auftretend bei Entzündungen der Rippenfelle, z. B. beim → Postkardiotomie-Syndrom, Virusinfekten sowie als Ausdruck einer → Herzinsuffizienz

Pneumonie
Lungenentzündung

Polyglobulie
Vermehrung der roten Blutkörperchen, auch reaktiv

Polypragmasie
viele, zu viele, Therapien oder Therapieformen gleichzeitig

Polyzythämie
krankhafte Vermehrung der roten Blutkörperchen durch Störungen der Blutbildung

Population
Bevölkerungsgruppe, Gruppe mit speziellen Eigenschaften

portale Hypertension
hoher Druck in der Pfortader, die das Blut aus dem Darm der Leber zuführt. Meist bedingt durch Leberzirrhose

positiv inotrop
herzkraftfördernd

posterior
hinten, nach hinten

Postkardiotomie-Syndrom
Summe der möglichen Symptomatik krankmachender Wirkungen durch Autoaggression nach Herzoperationen durch Entgleisung der Immunabwehr. Da die Abwehr in normalen Zeiten nur Zelloberflächen sieht, hält sie die Zellinhalte für fremd und kann immunologisch gegen sie vorgehen. Eine kurze → immunsuppressive Therapie führt in der Regel zur Normalisierung der Abwehr.

prätibial
vor den Schienbeinen

präventiv
vorbeugend

Primärtumor
der zuerst entstandene Tumor (Krebsgeschwulst) im Gegensatz zur → Metastase

Prinzmetal-Angina
die kleinen Gefäße sind krankhaft verändert

Progredienz
fortschreitender Prozess, weitergehendes Wachstum

Prophylaxe
vorbeugende Maßnahme

Protagonist
Vorkämpfer

protektiv
schützend

Provokation
Herausforderung

Proximitätseffekt
bei der Ableitung eines Elektrokardiogramms eine Amplitudenvermehrung, die sich ergibt, wenn man die Elektroden nahe am Herzen anbringt

Psychokardiologie
therapeutische Richtung in der Psychosomatik zur besonderen Betreuung von Patienten mit Herzerkrankungen

Psychosomatik
Lehre von den Erkrankungen des Körpers durch die Seele und deren Therapie

psychosomatisch
die Lehre von der Psychosomatik betreffend

pulmonale Hypertonie
(S.63,123)
im Gegensatz zur arteriellen Hypertonie handelt es sich um eine Druckerhöhung im Lungenkreislauf, der das Blut vom rechten Herzen über die Lunge in den linken Vorhof transportiert. Kann z. b. nach einer Lungenembolie auftreten

Pulnonologie
auch Pneumologie genannt, Teilgebiet der Inneren Medizin, Lehre von den Lungenkrankheiten

pyrogen
fiebermachend

QRS-Komplex
Abschnitt eines Elektrokardiogramms, der die Erregungsausbrei-

tung in der Arbeitsmuskulatur des Herzens repräsentiert

R-R Abstand
identisch mit dem → R-R Intervall, definiert als Zeitdauer zwischen zwei → R Zacken im EKG

R-R Intervall
identisch mit dem → R-R Abstand, definiert als Zeitdauer zwischen zwei → R Zacken im EKG

R-Zacke
Bezeichnung für die Hauptauslenkung der EKG-Kurve nach oben, die in der Regel die Erregung der Arbeitsmuskulatur repräsentiert, prominenteste Erhebung im → QRS-Komplex

„Radarschirmdosis"
(S.8,188)
die Dosis eines Medikamentes, die gegeben werden darf, ohne die Gegenregulation des Körpers hervorzurufen

RCX
Abkürzung für **r**amus **c**ircumfle**x**us, einem Ast der linken Herzkranzarterie, der einen Teil der Seitenwand des Herzens und in der Regel auch große Anteile der Hinterwand versorgt

Reagibilität
Reaktionsfähigkeit

reaktiv
Reaktion des Körpers auf Außenreize oder Erleben

reaktive Depression
emotionale Verstimmung durch körperliche Erkrankung oder negatives Erleben

Rechtsversorgungstyp
besondere anatomische Gegebenheit bei der → Koronardurchblutung, bei der in Abweichung von der Norm die rechte → Kranzarterie sehr groß ist und in der Gesamtdurchblutung dominiert

regional
gebietsmäßig

Regressions-Koeffizient
auch Korrelationskoeffizient genannt, wird mir **r** abgekürzt und ist eine Maßzahl für den linearen Zusammenhang zwischen zwei normalverteilten Variablen. Ja näher **r** an eins herankommt, desto besser ist der lineare Zusammenhang und um so genauer kann die Funktion einer Geraden den gesetzmäßigen Zusammenhang beschreiben. Die Vielfachen der Zahl sieben liegen z. b. auf einer Geraden und der Korrelations-Koeffizient ist genau eins. Die Werte des Einmaleins mit sieben können mit dieser Gerade 100 % genau abgelesen werden

Regulativ
richtungsgebende Gesetzmäßigkeiten

Regurgitation
(S.35,108,118,142,144)
hier Zurückfließen von → Herzschlagvolumen durch eine Klappenundichtigkeit

reinfundieren
als Infusion zurückgeben

relevant
erheblich, hervorstechend

Responder
Patient, der sich im Rahmen der statistischen Erwartungen verhält

Resistance
Strömungswiderstand in den Atemwegen (Normalwert 0.2 kPas x sec x 0.1 l)

resistent
Widerstand leistend

Restenosierung
(S.149)
Wiederverengung eines Gefäßes nach → Dilatation oder → Stent-Applikation

Rethikuloendotheliale System (RES)
jetzt Monozyten-Makrophagensystem genannt, ist ein Phagozytose-System, das der Immunabwehr dient, findet sich in vielen Organen und Körperhöhlen. Zellnetz aus retikulärem Bindegewebe

Retikulozytose
Ausbildung von vielen Jungformen der roten Blutkörperchen bei überhöhter Blutbildung

rheologisch
die Fließeigenschaften des Blutes betreffend

Rhythmusstörungen
gemeint sind Herzrhythmusstörungen, Abweichungen vom regelmäßigen Rhythmus jeder Art

Rippenkontusion
Rippenprellung

rudimentär
in Resten, verkleinert, abgewandelt

Ruptur
(S.24,171)
Einriss z. B. eines Gefäßes oder eines → Plaque

sagittal
von seitlich gesehen

Schenkelblock
Begriff aus der EKG-Diagnostik für einen verbreiterten → QRS-Komplex bei speziellen Erregungsausbreitungsstörungen

Schleifen-Diuretikum
Entwässerungsmittel, das auf die Henlesche Schleife in der Nierenfunktionseinheit Nephron wirkt (z. B. Furosemid)

Schleifen-EKG
(S.8,11,22,42,44-48,70,71,88,105,107,109-121,137,141,179)
moderne Form der Darstellung der EKG-Information als flächenhafte Abbildung in drei Ebenen statt der herkömmlichen P-QRS-T Zacken zur Verbesserung der Diagnose und zur genauen Verlaufskontrolle bei Behandlungen und/oder medikamentöser Therapie. Die Vorläufer wurden als Vektorkardiogramm bezeichnet

selektiv
ausgesucht

Sensitivität
sagt etwas über die Empfindlichkeit einer Methode aus und beantwortet die Frage: mit welcher Sicherheit entdeckt die Methode alle Kranken

Serum
Überstand aus dem Blut nach der Gerinnung

Signifikanz
Bedeutung, Wertigkeit

Sinusknoten
(S.42,139)
Ort der Entstehung der elektrischen Erregung am Herzen, der im rechten → Vorhof liegt

Sinusrhythmus
(S.112,114,118,120)
normaler Herzrhythmus, die Erregung entsteht im Sinusknoten im rechten Vorhof

skalar
eindimensionale Abbildung

skelettär
zum Skelett gehörend

sklerosiert
für verkalkt

Sokolow-Lyon Index
veralteter EKG-Parameter für die Verdickung der Herzkammern, der sich an der Höhe von Amplituden in der Brustwand orientierte

spastisch
verkrampfend, zusammenziehend

Spätpotentiale
(S.8.10,36-40,58-63,162)
Mikropotentiale, die am Ende des QRS-Komplexes im EKG auftreten können und bei bestimmter Höhe und Ausdehnung auf ein Risiko des Patienten hinweisen, ernsthafte Herzrhythmusstörungen zu erleiden. Spätpotentiale können möglicherweise lebensgefährliche Störungen der Erregungsausbreitung bedeuten. Bei uns korrelieren die Spätpotentiale hoch signifikant mit der Gefährdung eines Patienten, einen Sekundenherztod zu erleiden.

Spezifität
sagt etwas darüber aus, wie spezifisch die Methode ist und beantwortet die Frage: mit welcher Sicherheit sind alle mit dieser Methode aufgefallenen wirklich krank

Spitzenpotentiale
Vektoren im EKG, die der Herzspitze zugeordnet werden

sphygmometrische Blutdruckmessung
Messung des Blutdrucks durch das ®Korotkow-Geräusch, das Anfang und Ende des turbulenten Pulsschlages durch Einengung der Armarterie anzeigt

Statine
Hemmungs-Hormone. Eine synthetisches Medikament wird häufig zur Senkung von Cholesterin eingesetzt

Sternum
Brustbein

strikt posterior
ganz hinten, nur hinten

ST-Streckenüberhöhung (-erhöhung)
Begriff aus der EKG-Diagnostik, bezeichnet den Umstand, dass im Verlauf der EKG-Kurve die Strecke zwischen der S-Zacke und der nachfolgenden T-Welle über der Nulllinie zu finden ist. Kann für eine Herzschädigung mit Durchblutungsnot sprechen aber auch für eine Entzündung des → Pericards

ST-Streckensenkung
Begriff aus der EKG-Diagnostik, bezeichnet den Umstand, dass im Verlauf der EKG-Kurve die Strecke zwischen der

S-Zacke und der nachfolgenden T-Welle unter der Nulllinie zu finden ist. Kann für eine Herzschädigung oder Durchblutungsnot sprechen

stabiles Sternum
gut zusammengewachsenes Brustbein nach operativer Durchtrennung (Sterniotomie)

Stent
(S.3,13,115,149,163,172)
Gefäßprothese, (Gefäßstütze) die nach Erweiterung einer Herzkranzarterie eingebracht wird, um einen Wiederverschluss vermeiden zu helfen

Stent-Applikation (s.Stent)
Einbringen einer Gefäßprothese (Gefäßstütze) in eine Koronararterie

Sternalpunktion
Entnahme von Knochenmark aus dem Brustbein mittels einer Punktionsnadel

Sternum
Brustbeim

Strangulation
hier gebraucht im Sinne einer inneren Einklemmung oder Drosselung

Subtraaktionsangiographie
Verarbeitungstechnik von meist digital (als Zahlen) vorliegenden Daten von bildgebenden Röntgenverfahren, wobei Störendes digital unterdrückt wird

superior
hier: oben gelegen

superponieren
(S.139)
Kurven mathematisch addieren

Superposition
(S.139)
Vorgang zur mathematischen Addition von Kurven

suprasymphysär
oberhalb der Symphyse (Schambeinfuge)

supraventrikuläre Rhythmusstörungen
(S.36,111,121,139)
Störungen des Herzrhythmus, die aus den Bereichen der Vorhöfe kommen, also über (supra) der Kammer gelegen

Sympathikus
(S.3,6,10,13,15,16,19,20,22-30,33-35,37,39,42,47,51,53,54,57,63-65,68,76-79,81-83,88-90,92, 98,99,101,121,122,136,138,143, 146-149,153,154,156,159-164,166, 178,180,187-189)
Teil des vegetativen Nervensystems, führt zum → Sympathikotonus

Sympathikomimetika
sind Auswirkung des → Sympathikus, eines Teils des vegetativen Nervensystems. Die Erregung des → Sympathikus führt zu Blutdruckanstieg, schnellem Herzschlag, beschleunigter Atmung, Schweißausbruch, weiten Pupillen und Aufrichten der Haare (es standen ihm die Haare zu Berge).

sympathikoton
im Körper herrscht der → Sympathikus, durch den Sympathikus bedingt

Sympathikotonus
(S.23,37,39,70,89,148)
Spannungszustand, wenn im Körper der → Sympathikus vorherrscht

Synkope
kurze Bewußtlosigkeit aus unterschiedlichen Ursachen

Synonym
Wort mit gleicher Bedeutung

Synthese
Bildung, Neubildung

Systole
Phase im Herzzyklus, in der sich das Herz zusammenzieht, liegt zeitlich in etwa am Ende der T-Welle im EKG

T 3
Trijodthyronin, das wichtigste Schilddrüsenhormon

T 4
Thyroxis, ein Schilddrüsenhormon

Tachykardie
schnelle Herzschlagfolge

Theophyllin
im Tee vorkommendes Purinderviat wirkt kraftsteigernd und pulsbeschleunigend auf das Herz und erweiternd auf die Bronchialmuskulatur

Thiazide
Medikamentengruppe (z. B. Hydrochlorathiazid) zur vermehrten Flüssigkeitsausscheidung durch die Nieren, wobei in der Regel Kalium im Serum reduziert wird

thorakal
im Brustbereich gelegen

Thorax
Brustkorb

Thrombaxan
vasoaktiver Stoff aus dem → Endothel führt zur Vasokonstriktion

Thyreoidea
medizinische Bezeichnung für die Schilddrüse

Thyreoiditis
Entzündung der Schilddrüse

thyreotoxisch
zu starke und damit giftige Wirkung von Schilddrüsenhormonen auf den Organismus

Thyroxin
Schilddrüsenhormon (T4)

Tinnitus
(eigentlich Tinnitus aurium) Ohrgeräusche

TNF
Tumornekrosefaktor, kann polymerisieren und große Komplexe bilden (TNF-Monstermolekül). Die eigentlich vorhandene tumorabwehrende Wirkung des TNF geht bei der Komplexbildung verloren. Die TNF-Komplexe werden für die → Kachexie verantwortlich gemacht. Auch für die Kachexie bei Herzinsuffizienz

toxisches Adenom
(S.48,50)
Hormon erzeugende Geschwulst in der Schilddrüse

transthorakal
hier: Untersuchung (mit Ultraschall) durch den Brustraum hindurch

Tricuspidalinsuffizienz
(S.130,142)
das Ventil zwischen dem rechten Vorhof und der rechten Herzkammer (Tricuspidalklappe) weist eine Undichtigkeit auf, so dass das Blut bei der Kontraktion der rechten Herzkammer in den rechten Vorhof zurückgeworfen wird, der sich erweitert und das Blut erneut an das rechte Herz zurückgibt, woraus auch eine Belastung der rechten Herzkammer resultiert. Der Rückstau führt nicht selten auch zur venösen Stauung von Leber und sichtbar auch der Beine

Triglyceride
Gemisch von unterschiedlich langen Fettsäuren

Triamteren
Präparat zur vermehrten Flüssigkeitsausscheidung durch die Nieren mit Kalium sparendem Effekt

Trijodthyronin
das wichtigste Schilddrüsenhormon (T3)

Troponin
Muskeleiweiß, das zur Differentialdiagnose bei Herzinfarktverdacht aus dem Blut bestimmt wird. Heute zwingend erforderlich bei Verdacht auf → instabile Angina pectoris

TSH-Wert
Schilddrüsen stimulierendes Hormon aus der Hypophyse. Ein ganz niedriger Wert spricht für eine Überfunktion, ein hoher für eine Unterfunktion der Schilddrüse

Tumorvakzination
Impfung mit Gewebe eines → Tumors zur Aktivierung der körpereigenen Krebsabwehr

Turbulenz
Wirbelung

Umlagerungsperkussion
klinikeigenes Verfahren zur Bestimmung der Höhe eines Pleuraergusses mittels Perkussion. Beruht auf der Beobachtung, dass die linke Lunge in die Position der tiefen Inspiration tritt, wenn sich der Patient auf die rechte, also die kontralaterale Seite, legt. Hat man im Sitzen vorher die Dämpfungsgrenze links angezeichnet, so erstreckt sich der Erguss von dieser Marke bis zur neuen Dämpfungsmarke nach Umlagerung und Auslaufen des Ergusses. Auf diese Weise ist auch eine gute Vorbereitung auf eine Punktion möglich, da die untere Ergussgrenze ermittelt werden kann.

Vagus
Kurzbezeichnung für Nervus vagus. Teil des vegetatives Nervensystems. Gegenspieler des → Sympathikus. Die erhöhte Erregbarkeit des Vagus führt zur Vagotonie mit Blutdruckabfall, Verlangsamung des Herzschlags (bis zum Herzstillstand!) und Zunahme von Peristaltik und Darmmotilität

Validität
Bedeutung, Wertigkeit

Valsalva
Anatom des 17./18. Jahrhunderts, nach dem der Pressdruckversuch benannt ist

Valsalva-Versuch
Pressversuch durch Anspannung der Exspirationsmuskulatur nach Inspiration, führt zum Abfall des → Herzschlagvolumens durch Einflusshemmung ins rechte Herz und zur Aktivierung des → Vagus, benannt nach → Valsalva

Varianz
statistischer Begriff, der die Streuung der Einzelwerte um ihren Mittelwert definiert

Variabilität
Veränderbarkeit

Vasodilatantien
Medikamente, die Gefäße erweitern können

Vasokonstriktion
Zusammenziehen von Gefäßen

Vasospastik
(S.18-20,23,24,39,76,94,98,147, 148,154,164-167,183)
funktionelle Engstellung eines Gefäßes

Vegetativum
synonym gebraucht für Vegetatives Nervensystem

Vegetatives Nervensystem
autonomes Nervensystem, das nicht der Willkür unterliegt, wird in → Sympathikus und Parasympathikus (→ Vagus), den Gegenspieler, eingeteilt

Vektorkardiogramm
vektorielle Darstellung der EKG-Information, erstmals 1938 von Schellong vorgenommen

vital
das Leben betreffend

Ventilation
Atemtätigkeit, z. B. → obstruktive Ventilationsstörung = behinderte Atmung, meist durch zusammengezogene Luftwege

Verapamil
→ Kalziumantagonist, Antiarrhythmikum zur Verlangsamung eines schnellen Herzschlages

Viskosität
innere Reibung einer Flüssigkeit

Viskosität des Blutes
(S.6,26,28,30,32-35,38,68,78,92, 94-97,123,133,134,136,143,149, 161,176,177,181,184,185)
innere Reibung des Vollblutes ist hauptsächlich abhängig von Anzahl und Größe der roten Blutkörperchen und dem Eiweißgehalt (Normalwert 3,5-4,5 mal größer als Wasser)

Visualisierung
psychosomatisches Therapieverfahren, das eine körperliche Aktivierung durch Einsatz der Vorstellungskraft anstrebt

Volumen
Rauminhalt, Flüssigkeitsraum, hier oft als Blutflüssigkeitsmenge gebraucht, Blutvolumen

Volumen-EKG
(S.3,11,12,21,22,39,42-44,47, 50,54,57,70,71,75,80,90,105, 107,122,136,187)
modulierte Form des → Schleifen-EKG, bei dem durch das Anheben der Beine bei der Schreibung des Schlei-

fen-EKG eine Belastung durch Blutflüssigkeit durchgeführt wird, wodurch eine diastolische → Herzinsuffizienz, eine → Compliance-Störung des Herzens und eine Hypervolämie diagnostiziert werden kann

Volumen-Hypertonie
(S.51,75,87,98,99,100,187)
eine Form des hohen Blutdrucks, die aus der → essenziellen Hypertonie ausgesondert werden muss, da sie eine erkennbare Ursache hat, nämlich ein Zuviel an Blutflüssigkeit. Kann durch die Blutdruckmessung morgens im Bett vor dem Aufstehen diagnostiziert werden (frühstmöglicher Liegendblutdruck **vor** dem Aufstehen), weil diese Form des Hohen Blutdrucks immer mit dem Hydraulischen Phänomen des Herz-Innendruck-Syndroms vergesellschaftet ist. Diese Form des Hohen Blutdrucks muss heute dringend von dem "Loreley-Hochdruck" Essenzielle Hypertonie abgegrenzt werden

Vorhof
den Herzkammern vorgeschaltete, muskulöse Hohlräume, die im großen Kreislauf das arterielle Blut und im kleinen das venöse Blut sammeln und unter Druckentwicklung (Kontraktion) in der → Diastole an die Kammern weitergeben

Vorhofflimmern
(S.35,36,97,142,143,145,155)
Herzrhythmusstörung mit zahllosen Erregungen in den → Vorhöfen. Diese führen zu zufallsbedingten Überleitungen an die Herzkammern und somit zu einer → absoluten Arrhythmie der Kammern

Vorlast
Druck durch die Füllung vornehmlich des linken Herzens mit Blutflüssigkeit vor der Kontraktion

Wasservergiftung
(S.89)
→ Hyponatriämie

Wilson, Einthoven und Goldberger
sind die Väter des Standard-EKG

Yoga
indische Weisheitslehre, Meditation, Selbstversenkung

Zentralisation
Begriff aus der Notfallmedizin. Der Organismus engt in Notfällen die Durchblutung auf die wesentlichen Bereiche ein, um wenigsten diese zu erhalten

zirkulieren
herum fließen, im Kreis fließen, hier: im Blutkreislauf fließen

Zyste
Flüssigkeitsansammlung mit abgrenzender Wand

Korrespondenzadresse:
NEUE WICKER KLINIKEN
Bereich Herz-Klinik
Dr. med. Peter Hain und
Werner J. Wilhelm Wicker
Ludwigstr. 41
61231 Bad Nauheim